Lippert · Lippert-Burmester

Anatomische Kreuzworträtsel

Herbert Lippert
Wunna Lippert-Burmester

Anatomische Kreuzworträtsel

81 Kreuzwortgitterrätsel,
zusammengestellt aus Prüfungsfragen
der schriftlichen Ärztlichen Vorprüfung

URBAN & FISCHER
München · Jena

Zuschriften und Kritik an:
Urban & Fischer, Lektorat Medizinstudenten, Karlstraße 45, 80333 München

Anschrift der Verfasser:
Prof. Dr. med. Dr. phil. Herbert Lippert
Schneeren, Am großen Horn 1
D-31535 Neustadt

Dr. med. Wunna Lippert-Burmester
Im Klingenkampe 28F
D-30659 Hannover

Die Deutsche Bibliothek – CIP-Einheitsaufnahme
Ein Titeldatensatz dieser Ausgabe ist erhältlich bei Der Deutschen Bibliothek

1. Auflage 2003

ISBN 3-437-41436-4

03 04 05 06 07 5 4 3 2 1

Programmplanung: Dr. med. Dorothea Hennessen, München
Lektorat: Alexander Gattnarzik, München
Herstellung: Peter Sutterlitte, München
Satz: Verfasser und Bosch-Druck, Landshut
Gesamtherstellung: Bosch-Druck, Landshut
Umschlaggestaltung: Spiesz-Design, Neu-Ulm

Printed in Germany

Aktuelle Informationen finden Sie im Internet unter der Adresse:
http://www.urbanfischer.de

Vorwort

Das Lösen von Kreuzworträtseln gilt manchen elitär Denkenden als primitive Zeitverschwendung. So pauschal sollte man Kreuzworträtsel nicht verurteilen. Es kommt auf das Niveau der Rätsel an. Die Kreuzworträtsel im „Zeitmagazin" haben inzwischen schon Kultcharakter angenommen und werden von führenden Zeitungen nachzuahmen versucht. Man benötigt eine gehörige Portion Allgemeinbildung und Assoziationsfähigkeit, um sie zu lösen. Daneben haben Kreuzworträtsel auch schon einen festen Platz beim Erlernen von Fremdsprachen und Fachsprachen: Der Wortschatz lässt sich mit ihnen spielerisch wiederholen und festigen. Die Verfasser haben mit den 50 Kreuzworträtseln in ihrem Lehr- und Arbeitsbuch „Medizinische Fachsprache – leicht gemacht" den medizinischen Basisfachwortschatz dafür erschlossen. Die positive Aufnahme lässt uns nun den Versuch wagen, auch Prüfungsfragen in Kreuzworträtselform anzubieten.

Die 81 Kreuzwortgitterrätsel dieses Buches wurden aus den Prüfungsfragen der letzten zwölf Jahre der bundeseinheitlichen schriftlichen ärztlichen Vorprüfung („Physikum") im Fach Anatomie und aus einigen zytologischen oder funktionell-anatomischen Prüfungsfragen aus den Nachbargebieten Biologie und Physiologie zusammengestellt. Dazu mussten die bis zu fünf Aussagen der einzelnen Prüfungsfragen in eine für Kreuzworträtsel geeignete Form umgestaltet werden:

- Bei Richtigaussagen wurde der Originalwortlaut so weit wie möglich beibehalten und nur der zu erfragende Begriff (...) herausgelöst. Es wurde jedoch einheitlich auf die neue deutsche Rechtschreibung und die Terminologia Anatomica von 1998 umgestellt.
- Falschaussagen wurden auf Richtigaussagen umgearbeitet. Die falschen Begriffe wurden durch die richtigen ersetzt.

Die 81 Rätsel enthalten insgesamt 2515 Einzelfragen, darunter nur 150 unveränderte Wiederholungen. Damit kommt die Mehrzahl aller seit 1991 im Physikum gestellten Prüfungsfragen (mit Ausnahme der Bildfragen) in den Rätseln vor. Wer die Rätsel durchgearbeitet hat, kennt sich mithin in den bisherigen Prüfungsfragen aus. Er wird merken, dass es ganz leichte, aber auch sehr schwierige Fragen gibt und dass manche ärztlich wichtige Themen, wie z.B. Leistenbrüche, aber auch manche ärztlich wenig relevante Themen, wie z.B. Branchialbogen, häufig gefragt werden.

Das Lernen mit Kreuzworträtseln hat gegenüber dem direkten Durcharbeiten der Prüfungsfragen drei Vorteile:

- Man prägt sich nur Richtigaussagen ein. Die Prüfungsfragen nach dem Multiplechoiceverfahren enthalten so viele Falschaussagen, dass der Leser nach einiger Zeit in der Erinnerung verunsichert ist, was nun richtig und was falsch ist, besonders bei den beliebten doppelten Verneinungen.
- Man muss aktiv Begriffe finden und nicht nur Vorgegebenes abhaken. Der Patient kommt schließlich auch nicht mit fünf Angeboten zu Diagnose und Therapie, von denen der Arzt die richtigen auswählen soll.
- Rätsellösen wird vom Spieltrieb unterstützt und ist manchmal noch möglich, wenn man zum „richtigen" Pauken nicht sehr motiviert ist. (Auch den beiden „Rätselmachern" – Tochter und Vater – war die Gestaltung der Rätsel eher Vergnügen zwischen der Arbeit an „ernsthaften" Büchern, und sie wünschen diesen Spaß ebenso ihren Lesern.)

Herbert Lippert
Wunna Lippert-Burmester

1

Waagerecht:

1 Der N. ... tritt am Kleinhirn-Brücken-Winkel aus

4 Glattes endoplasmatisches Retikulum synthetisiert sie

8 In der oberen Thoraxapertur werden u.a. die Nn. laryngei ... angetroffen

11 Der N. pudendus versorgt den M. transversus ... profundus

15 Der N. accessorius verläuft streckenweise im dorsalen Teil des Spatium ...

17 Die Trennung der homologen Chromosomen bei der Keimzellbildung findet in der ...phase der 1. meiotischen Teilung statt

18 Die Hauptzellen des Sammelrohrs sind für die ...-sensitive Wasserpermeabilität verantwortlich

19 Der Gyrus ...centralis entsendet Axone in den Tractus pyramidalis

20 Die ...ophilen Granulozyten machen im normalen Differentialblutbild 45–72 % aus

21 Welcher Hirnventrikel (römische Ziffer) grenzt an Thalamus, Hypothalamus und Lamina terminalis?

23 ...vakuoläre Fettzellen besitzen einen randständigen abgeplatteten Kern

24 Die Schwann-Zellen peripherer Nerven bilden die ...scheide

25 Die Zellen der fetalen Nebennierenrinde entstammen dem ...epithel

29 Die Becherzellen sind ...zellige intraepitheliale Drüsen

30 Der Ductus choledochus [biliaris] verläuft im Lig. ...

31 Im endoplasmatischen Retikulum werden ...proteine prozessiert

33 Der adäquate Reiz für die Erregung der ...zellen der Bogengänge ist eine Auslenkung ihrer Zilien

35 Die Milz liegt ...peritoneal

36 Die Vv. ... sind an kavokavalen venösen Anastomosen beteiligt

Senkrecht:

1 Gehört zur Fallot-Tetralogie (Fallot-Tetrade)

2 Der Tractus corticospinalis endet zum großen Teil an ... des Rückenmarks

3 Sie ist ein histochemisches Markerenzym für die Darstellung von Mitochondrien

5 Disci ... sind morphologische Merkmale der Arbeitsmuskulatur des Herzens

6 Teile der Formatio reticularis werden im ...encephalon angetroffen

7 Wodurch sind die Filtrationsschlitze der Podozyten verschlossen?

9 Die synaptische Übertragung von primären auf sekundäre Neurone der Nozizeption wird durch es gehemmt

10 Das ... der Plazentazotten zum Ende der Schwangerschaft besitzt Mikrovilli

12 Der Sinus frontalis mündet in den Meatus ... medius

13 Dort liegt der Nucleus nervi abducentis

14 Der N. ulnaris erhält Fasern aus dem ... des Plexus brachialis

16 Die Ligg. ... plantaria sind an der statischen Sicherung der Längswölbung des Fußes beteiligt

22 Der Fundusbereich der Gallenblase ist auf der der Bauchhöhle zugewandten Seite damit bedeckt

26 Die ... tympani ist an der Geschmacksleitung beteiligt

27 Ein ...duralraum ist bei Gesunden nur im Bereich des Wirbelkanals, nicht jedoch in der Schädelhöhle ausgebildet

28 Die Allantois dringt in den ...stiel ein

32 Chiasmata entstehen in der ...phase der ersten Reifeteilung

34 Mangel daran ist die Ursache für die Entwicklung eines Rigor mortis

1

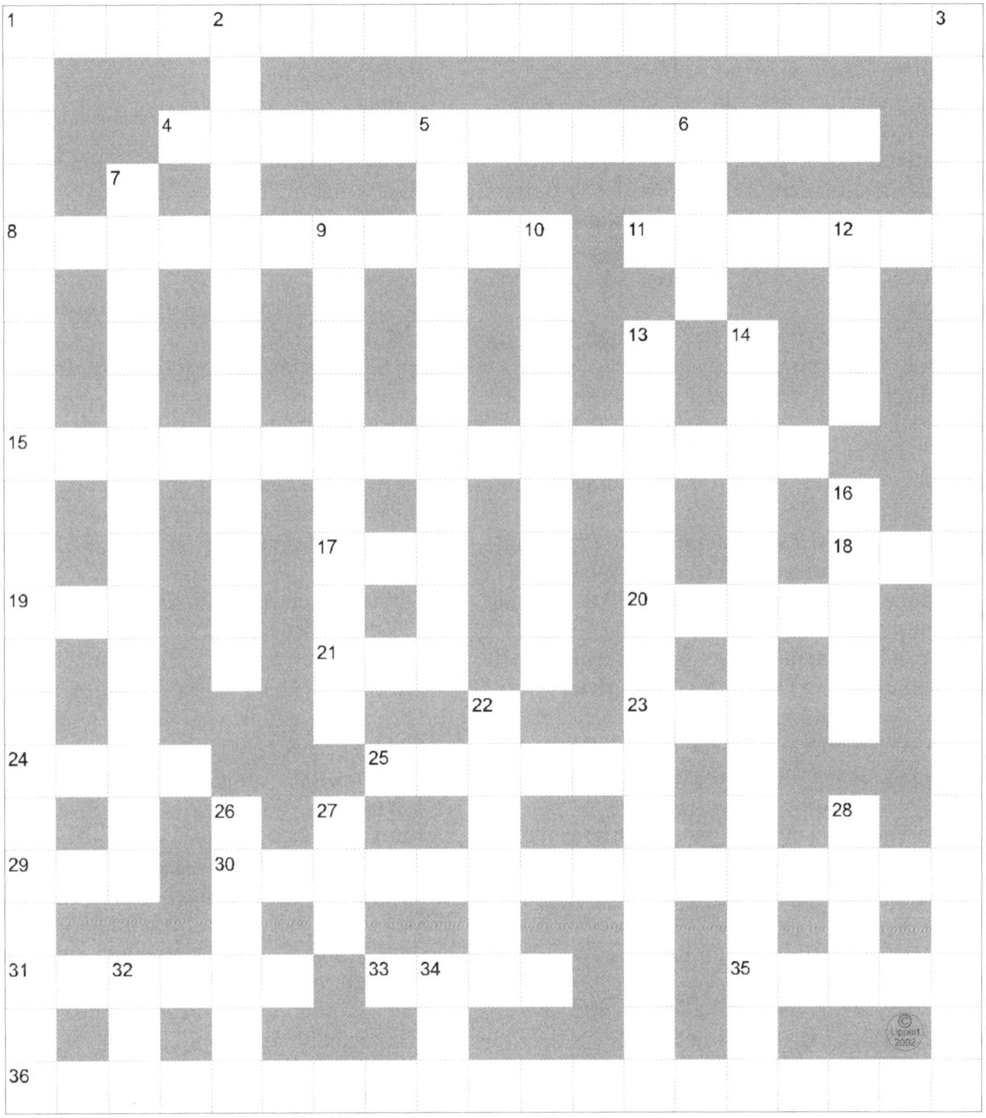
1
2
3
4
5
6
7
8
9
10
11
12
13
14
15
16
17
18
19
20
21
22
23
24
25
26
27
28
29
30
31
32
33
34
35
36
© Lippert 2002

2

Waagerecht:

1 Die Orbita steht über die Fissura ... mit der mittleren Schädelgrube in Verbindung

10 Seitenventrikel und dritter Ventrikel stehen auf jeder Seite durch ein Foramen ... in Verbindung

12 Nach maximaler ...atmung ist die Differenz zwischen den Drücken im Alveolarraum und im Pleuraraum am geringsten

13 Die V. ... ist dem hinteren Mediastinum zuzuordnen

14 Die Basilarmembran des Innenohrs ist an der Lamina spiralis ... befestigt

17 Indirekte Leistenbrüche verlaufen durch den Canalis ...

18 Die radiale Kante der Hand wird aus dem Rückenmarksegment ... (Zahl ausschreiben) sensorisch („sensibel") versorgt

20 Das ... Blatt der Halsfaszie ist am Lig. longitudinale anterius der Wirbelsäule befestigt

21 Eosinophile Granulozyten enthalten das Major basic Protein (...)

22 Sie fehlen dem glatten endoplasmatischen Retikulum (im Unterschied zum rauen)

24 Die Ausschüttung von Oxytocin und Prolactin wird durch ...hormonale Reflexe aufgrund einer mechanischen Reizung der Brustwarze (Saugen) gesteuert

26 Die Perikarya der postganglionären Neurone für die parasympathische Innervation der Glandula parotidea liegen im Ganglion ...

28 Im fetalen Kreislauf verbindet der Ductus venosus (...) die V. umbilicalis mit der V. cava inferior

29 In der Mehrzahl der Fälle versorgt die A. coronaria ... den Sinusknoten

30 Der Tractus pyramidalis ist im Pedunculus ... anzutreffen

34 Der äußere Leistenring projiziert sich auf die Fossa inguinalis ...

35 Das (paarige) Corpus cavernosum penis wird von der (paarigen) A. ... penis versorgt

36 Die ungekreuzten Anteile der Sehnerven im Chiasma opticum stammen aus den ... Gesichtsfeldanteilen

39 Die Nn. ... treten etwa an der Mitte des Hinterrandes des M. sternocleidomastoideus durch das oberflächliche Blatt der Halsfaszie

Senkrecht:

1 Der M. cremaster ist eine Fortsetzung von Fasern des M. ...

2 Lymphozyten verlassen die Milz mit dem ...strom

3 Der M. ... ist in die Lamina pretrachealis der Fascia cervicalis eingeschlossen

4 Die Zellkörper der präganglionären sympathischen Fasern liegen im ...horn des Rückenmarks

5 Die Mm. glutei gehören zum Versorgungsgebiet der A. ... interna

6 Der Sinus sphenoidalis mündet in den ...

7 Gehört zum Neurocranium (Os ...)

8 Microtubuli tragen zur Bildung der ...spindel bei

9 Die A. ovarica verläuft im Lig. ... ovarii

11 Im Paraffinschnitt ist ein wabiges Aussehen des Cytoplasma typisch für Zellen u.a. der ...drüsen

15 Die Iris ist an ihrer hinteren Oberfläche von ... Epithel bedeckt

16 Das Os ... ist an der Artikulationsfläche des proximalen Handgelenks beteiligt

19 Die Kontraktion des M. cricothyroideus führt zur ... der Stimmbänder

20 Die Tonsilla ... liegt in der Pars nasalis der Rachens

23 Ein Zytoskelettprotein

25 Die Fascia abdominis superficialis setzt sich in die Fascia spermatica ... fort

27 Die Milz hat eine Berührungsfläche mit diesem aus Zervikalsegmenten innervierten Muskel

31 Das ...embryonale Zölom geht aus der Blastozysthöhle hervor

32 In vielen Fällen ist ein ...peptid erforderlich, um bestimmte Proteine in spezielle Kompartimente der Zelle einzuschleusen

33 Der Abgang der Pars ascendens aortae [Aorta ascendens] am Herzen liegt ... dem Abgang des Truncus pulmonalis

37 Der Ursprung der A. mesenterica ...erior befindet sich etwa in Höhe des 1. bis 2. Lendenwirbels

38 Der ...-Knoten ist potentieller Schrittmacher des Herzens mit einer Frequenz um 50/min

2

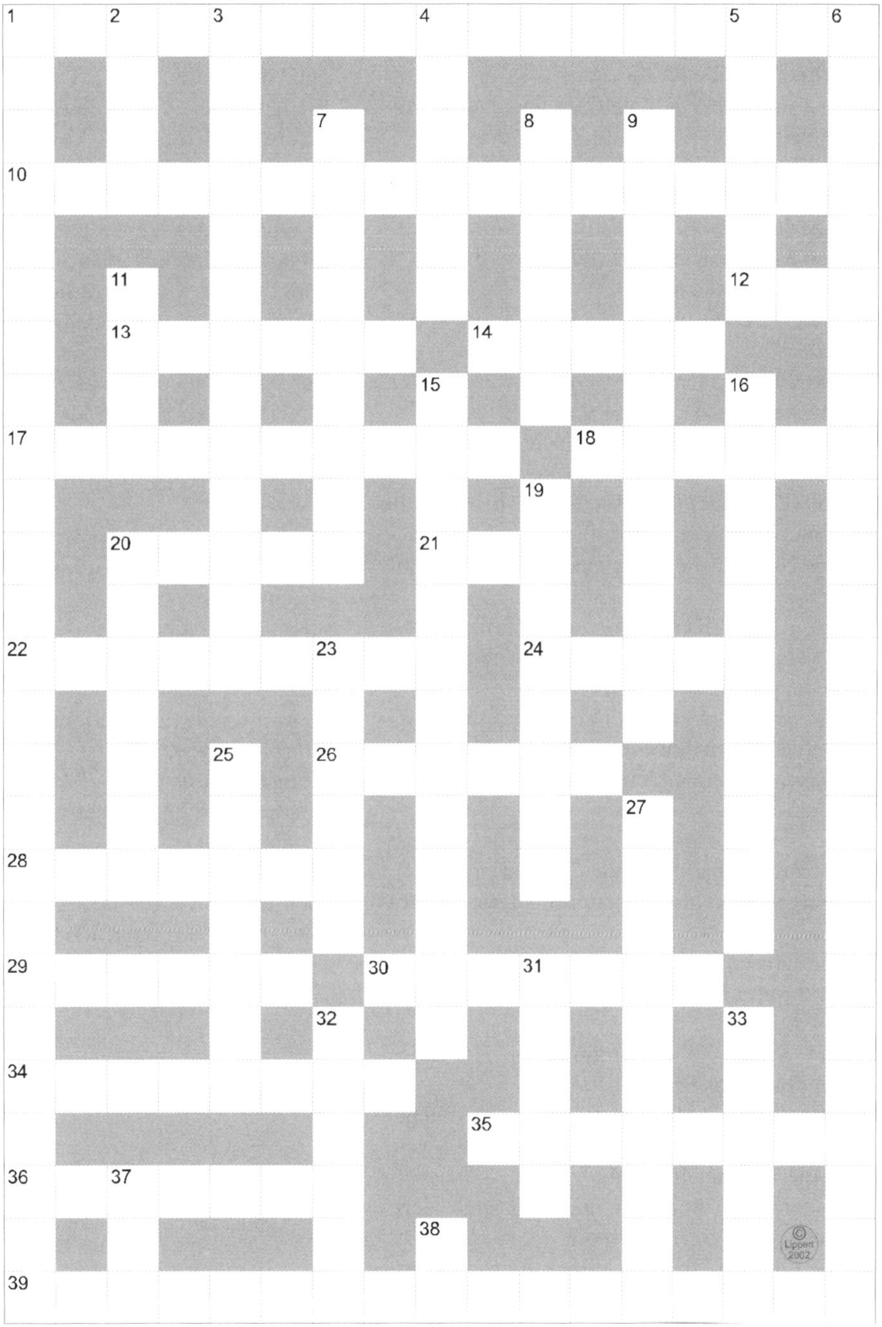
1
2
3
4
5
6
7
8
9
10
11
12
13
14
15
16
17
18
19
20
21
22
23
24
25
26
27
28
29
30
31
32
33
34
35
36
37
38
39
© Lippert 2002

3

Waagerecht:

1 Der Canalis carpi enthält eine gemeinsame Sehnenscheide für die Mm. ...

8 Er ist mit seiner Fußplatte in das ovale Fenster eingefügt

10 Das Pancreas umgreift mit dem Processus ... den Gefäßstiel der A. und V. mesenterica superior

12 Der M. sphincter ... externus wird vom N. pudendus innerviert

13 Viele ...zellen konvergieren auf eine Mitralzelle

14 Die Proteinanteile der Milch werden vorwiegend durch ...zytose sezerniert

15 Das Epithel der Mundbucht (Stom[at]odeum) ist ...dermalen Ursprungs

16 Das Pigmentepithel setzt sich bis auf die Hinterfläche der ... fort

19 Die Neurone des Nucleus supraopticus bilden ...

21 Ein XYY-Karyotyp als Folge von ...disjunction kann nur in der 2. meiotischen Teilung beim Mann entstehen

23 Die ...membran macht bei den meisten eukaryoten Zellen hinsichtlich ihrer Fläche und Masse nur einen kleinen Anteil aller Membranen aus

24 Der N. glossopharyngeus versorgt sensorisch („sensibel") die Pars ... pharyngis

26 Blutgefäße fehlen in der Regel in der Augen...

28 Die Drüsen der Cervix uteri bilden in einem Zeitraum um die Zyklusmitte ein ...flüssiges Sekret

29 Die Sertoli-Zellen produzieren ... (androgenbindendes Protein)

30 Der venöse Abfluss aus den weiblichen Genitalorganen erfolgt u.a. über die Vv. ... in die V. iliaca interna

31 ... corporis [Processus uncinati] sind Merkmale des 3.–6. Halswirbels

32 Die Glandula parotidea liegt mit ihrem Drüsenkörper teilweise in der Fossa ...

Senkrecht:

1 Der N. ophthalmicus bzw. seine Äste gelangen durch die ... in die Orbita

2 Elemente des Zytoskeletts sind als Leitstrukturen für den ...- und Vesikeltransport durch die Zelle von Bedeutung

3 Die Glandula submandibularis grenzt nach medial an den Venter anterior des M. ...

4 Einer der Bildungsorte von Progesteron

5 Funktionelle Kernschwellung und reichliches Vorkommen von Euchromatin deuten auf eine hohe ...rate im Zellkern hin

6 Der N. laryngeus ... hat enge topographische Beziehungen zur Schilddrüse

7 Aufgabe der Oligodendroglia

9 Teil des Seitenventrikels mit Plexus choroideus

11 Ist beim Lebenden am Becken zu tasten

17 Die A. ... tritt durch eine Öffnung der Beckenwand

18 Die obere Enge der Speiseröhre liegt in Höhe der Cartilago ...

20 Sie wird beim Schluckakt durch die Mm. tensor und levator veli palatini erweitert

21 Pupillenverengung ist Teil der ...einstellungsreaktion

22 Endothelzellen synthetisieren u.a. den von-...-Faktor

25 Welche Form hat der Querschnitt der Linsenfasern?

27 Die Cellulae mastoideae entwickeln sich größtenteils erst nach der ...

3

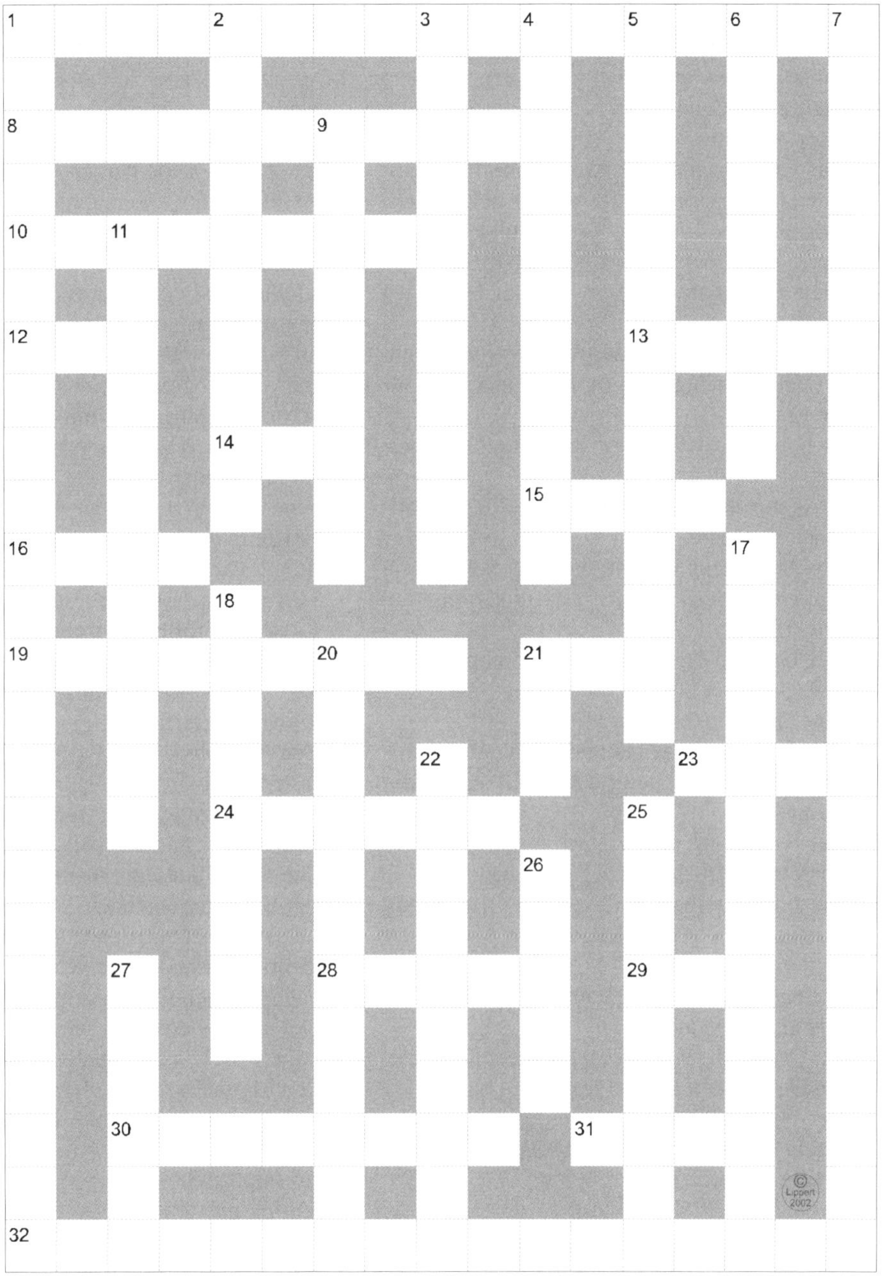

4

Waagerecht:

1 Ist beim Lebenden am Becken zu tasten

8 Amöboide Bewegung tritt bei Zellen während der ...entwicklung auf

9 Gehört zur Tunica vasculosa bulbi

11 Die Chromatiden der Metaphasechromosomen bleiben im Falle einer sekundären ...disjunction bei der Reifeteilung beisammen

12 Die ...muskulatur ist dem 1. Branchialbogen zuzuordnen

13 Der Recessus costodiaphragmaticus dient bei der ...atmung als Komplementärraum für die Lunge

14 Ist an der Schallleitung im Mittelohr beteiligt

15 Muskelspindeln enthalten keine ...dendritischen Synapsen

16 Die Anordnung der Interkostalgefäße ist ein typisches Merkmal der ... Gliederung am Rumpf

18 Der Gyrus ...centralis ist somatotop gegliedert

19 Eine der Aufgaben der Milz

22 Die Perikaryen der postganglionären Neurone für die Weitstellung der Pupille liegen im Ganglion ...

24 Der Saccus lacrimalis wird vorne vom bzw. von einem Schenkel des Lig. ... bedeckt

26 Die Pupillenerweiterung zählt zu den häufig beobachteten körperlichen Symptomen der ...

29 Welcher Zahn bricht beim bleibenden Gebiss als erster durch?

30 Der N. cutaneus antebrachii medialis erhält Fasern aus dem ... des Plexus brachialis

32 Der Schlaf-Wach-Rhythmus wird mit dem Nacht-Tag-Rhythmus über den Nucleus ... synchronisiert

Senkrecht:

1 Liegt im oberen Mediastinum

2 Der aufsteigende Teil des Aortenbogens liegt ventral der ... tracheae

3 Das Lig. anulare radii umläuft ihn

4 Die distalen Teile der Aa. umbilicales werden zu den Ligg. ... medialia

5 Die Chromosomen lassen sich aufgrund ihrer ... unterscheiden

6 Beteiligt sich an den Artikulationsflächen des (zweikammrigen) unteren Sprunggelenks

7 Auf Höhe der Mitte des Unterschenkels trennt die ... das Compartimentum cruris anterius (Extensorenloge) vom Compartimentum cruris posterius, pars profunda (tiefe Flexorenloge)

10 Eine Überaktivität der Ausgangskerne des basalen motorischen Systems (Substantia nigra, Pars reticulata und Globus pallidus, Pars interna) ist am ehesten mit welcher motorischen Störung korreliert?

17 ... Leistenbrüche verlaufen durch den Anulus inguinalis profundus und den Anulus inguinalis superficialis

18 Die Symphysis ... ist beim Lebenden zu tasten

20 Die Hauptzellen der Magenschleimhaut sind reich an ... endoplasmatischem Retikulum

21 Die viszerokutanen Reflexzonen der unpaaren Bauchorgane nach ... liegen auf der Körperseite des betroffenen Organs

23 Gene für ribosomale RNA finden sich auf ...zentrischen Chromosomen

25 Der Ductus deferens wird im Canalis inguinalis vom N. ...inguinalis begleitet

27 Das darmassoziierte lymphatische Gewebe (...) kommt in allen Abschnitten des Darms vor

28 Im motorischen Cortex trete im Bereich des Vertex ein fokaler epileptischer Anfall auf; in welchem Körpergebiet sind Muskelkontraktionen zu erwarten?

31 ...vakuoläre Fettzellen geben Fett auf hormonale Reize ab

4

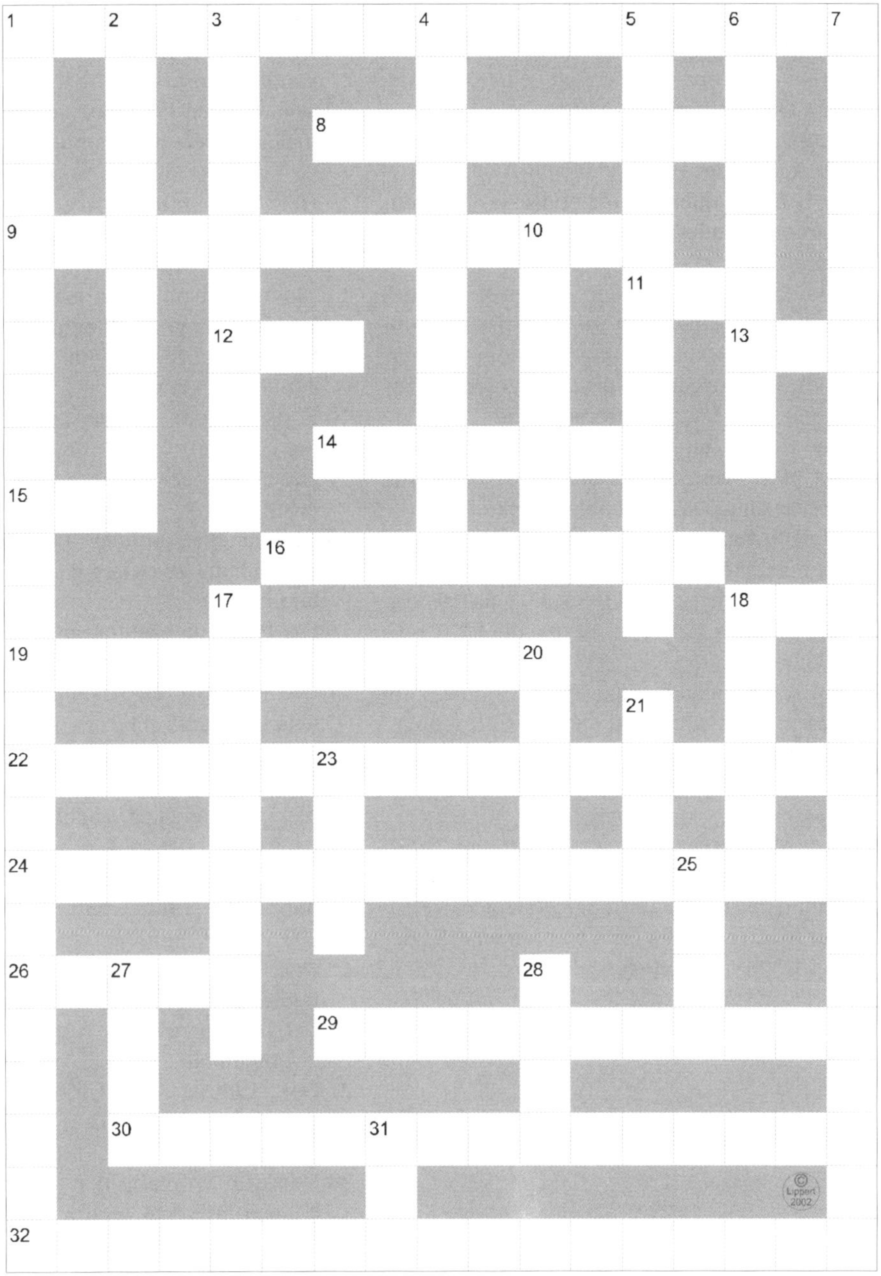
1
2
3
4
5
6
7
8
9
10
11
12
13
14
15
16
17
18
19
20
21
22
23
24
25
26
27
28
29
30
31
32
© Lippert 2002

5

Waagerecht:

1 Die Membrana interossea cruris weist in ihrem proximalen Bereich eine Öffnung zum Durchtritt der A. ... auf

7 Atrium und Ventrikel gehören zur embryonalen Anlage des Herz...

9 Der Nucleus intermediolateralis des Rückenmarks entsendet ... zu sympathischen Ganglien

11 Zwischen den Fasern der inneren Kapsel des Gehirns befindet sich stellenweise ... Substanz

14 Nach Durchtrennung des N. oculomotorius ist u.a. der M. ... superioris gelähmt

15 Der Herzbeutel bildet durch den Umschlag des parietalen ...blatts auf das viszerale die Begrenzung des Sinus obliquus pericardii

16 Die Blutversorgung des Magens erfolgt u.a. über Gefäße im Lig. ...splenicum

20 Ist beim Lebenden am Becken zu tasten

21 Der ...reflex ist der Segmenthöhe L_1–L_2 zuzuordnen

22 Bei einer Schädigung des N. radialis im Bereich der Axilla ist der ...-Reflex abgeschwächt bis aufgehoben

25 Die Schleimhaut der ...blase vermag zu resorbieren

26 Die Milz grenzt mit ihrem an die Bursa omentalis

28 Gehört zur Fallot-Tetralogie (Tetrade)

31 Der M. ... ist in die Lamina pretrachealis der Fascia cervicalis eingeschlossen

Senkrecht:

1 Der M. papillaris anterior der rechten Herzkammer entspringt von ihr

2 Die ...ophilen Granulozyten machen im normalen Differentialblutbild 0,5–1 % aus

3 Die Kraftübertragung zwischen den einzelnen Herzmuskelzellen erfolgt über Maculae ...

4 Plasmazellen produzieren es

5 Microtubuli werden im Cytoplasma ... zusammengebaut (polymerisiert)

6 Der M. buccinator entspringt dort

8 Die Gallenblase wird im Regelfall aus dem Truncus ... versorgt

10 Fortsätze der Astrozyten sind Bestandteil des ...pils

12 Das ...mesenchym entsteht aus der Neuralleiste

13 Berührt die seitliche Beckenwand in der Einsenkung zwischen den Aa. iliaca externa und interna

16 Die Plasmakonzentration wovon fällt bei der Frau nach der Entbindung stark ab?

17 Die G_1-Phase ist gekennzeichnet durch intensives Zellwachstum mit hoher Protein- und ...-Synthese

18 Beim ...jährigen Kind sind normalerweise die permanenten Schneidezähne durchgebrochen oder im Wechsel

19 Die Columnae anales enthalten Gefäße, die mit ... Blut gefüllt sind

23 Die zweite ...teilung der menschlichen Oozyte wird erst nach Eindringen des Spermienkopfes in die Eizelle beendet

24 B-Lymphozyten sind verantwortlich für die ... Immunität

27 Der Eintritt der Chromosomen in die ...phase der Mitose lässt sich durch Colchicin unterbinden

29 Vordere Wurzeln der Rückenmarknerven können efferente Fasern enthalten, die über die Rr. communicantes ... zu einem Grenzstrangganglion ziehen

30 Basophile Granulozyten besitzen dafür Rezeptoren

5

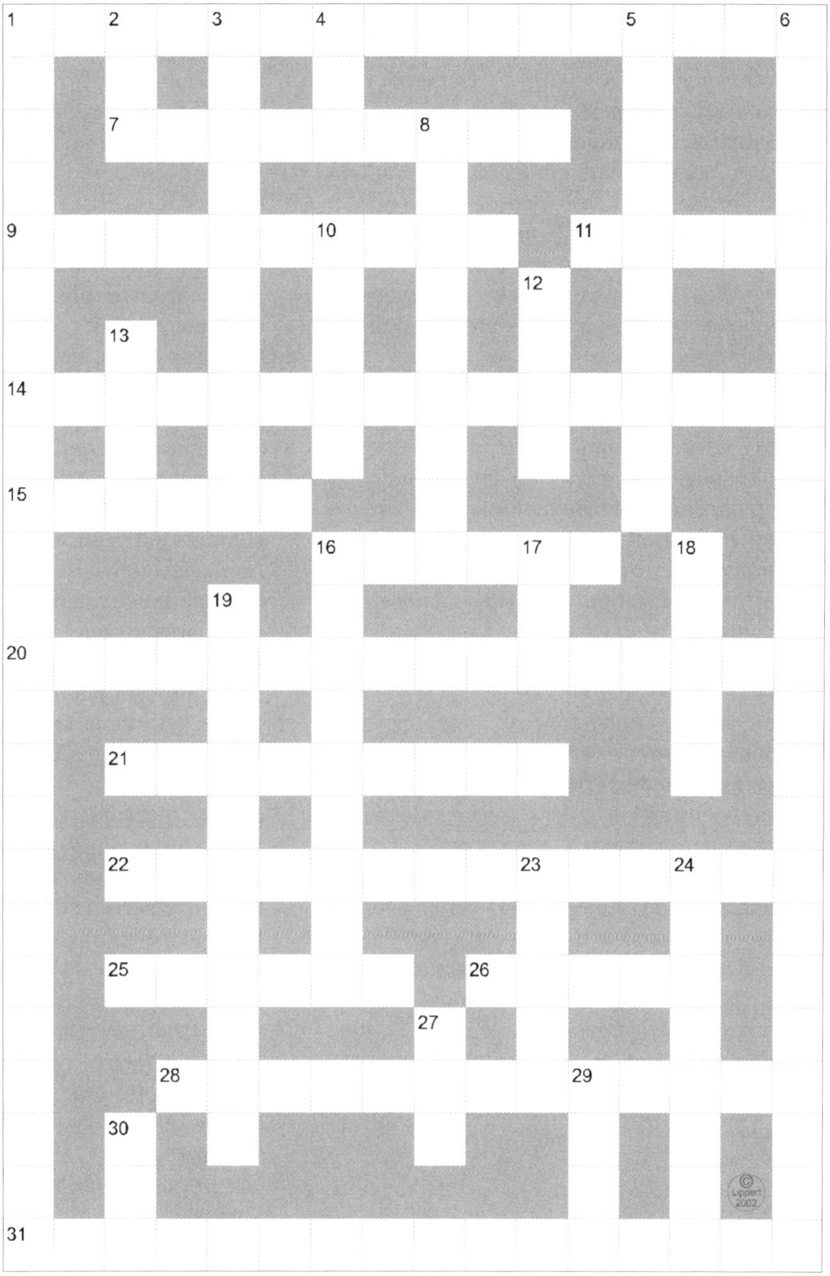
1
2
3
4
5
6
7
8
9
10
11
12
13
14
15
16
17
18
19
20
21
22
23
24
25
26
27
28
29
30
31
© Lippert 2002

6

Waagerecht:

1 Öffnung im Bereich des Centrum tendineum des Zwerchfells
7 Melano... haben lange Fortsätze
9 Makrophagen sezernieren ...asen
10 Die A. ductus deferentis ist im Regelfall ein Ast der A. ...
11 Die ... serrata ist die Grenze zwischen Pars optica retinae und Pars caeca retinae
12 Eine Überlappung von Actin- und Myosinfilamenten findet sich in der Herzmuskulatur im ...
13 Die Darmdrehung während der intrauterinen Entwicklung erfolgt, von ventral gesehen, entgegen dem ...sinn
14 Alle Spinalnerven von C_2–S_4 enthalten Fasern der gemeinsamen motorischen ...strecke
15 Die Plasmazellen bilden und sezernieren ...körper
17 Bei der Defäkation entspannt sich der M. levator ...
19 Hypertrophie des rechten Ventrikels gehört zur ...-Tetralogie (Tetrade)
22 Der N. glossopharyngeus führt u.a. Geschmacksfasern zu den Nuclei ... solitarii
25 Der Halsteil des Truncus sympathicus liegt in/auf der Lamina ... der Fascia cervicalis
27 Bei einem gesunden Erwachsenen ist die Achse der Malleolengabel gegen die Transversalachse des Kniegelenks nach ... gedreht
29 Die am weitesten distal gelegenen Punkte der Femurkondylen liegen in einer ...ebene
30 Die Nn. ... treten am Hinterrand des M. sternocleidomastoideus durch die Lamina superficialis der Fascia cervicalis [colli]

Senkrecht:

1 Befindet sich in Höhe des 1./2. Lendenwirbels
2 Eine Zunahme der efferenten Aktivität der Nn. vagi führt zu einer Steigerung der ... des Magens
3 Die Purkinje-Zellen, deren Axone zum Nucleus interpositus posterior [globosus] und Nucleus interpositus anterior [...] projizieren, liegen vor allem im intermediären Teil der Hemisphären
4 Diese Zellschicht des Follikels wird von der Oozyte (Ovozyte) bei der Ovulation nicht durchbrochen
5 ...-Mechanosensoren der Haut sind Beschleunigungsdetektoren
6 Teil des Peritoneum, der die Glandulae vesiculosae [Glandulae seminales] [Vesiculae seminales] teilweise bedeckt
8 Neutrophile Granulozyten phagozytieren ... Mikroorganismen
12 Skelettmuskulatur ..., nachdem sie ihre Innervation verloren hat
16 Die V. subclavia kann in ihrem Inneren im aufrechten Stand einen ... Blutdruck aufweisen
18 Die A. ... ist Endast der A. carotis interna
20 Das Colon sigmoideum wird parasympathisch allein aus dem ...mark versorgt
21 Der N. ulnaris verläuft auf der ...seite des Ellbogengelenks
23 Pars flaccida der Membrana tympani = ...-Membran
24 Gespaltene Dornfortsatzspitzen sind bei ...wirbeln häufig
26 Als „...“ wird eine vom Organ zur Bauchwand ziehende Bauchfellduplikatur bezeichnet
28 Das primäre optische Rindenfeld liegt in der ... striata

6

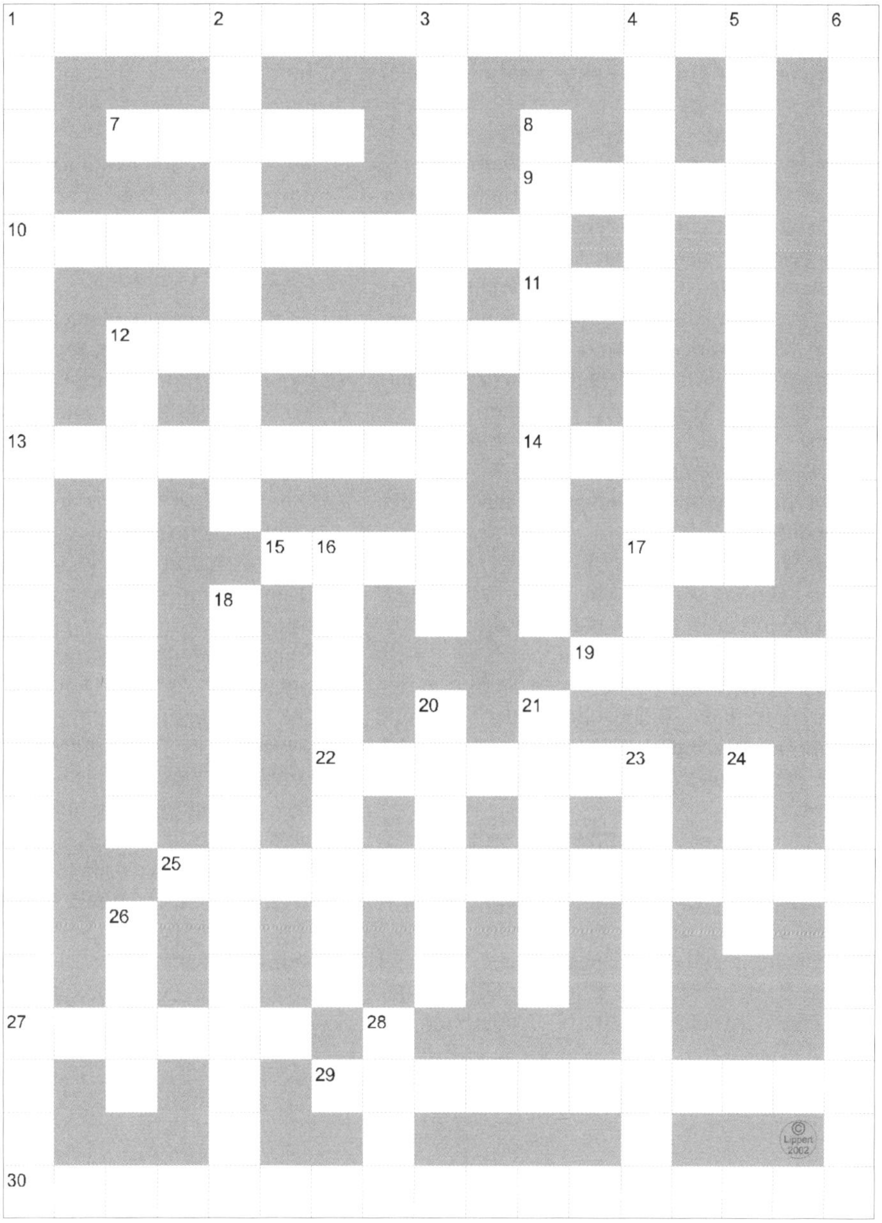
1 2 3 4 5 6
7 8
9
10
11
12
13 14
15 16 17
18
19
20 21
22 23 24
25
26
27 28
29
© Lippert 2002
30

7

Waagerecht:

1 Terminationskerne der Geschmackrezeptoren im vorderen Teil der Zunge sind die Nuclei ...

8 Die „...linie“ des Beines verläuft vom Mittelpunkt des Hüftgelenkes bzw. Femurkopfes zum Mittelpunkt des oberen Sprunggelenkes bzw. zur Mitte der Knöchelgabel

9 Bei gestörter Sensibilität am lateralen Oberschenkel und medialen Knöchel, abgeschwächtem Patellarsehnenreflex und Parese von M. quadriceps femoris und M. tibialis anterior ist an eine Schädigung der Spinalwurzeln des Segments ... zu denken

11 Das ...bündel verbindet das olfaktorische System mit dem Hypothalamus

12 Der M. levator ani entspringt u.a. von der Innenfläche des Os ...

13 Der N. ... versorgt den M. serratus anterior

14 Der venöse Abfluss aus den weiblichen Genitalorganen erfolgt u.a. über die V. ... interna in die V. iliaca interna

17 Eine Steigerung der H^+-Ionen-Sekretion der Parietalzellen (Belegzellen) des Magens wird u.a. durch eine ... Stimulation bewirkt

20 An der peripheren Geschmacksleitung ist sie beteiligt

21 Von der Placenta sezerniertes Hormon

22 Der R. ... des N. glossopharyngeus enthält viszeroafferente Fasern, die Informationen über die Höhe des Blutdrucks leiten

24 Bronchioli sind damit ausgekleidet

27 Die Schleimhaut des hinteren Drittels der Zunge wird sensibel vom N. ... innerviert

Senkrecht:

1 Eine der Aufgaben der Milz

2 Die Columnae ... sind an der Aufrechterhaltung der Kontinenz von Rectum/Anus beteiligt

3 Die ... Rückenmuskulatur wird von den Rr. posteriores der Spinalnerven versorgt

4 Austrittsstelle der Leistenhernie (Anulus ...)

5 Endothelzellen synthetisieren u.a. den von-...-Faktor

6 Das Lig. gastrosplenicum [gastrolienale] enthält die Aa. gastricae ...

7 Das ... pubicum ist beim Lebenden zu tasten

10 Sekret der Glandula sublingualis fließt u.a. durch einen Gang, der an der ... sublingualis mündet

12 Die Oozyten (Ovozyten) des Menschen verbleiben im Zeitraum vor der Geburt bis zur Pubertät in der ...phase der Meiose I

14 Osteoklasten werden u.a. durch ...hormon stimuliert

15 Seine Bewegungen verteilen die Tränenflüssigkeit auf der Oberfläche der Cornea

16 Die ... tympani enthält Perilymphe

18 ...schichtiges unverhorntes Plattenepithel kommt im Oesophagus vor

19 Das Trigonum caroticum enthält die Radix superior der ... cervicalis

23 Welcher Hirnventrikel (römische Ziffer) liegt im Diencephalon?

25 Die Axone in der Nervenfaserschicht der Retina sind mark...

26 Eosinophile Granulozyten enthalten das Major basic Protein (...)

7

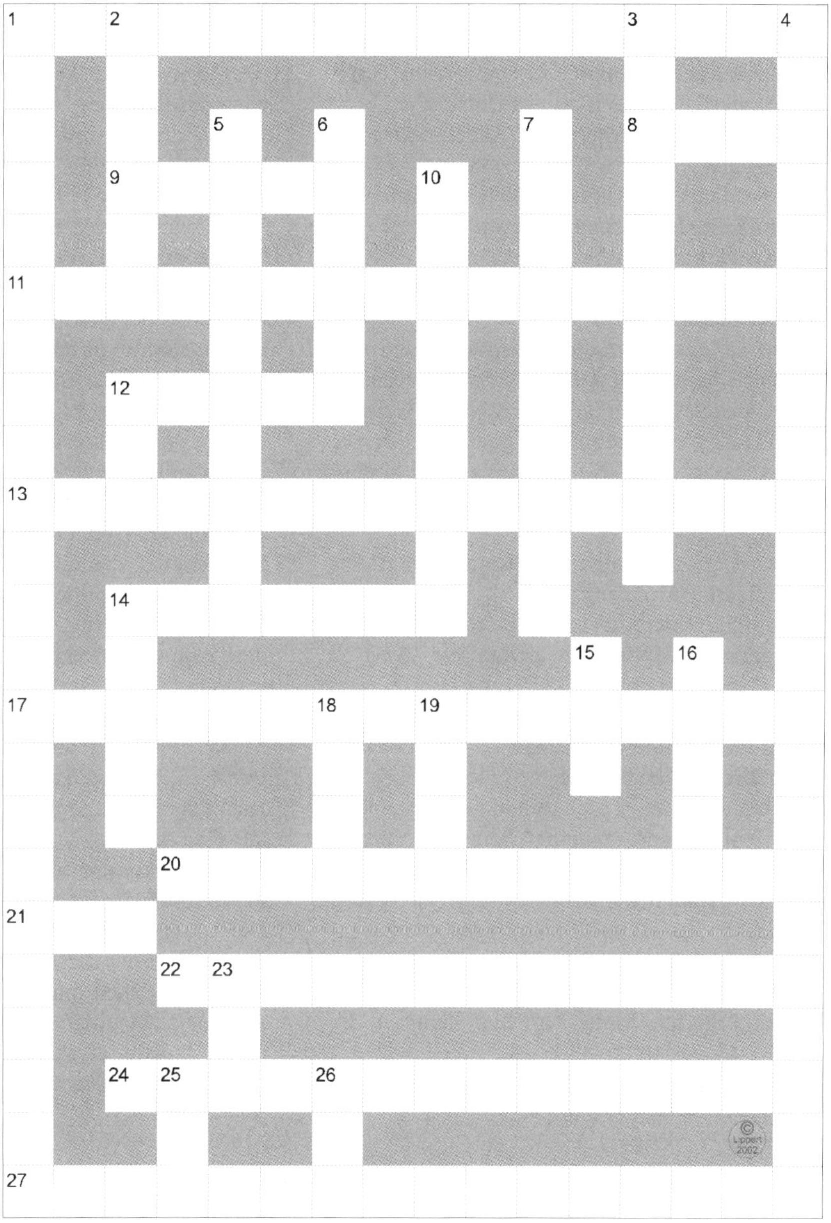

8

Waagerecht:

1 Der N. ... tritt etwa an der Mitte des Hinterrandes des M. sternocleidomastoideus durch das oberflächliche Blatt der Halsfaszie

6 Der M. biceps femoris ist Außenrotator im ...gelenk

7 ...-Moleküle der Klasse II sind integrale Bestandteile der Plasmamembran von aktivierten Makrophagen

8 Die ...zellen der Magenschleimhaut bilden den Intrinsic-Faktor

10 Die ... (Persistenz des physiologischen Nabelbruchs) enthält Anteile des Mesenterium

11 Bei Plantarflexion des Fußes ist der Gelenkschluss im oberen Sprunggelenk weniger fest als bei Dorsalextension, weil der hintere Teil der Trochlea ... schmäler ist als der vordere

12 Das Lig. ... hemmt die Retroversion des Beins im Hüftgelenk

13 Corticotropin bindet an einen spezifischen Membranrezeptor von Zellen der Zona ... der Nebennierenrinde

16 Der Nucleus ... enthält efferente Neurone des N. glossopharyngeus

19 Sitzt im ovalen Fenster

24 Die Nuclei pretectales stehen mit den Nuclei accessorii nervi ... beider Seiten in Verbindung

25 Der N. cranialis ... (römische Ziffer) verläuft streckenweise im Spatium lateropharyngeum [pharyngeum laterale] [parapharyngeum]

28 Das Lig. falciforme befestigt sich an der Facies ... (hepatis)

30 Dorthin mündet der Sinus frontalis mit seinem Ausführungsgang

Senkrecht:

1 Bestandteil des „Herzskeletts“

2 Unter dem Mikroskop sichtbare Metaphasechromosomen des Menschen sind dies stark

3 Er transportiert Kammerwasser in intra- bzw. episklerale Venen

4 Die linke Nebenniere hat Kontakt mit der Wand der Bursa ...

5 Die angeborene Leistenhernie hat am Anulus ... ihre äußere Bruchpforte

9 Der Sinus occipitalis steht unmittelbar mit dem ... sinuum in Verbindung

14 Das Ganglion ... des Truncus sympathicus liegt nahe dem Abgang der A. vertebralis aus der A. subclavia

15 In der Ellenbeuge liegt zumeist oberflächlich eine V. mediana ...

17 Hormon des Hypophysenvorderlappens

18 Der Tractus ...cerebellaris posterior verläuft im Rückenmark ungekreuzt

20 Das Lig. cruciatum anterius liegt außerhalb des von der Membrana ... ausgekleideten Raumes

21 Der N. radialis steigt ... um den Humerus herum nach distal ab

22 Der N. ...occipitalis gehört zu den dorsalen Ästen der Spinalnerven

23 Die Prostata liegt ... dem Rectum

26 Serotonin kommt in den ...kernen der Formatio reticularis vor

27 Die ...zyten der Neurohypophyse gehören zur Glia

28 Blutungen nach intrakraniellen Verletzungen der A. meningea media breiten sich zwischen ... mater und Schädelknochen aus

29 Im Corpus pineale fehlt die Blut-...-Schranke

8

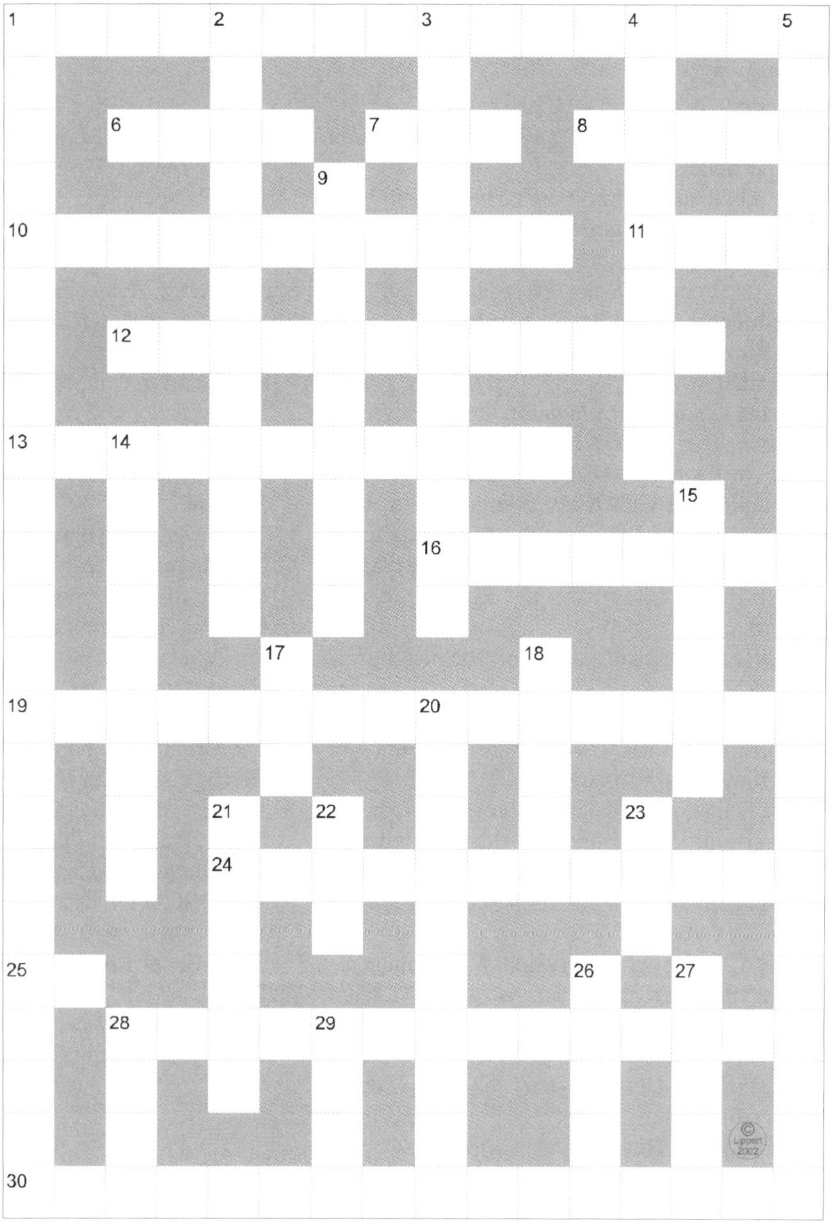
1
2
3
4
5
6
7
8
9
10
11
12
13
14
15
16
17
18
19
20
21
22
23
24
25
26
27
28
29
30
© Lippert 2002

9

Waagerecht:

1 Der N. fibularis [peroneus] profundus begleitet die A. ...

6 Innerhalb der ... teilt sich die A. carotis externa in die A. maxillaris und die A. temporalis superficialis auf

8 Die Gallenblase hat Lagebeziehungen zum Colon transversum bzw. zur Flexura ... dextra

9 Die ... (Persistenz des physiologischen Nabelbruchs) ist von Amnion bedeckt

10 Beim Neugeborenen stehen die Rippen annähernd wie?

12 Beim Versuch der Elevation des Armes nach vorne über die Horizontale unterbleibt bei einem Patienten die Bewegung des unteren Schulterblattwinkels nach lateral vorn; dies kann auf einer Lähmung des M. ... beruhen

14 Die adrenergen (sympathischen) Nervenfasern für die Muskulatur der Blutgefäße sind mark...

15 Teil des Seitenventrikels mit Plexus choroideus

18 Das Caput ... beteiligt sich an den Artikulationsflächen des (zweikammrigen) unteren Sprunggelenks

19 Die äußere epitheliale Wurzelscheide des Haarfollikels in Höhe der Haarzwiebel entspricht der ...schicht der Haut

23 Sie regen das Endometrium zur Proliferation an

24 Die ... Pulpa der Milz enthält Makrophagen

25 Das Foramen ovale cordis ist im fetalen Kreislauf ein ... zwischen rechtem und linkem Herzen

26 Basophile Granulozyten besitzen dafür Rezeptoren

27 Neutrophile Granulozyten enthalten es

29 Schicht der Dermis [Corium]

Senkrecht:

1 Die A. ... ist an der arteriellen Versorgung der Kopfschwarte beteiligt

2 Verläuft im hinteren Mediastinum

3 Der M. sartorius ist ein ... im Hüftgelenk

4 Wo kreuzen die Fasern des Tractus spinothalamicus lateralis?

5 Für lymphatische Organe ist es charakteristisch

6 In welcher Hautschicht (Stratum ...) findet sich die größte Konzentration an Mastzellen?

7 Der ...blast ist an der Bildung der Placenta beteiligt

11 So gelegene Zellkerne sind ein morphologisches Merkmal der Arbeitsmuskulatur des Herzens

13 Eine ...grade Amnesie ist bei beidseitiger Schädigung der medialen Anteile des Lobus temporalis (= Hippocampus) zu erwarten

16 Der N. laryngeus ... verläuft rechts dorsal der A. subclavia

17 Er entsteht aus dem 2. Branchialbogen (Hyoidbogen)

20 Die Urethra ... ist etwa 20–25 cm lang

21 Einzugsgebiet der Nodi lymphoidei ... superficiales sind die Schläfenregion und die Vorderfläche der Ohrmuschel

22 In frühembryonalen Keimbereichen ist neben Gen-Aktivierung auch Gen-Suppression erforderlich, weil die prospektive ... größer ist als die prospektive Bedeutung

28 Die ... serrata ist eine der Stellen, an der äußeres und inneres Blatt der Retina miteinander verwachsen sind

9

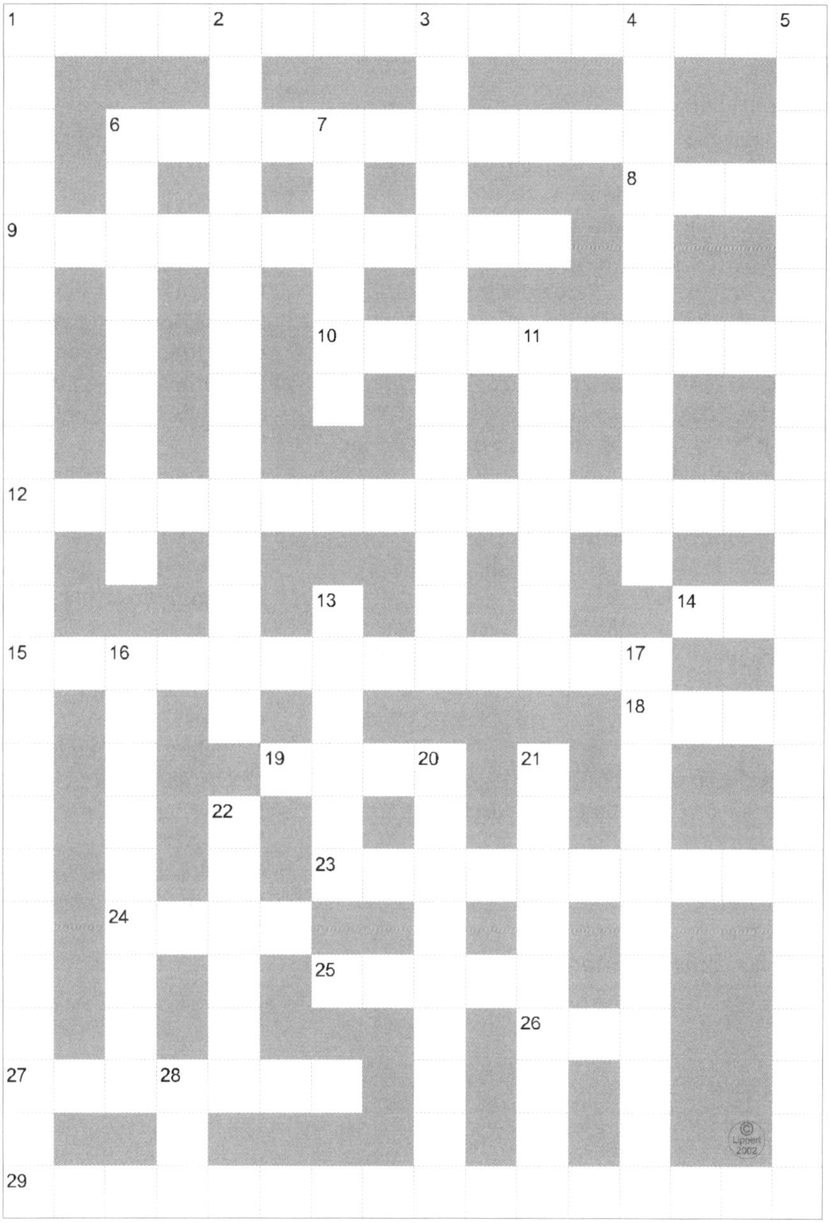
1
2
3
4
5
6
7
8
9
10
11
12
13
14
15
16
17
18
19
20
21
22
23
24
25
26
27
28
29
© Lippert 2002

10

Waagerecht:

1 Verbindet die Cavitas tympani mit den Cellulae mastoideae

6 Die Bildung von ...hormon erfolgt in den Hauptzellen der Glandulae parathyroideae

8 Der Sinus frontalis mündet in den Meatus nasi ...

9 T-Helferzellen sind im peripheren Blut häufiger als T-...zellen

11 Gehört zur Tunica vasculosa bulbi

12 Die A. ovarica beteiligt sich an der Blutversorgung der ...

14 Der ... arteriosus gehört zur embryonalen Anlage des Herzschlauchs

15 Die V. ... superior grenzt an die Pleura mediastinalis dextra

16 Auf ...zentrischen Chromosomen finden sich Gene für ribosomale RNA

18 Welchen Weg benutzt die angeborene Leistenhernie?

20 Vordere Wurzeln der Rückenmarksnerven enthalten ... Fasern, deren Zellkörper im Vorderhorn des Rückenmarks liegen

23 Am Augenhintergrund sind beim Lebenden die Äste der V. ... zu sehen

26 Die Lamina propria der Magenschleimhaut ist von der ... submucosa durch die Lamina muscularis mucosae getrennt

27 Arterien und Arteriolen des Magens sind ... innerviert

29 Sie liegen den Drüsenendstücken der weiblichen Brustdrüse an

Senkrecht:

1 Beim Schädel des Neugeborenen erfolgt es an den Nahträndern der Knochen des Schädeldachs

2 Teil des Seitenventrikels mit Plexus choroideus

3 Die Cellulae mastoideae haben enge Nachbarbeziehungen zum Sinus ...

4 Interdigitierende ... Zellen der Lymphknoten kommen in T-Lymphozyten-Regionen vor

5 Sie sind Berührungsrezeptoren

7 Die Leydig-Zellen produzieren es

10 Der Bruchsack der direkten Leistenhernie ist zweischichtig (Peritoneum und ... transversalis)

13 Der Nucleus mammillaris medialis ist ein Teil des ... Systems

16 Der Plexus lumbalis wird von den Rr. ... des 1.–4. Lumbalnervs gebildet

17 Die Schilddrüse entstammt daraus

19 ... corporis [Processus uncinati] sind Merkmale des 3.–6. Halswirbels

21 Die Vasa privata der Lunge treten wo ein und aus?

22 Mitochondrien enthalten den Synthesemechanismus dafür

24 Der N. ...inguinalis gehört zum Plexus lumbalis

25 Osteoklasten sind ...kernige Riesenzellen

28 Das primäre motorische Rindenfeld liegt im Gyrus ...centralis

10

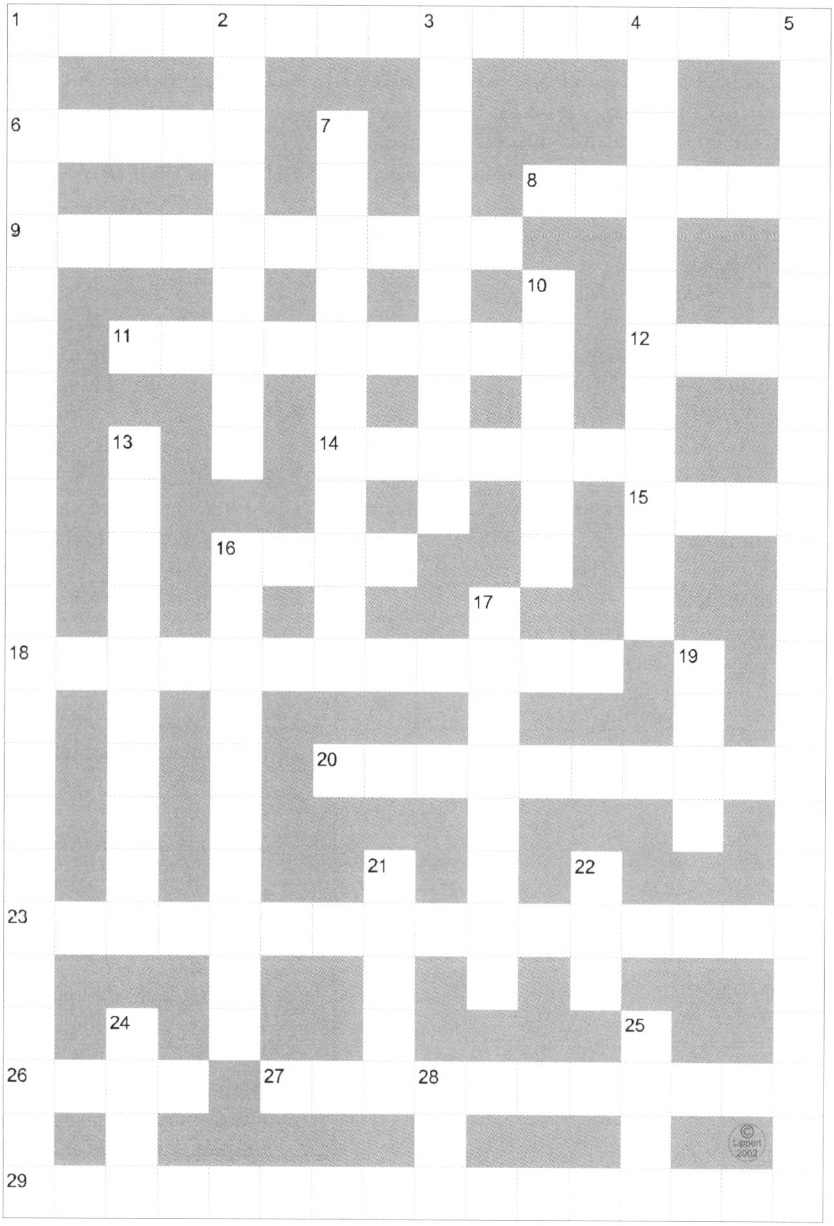

1
2
3
4
5
6
7
8
9
10
11
12
13
14
15
16
17
18
19
20
21
22
23
24
25
26
27
28
29
© Lippert 2002

11

Waagerecht:

1 Der M. buccinator setzt sich nach hinten über Zwischenschaltung der Raphe ... in den M. constrictor pharyngis superior fort

7 Ribosomen bestehen aus ihr und Proteinen

11 Das Feld der ... Herzdämpfung wird begrenzt von den Lungenrändern

13 Der Sinus cavernosus steht mit ... Venen in Verbindung

14 Das ... System ist das „emotionale Bewertungszentrum“

15 Der wievielte Molar bricht beim bleibenden Gebiss als erster durch?

23 Die Schallenergie wird im Mittelohr vom ... über Incus und Stapes auf die Fenestra vestibuli übertragen

24 Das Corpus geniculatum laterale ist retino... gegliedert

26 Die Fossa ... des Hüftgelenks ist nicht überknorpelt

27 Die ...zyten werden zur Glia gerechnet

28 Der Tubulus rectus distalis enthält in seinem Endabschnitt die Macula ...

29 Innerhalb der Rektusscheide befindet sich die A. ...

Senkrecht:

1 Die Epidermis wirkt als ... für Wasser

2 Das Cytoplasma der Leydig-Zwischenzellen enthält reichlich ... endoplasmatisches Retikulum

3 Die neutrophilen Granulozyten können die Blutbahn verlassen (...)

4 Der Sinus cavernosus steht mit dem Plexus ... unmittelbar in Verbindung

5 Diese Bewegung des Beins im Hüftgelenk ist nur in geringem Ausmaß möglich

6 Er steht unmittelbar mit dem Confluens sinuum in Verbindung

8 Der Ösophagus wird in allen Abschnitten vom ... Nervensystem versorgt

9 Der N. laryngeus superior bildet sich im 4. ...bogen (Kiemenbogen)

10 Elastischer Knorpel kommt in ihr vor

12 Bei Persistenz eines offenen Ductus arteriosus kommt es nach der Geburt zu einem ...-Shunt

16 Foramina ... sind Merkmale des 3.–6. Halswirbels

17 Die Oliven entsenden diese zum Kleinhirn

18 Beim Totalverschluss der Stimmritze müssen die Mm. ... transversi et obliqui kontrahiert sein

19 Nach abgeschlossener Implantation befindet sich die Blastozyste in der ... Schicht des Endometrium

20 Die V. cava superior wird teilweise von ... bedeckt

21 Spermatozyten I und II sind teilungsfähige Zellen in den Tubuli ...

22 Der M. ... steht mit dem Corpus perineale [Centrum perinei] in Verbindung

25 Die Glandulae ... münden in die Cavitas oris propria

11

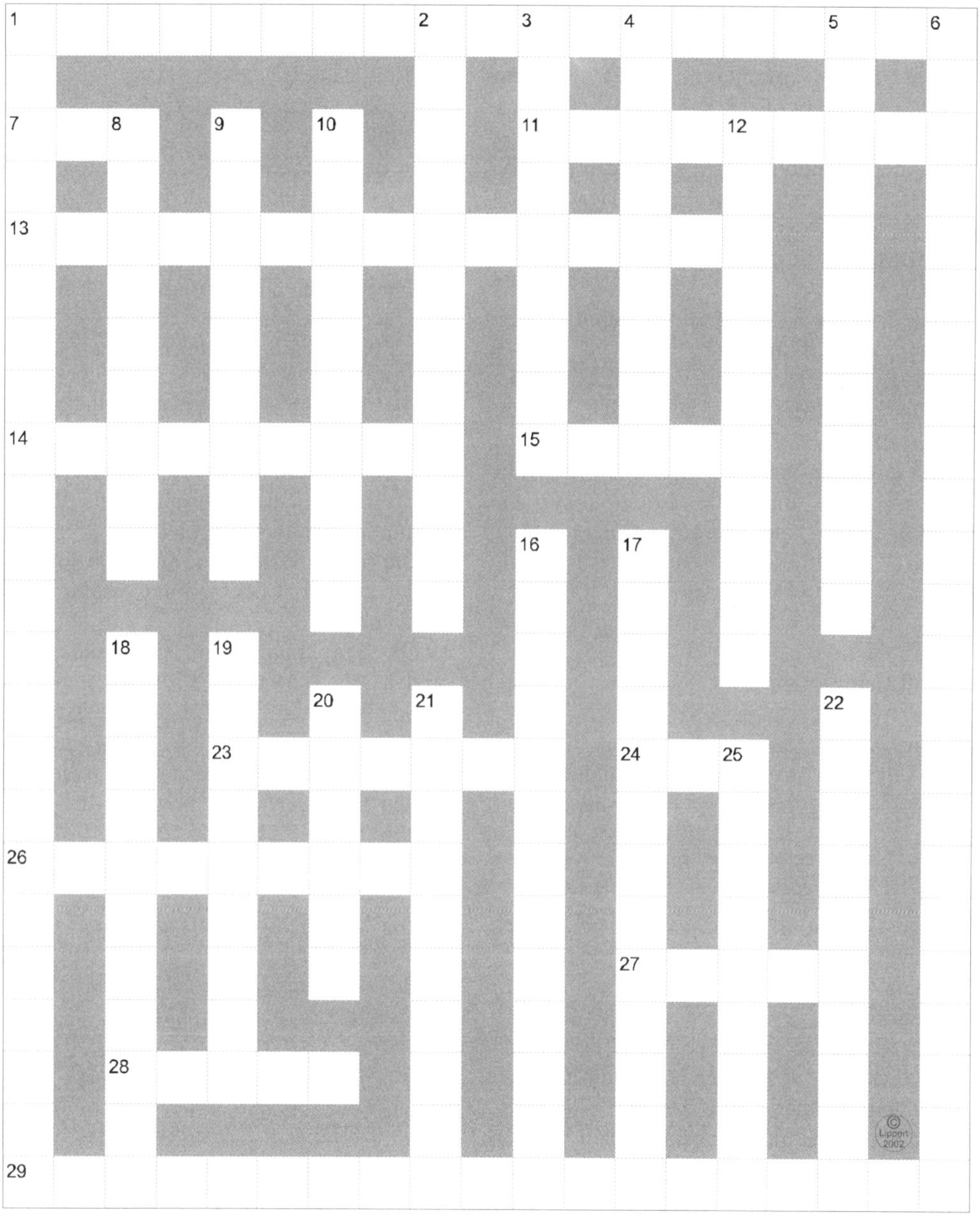
1
2
3
4
5
6
7
8
9
10
11
12
13
14
15
16
17
18
19
20
21
22
23
24
25
26
27
28
29
© Lipoint 2002

12

Waagerecht:

1 Die Pars flaccida (= ...) der Membrana tympani bildet eine Grenze des Recessus membranae tympani superior (= Prussak-Raum)

7 Mit der Abfaltung des Embryos von der Keimscheibe beginnt der ... des Herzens

9 Der N. trochlearis innerviert den M. ...

11 Der Mensch verfügt über 5 ... Spinalnervenpaare

13 Die lateralen Kleinhirnhemisphären gehören zum ...cerebellum

14 Die Drüsenendstücke der weiblichen Brustdrüse geben Milchfett nach Art der ... Sekretion ab

16 Bei einem gesunden Erwachsenen liegen bei gestrecktem Bein die Mittelpunkte von Hüft-, Knie- und oberem Sprunggelenk in einer Linie („...linie")

17 Eine Unterbrechung des linken Tractus ... führt zu einer Einschränkung des rechten Gesichtsfelds

18 Collagenfibrillen vom Typ I zeichnen sich durch hohe ...festigkeit aus

19 Eine isolierte Zerstörung des Lig. cruciatum ... führt zu einer erhöhten Verschieblichkeit der Tibia gegenüber dem Femur nach hinten

21 Der ... pulmonalis enthält viszerosensorische Fasern aus Dehnungsrezeptoren, die im N. vagus verlaufen

23 Das Akrosom der Spermien entspricht funktionell am ehesten welcher Zellorganelle?

25 Seine Bildung ist Voraussetzung für die Neurulation

27 Das darmassoziierte lymphatische Gewebe (...) wird von Antigenen aus dem Lumen des Magens und des Darms erreicht

28 Sie enthalten in der laktierenden Mamma Rezeptoren für Oxytocin

Senkrecht:

1 Das Kreuzbein ist mit dem Darmbein u.a. durch das Lig. ... verbunden

2 Die Articulatio atlantoaxialis mediana ist ein ...gelenk

3 Die Becherzellen sind ...-positiv

4 Akrosomen sind ...äquivalente

5 Nach Stimulation durch Secretin erhöht sich im Pankreassaft die Konzentration von ...

6 Im normalen Differentialblutbild findet man davon etwa 55–65 %

8 Der N. radialis durchdringt mit seinem R. profundus den M. ...

10 Die Gallenblase liegt dem Lobus ... der Leber an

12 Oxytocin stimuliert die ...epithelzellen der Brustdrüse zur Kontraktion und fördert damit die Abgabe der Milch

15 Die Sertoli-Zellen sind im Paraffinschnitt an den großen Zellkernen mit deutlichem ... erkennbar

19 Das Diaphragma wird von kaudal her von den Aa. ... inferiores mit Blut versorgt

20 Schließt beim Schluckakt die Pars nasalis pharyngis gegen die Pars oralis pharyngis ab

21 Der N. ulnaris teilt sich radial vom Os ... in den R. superficialis und den R. profundus auf

22 Die A. pudenda interna verläuft im Canalis pudendalis (...-Kanal)

24 Der M. brachioradialis entspringt u.a. am ... lateralis (humeri)

26 Bei den langen Röhrenknochen beginnt die Ossifikation in der ...physe

12

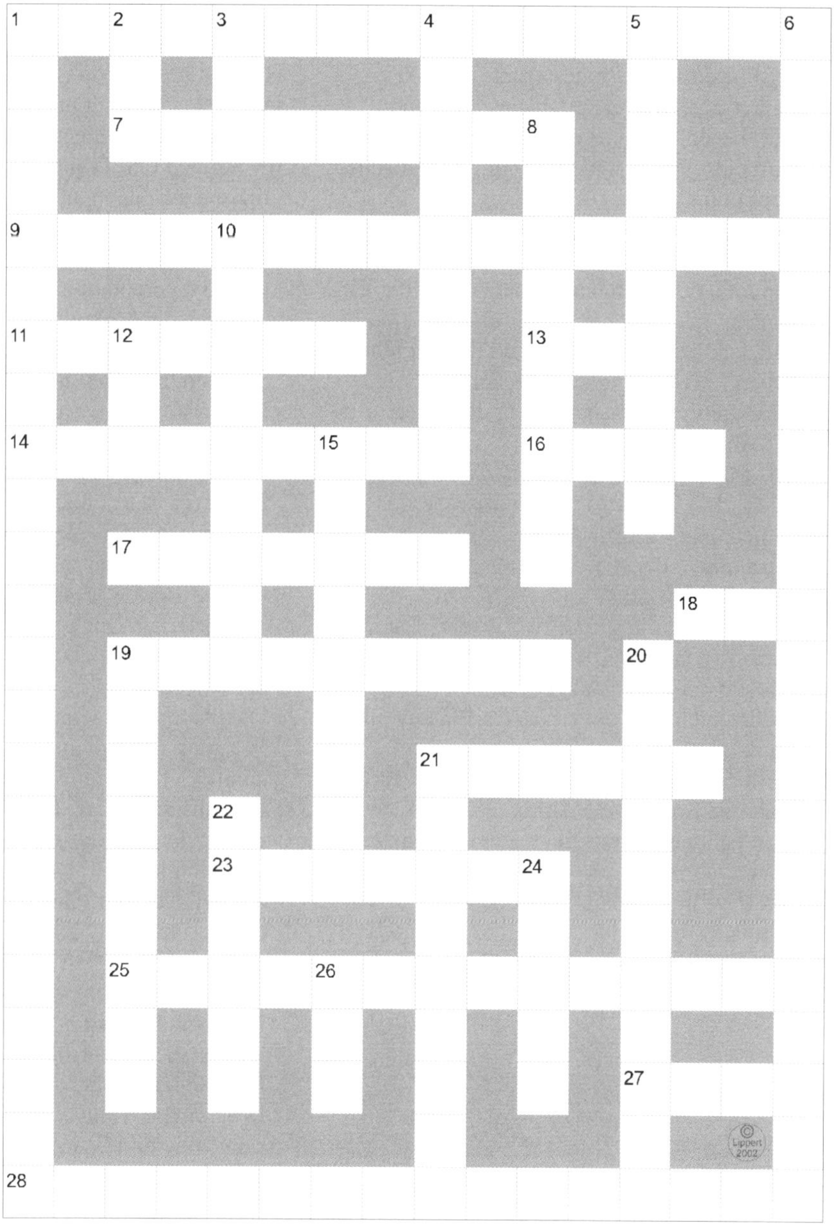
1
2
3
4
5
6
7
8
9
10
11
12
13
14
15
16
17
18
19
20
21
22
23
24
25
26
27
28
© Lippert 2002

13

Waagerecht:

1 Am Ende der Schwangerschaft bildet der ... der Placenta u.a. Progesteron

8 Aus der Schilddrüse stammendes Hormon

10 Die basophilen ... der Nervenzellen sind Komplexe von rauem endoplasmatischen Retikulum

11 Der M. ... posterior wird vom N. laryngeus recurrens innerviert

12 Die Glandulae linguales münden in die Cavitas ...

13 Die der Eizelle wird während der vorgeburtlichen Entwicklung synthetisiert

14 Eine „physiologische Enge" des Ureters ist der Abgang aus ihm

18 Das Pigment Hämosiderin ist ...haltig

19 Teile der Formatio reticularis werden im ...encephalon angetroffen

21 Gesamtheit der Entwicklungsmöglichkeiten eines Keimbezirks

22 Wo werden die zum Aufbau der Chromosomen benötigten Proteine (Histone und NIchthiston-Proteine) gebildet?

25 Mehrschichtiges unverhorntes Plattenepithel kommt im Canalis ... vor

28 Verbindung der Mittelpunkte von Hüftgelenk und Sprunggelenken

30 Der Isthmus aortae liegt am Übergang zur Pars ... aortae

31 Sie liegt im Paries labyrinthicus der Cavitas tympani

33 Die Vv. ... münden in die V. azygos bzw. hemiazygos

Senkrecht:

1 Lage des Pancreas zum Bauchfell

2 Hormon des Hypophysenvorderlappens

3 Das Lig. ... beginnt und endet an der Ulna

4 Die Trachea hat engen Kontakt zu ihm

5 Im Bereich des Trigonum ... grenzt die Harnblase beim Mann an die Prostata

6 Es hemmt die Osteoklastentätigkeit im Knochen

8 Das Lig. cruciatum anterius begrenzt das Ausmaß der ...rotation

9 Sie und die Urethra durchqueren bei der Frau die Membrana perinei

15 Die Valva tricuspidalis verhindert den ...fluss des venösen Blutes

16 Der N. ilioinguinalis verläuft dorsal von ihr

17 Perikarya serotoninerger Neurone kommen im ...encephalon vor

20 Im Nucleus ventralis posteromedialis und posterolateralis des Thalamus werden vorwiegend ...afferente Bahnen geschaltet

23 Das Blut fließt aus dem Pancreas u.a. über die V. ... ab

24 Die A. pudenda interna gelangt durch das Foramen ischiadicum ... in die Fossa ischioanalis

25 Dorsalflexion der Hand verhindert die ... Insuffizienz der langen Fingerbeuger

26 Die Schilddrüse kann (als Varietät) eine zusätzliche arterielle Versorgung (A. thyroidea ...) aus dem Truncus brachiocephalicus oder direkt aus dem Aortenbogen erhalten

27 Die ... durae matris stehen mit Venen der Kopfhaut in Verbindung

29 Der Nucleus gracilis ist in eine ...steigende Bahn eingeschaltet

32 Der vordere Teil der ... glottidis wird beiderseits von den Plicae vocales begrenzt

13

1
2
3
4
5
6
7
8
9
10
11
12
13
14
15
16
17
18
19
20
21
22
23
24
25
26
27
28
29
30
31
32
33
© Lippert 2002

14

Waagerecht:

1 Der N. ... beteiligt sich an der sensorischen (sensiblen) Innervation der Bauchwand

5 Die Koronardurchblutung findet im Bereich der linken Koronararterie vor allem während der Ventrikel... statt

7 Die ...zelle synthetisiert und speichert Heparin am stärksten

11 Steuert die Kontraktion der Gallenblase

13 Die Intumescentia ... des Rückenmarks liegt in Höhe des 10.–12. Brustwirbels

14 Elastischer Knorpel kommt in ihr vor

15 Venöses Blut aus dem Großhirn fließt über die Sinus ... matris zur V. jugularis interna ab

16 Bei der Geschlechtszellenbildung findet genetische Rekombination nur während der ... meiotischen Teilung statt

17 Somatostatin (SIH) hemmt dessen Sekretion im Pancreas

18 Die treibende Kraft für die Aufnahme der Glucose durch die apikale Plasmamembran der Enterozyten entsteht durch die Funktion der Natrium-Kalium-...ase an der basolateralen Plasmamembran

20 Mit der Abfaltung des Embryos von der Keimscheibe beginnt die Trennung der intraembryonalen ...anlage vom Dottersack

21 Der N. abducens verläuft innerhalb des Anulus ... der Augenmuskeln

22 Die Barriereeigenschaften der Plazentaschranke werden in großem Maße vom ...blasten bestimmt

24 Eine „physiologische Enge" des Ureters ist der Verlauf durch sie

27 Der M. adductor magnus bildet den ... für den Durchtritt der A. femoralis

Senkrecht:

1 Seine Bruchpforte ist die Fossa inguinalis lateralis

2 Die A. thyroidea inferior verläuft dorsal der A. carotis communis zum unteren ... des Schilddrüsenlappens

3 Univakuoläre Fettzellen sind von ... Fasern umsponnen

4 Der N. transversus colli [cervicalis] tritt am Hinterrand des M. ... („Punctum nervosum") durch die Lamina superficialis der Fascia cervicalis [colli]

6 Trennt das Mittelohr vom äußeren Gehörgang

8 Zerstörung des Hippocampus führt zur ...graden Amnesie

9 Periphere marklose Nervenfasern leiten Aktionspotentiale ... als myelinisierte Nervenfasern

10 Die meisten Projektionsneurone der Großhirnrinde sind ...zellen

11 Das glatte endoplasmatische (sarkoplasmatische) Retikulum der Skelettmuskelzelle fungiert in erster Linie als ...ionenspeicher

12 Die Ausscheidung der Chylomikronen ins basolaterale Interstitium der Dünndarmschleimhaut erfolgt durch ...zytose

19 Collagenfibrillen vom Typ I setzen sich aus ...collagenmolekülen zusammen

22 Die Macula lutea der Retina liegt in der ...achse des Auges

23 Der Nucleolus enthält vor allem sie

25 Die Leber ist an der Area ... mit dem Zwerchfell verwachsen

26 Unter dem Mikroskop sichtbare Metaphasechromosomen des Menschen enthalten die bereits verdoppelte

14

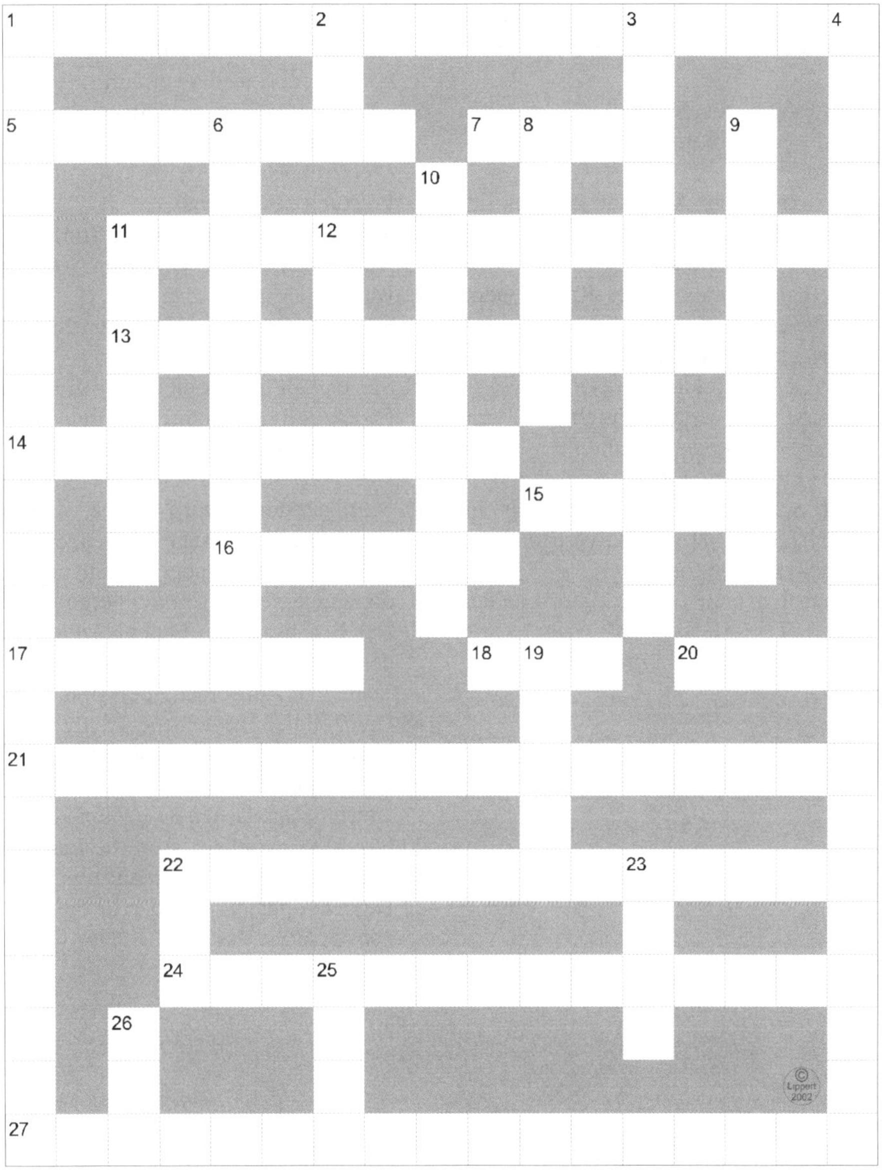
1
2
3
4
5
6
7
8
9
10
11
12
13
14
15
16
17
18
19
20
21
22
23
24
25
26
27
© Lippert 2002

15

Waagerecht:

1 Von der V. azygos aufgenommene Venen

4 Die A. ... superior ist ein Ast der A. carotis externa

7 Die Markstrahlen der Nierenrinde enthalten u.a. Tubuli recti proximales und distales sowie ...rohre

10 Befindet sich in der Apertura lateralis des vierten Ventrikels

12 Gehört zum Papez-Kreis

15 Die Hinterhauptfontanelle des Kopfes beim Säugling hat eine ... Kontur

16 Im Corpus geniculatum laterale wird die ... Hälfte des Gesichtsfeldes repräsentiert

21 Der N. maxillaris verläuft durch das Foramen ... in die Fossa pterygopalatina

23 Ansatz des Lig. gastrocolicum am Magen

24 Bei einer Schädigung des N. radialis im Bereich der Axilla ist die aktive Streckung in den ...gelenken gestört

25 Der Oesophagus grenzt retro... dorsal an den linken Vorhof des Herzens an

26 Der Nucleus ... liegt im Tegmentum mesencephali

Senkrecht:

1 Sie sind Vibrationsrezeptoren

2 Von der Placenta sezerniertes Hormon

3 Die A. cerebri media verläuft im ...

5 Gehört zur Tunica vasculosa bulbi

6 Die Regulation der Schlagfolge im Herzen (Schrittmacher-System) ist eine ...nome Leistung des Herzens

8 Die mitochondriale DNA (mtDNA) kann nicht nach den ...-Gesetzen weitergegeben werden

9 Die Melanozyten der Haut entstehen aus der ...leiste

11 Sie enthält im Complexus olivaris inferior [Nuclei olivares inferiores] den Nucleus olivaris principalis als Hauptkern

13 Die Aktivität der Neurone des enteralen Nervensystems wird durch sympathische und parasympathische Efferenzen ...

14 Das mediale ...bündel enthält noradrenerge, dopaminerge und serotoninerge Neurone

17 Der Bruchsack der Omphalozele (Persistenz des physiologischen Nabelbruchs) verursacht eine Auftreibung derselben

18 Die Cellulae mastoideae grenzen u.a. an die knöcherne ... des Sinus sigmoideus

19 Die ... der Herzmuskelzelle sind an der elektromechanischen Koppelung beteiligt

20 Der M. ...hyoideus ist in die Lamina pretrachealis der Fascia cervicalis eingeschlossen

22 Der Oesophagus mündet in die ... des Magens in Höhe des 10.–12. Brustwirbels

15

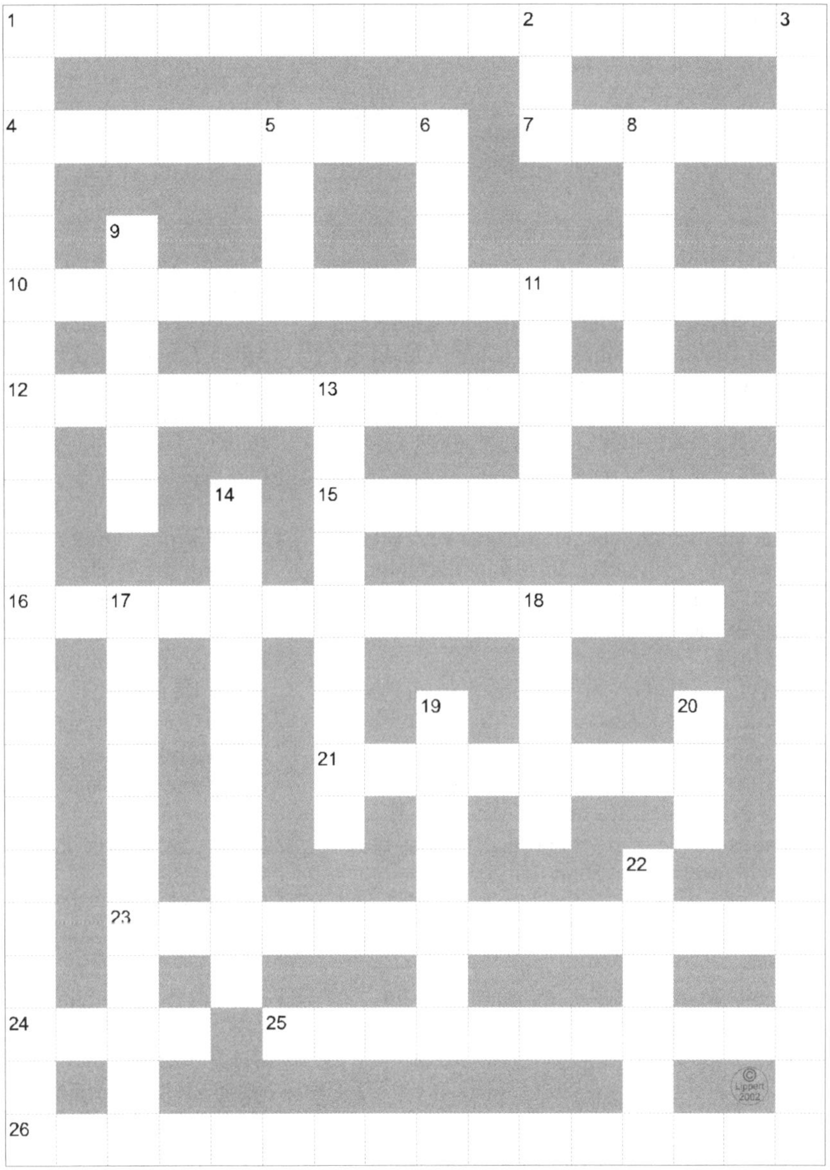
1
2
3
4
5
6
7
8
9
10
11
12
13
14
15
16
17
18
19
20
21
22
23
24
25
26
© Lippert 2002

16

Waagerecht:

1 Dort spaltet sich der N. mandibularis in seine Äste auf

6 Der freie Abschnitt des Omentum majus enthält makroskopisch sichtbare Ansammlungen von Lymphozyten, Plasmazellen und Makrophagen („...“)

9 Die ...-Seite des Golgi-Apparats wird durch Membranen des endoplasmatischen Retikulums ergänzt

10 Eine Zerstörung oder Insuffizienz des Lig. ... führt zu einer erhöhten Verschieblichkeit der Tibia gegenüber dem Femur nach vorn

13 Die Perikaryen der sekundären Neurone der Nozizeption liegen im ... des Rückenmarks

16 Nach der Geburt sinkt mit einsetzender Atmung der Druck in ihm ab

18 Die Hautvenen des Unterschenkels stehen über Vv. ... mit tiefen Venen in Verbindung

19 Das ...ostium projiziert sich auf die vordere Brustwand etwa auf den 4.–5. Rippenknorpel, links

21 Der Eintritt der Chromosomen in die Anaphase der Mitose lässt sich durch Colchicin unterbinden, weil die Polymerisation der ... verhindert wird

24 Der N. ... tritt etwa an der Mitte des Hinterrandes des M. sternocleidomastoideus durch das oberflächliche Blatt der Halsfaszie

27 Der indirekte Leistenbruch tritt durch den Anulus ... superficialis aus

28 Bei ... von Sekretgranula wird Granulamembran in die Zellmembran eingebaut

31 Sie stimulieren den Kohlenhydratstoffwechsel

Senkrecht:

1 Der Ductus deferens ist im ... zu tasten

2 Der efferente Schenkel für die ...akkommodation läuft über Fasern des N. oculomotorius

3 Die Prostata ist von ihm aus tastbar

4 ...somen sind am Abbau von Zellorganellen beteiligt

5 Welches Maß beträgt beim reifen Neugeborenen etwa 50 cm?

7 Bei der Differentialdiagnose von lymphatischen Organen spricht Vorhandensein eines Randsinus für welches Organ?

8 Ein Plexus choroideus befindet sich in der Pars ... des Seitenventrikels

11 Der Nucleolus ist ein Bereich im Zellkern, in dem ribosomale ... synthetisiert wird

12 Wie werden Mitochondrien bei der Zellteilung auf die Tochterzellen verteilt?

14 Nervenzelle mit der Gesamtheit ihrer Fortsätze

15 Die ...somen als funktionelle Einheiten des Golgi-Komplexes können die durch Endozytose verbrauchte Membran ersetzen

17 Das Nierenbecken entsteht aus der ...knospe

20 Die Bronchioli sind mit ...epithel ausgekleidet

22 Die ... olfactoria liegt auf der oberen Nasenmuschel

23 Die amöboide Zellbewegung kommt durch die Interaktion von ihm und Myosin im Ektoplasma zustande

25 Zur dreischichtigen Hirnrinde (...cortex) gehört u.a. die Hippocampusrinde

26 Die Fibrae ...cerebellares verlaufen im mittleren Kleinhirnstiel

29 Das ...skelett ist für die Erhaltung einer bestimmten Zellform von Bedeutung

30 Der M. pectoralis major wirkt an der ...duktion im Schultergelenk mit

16

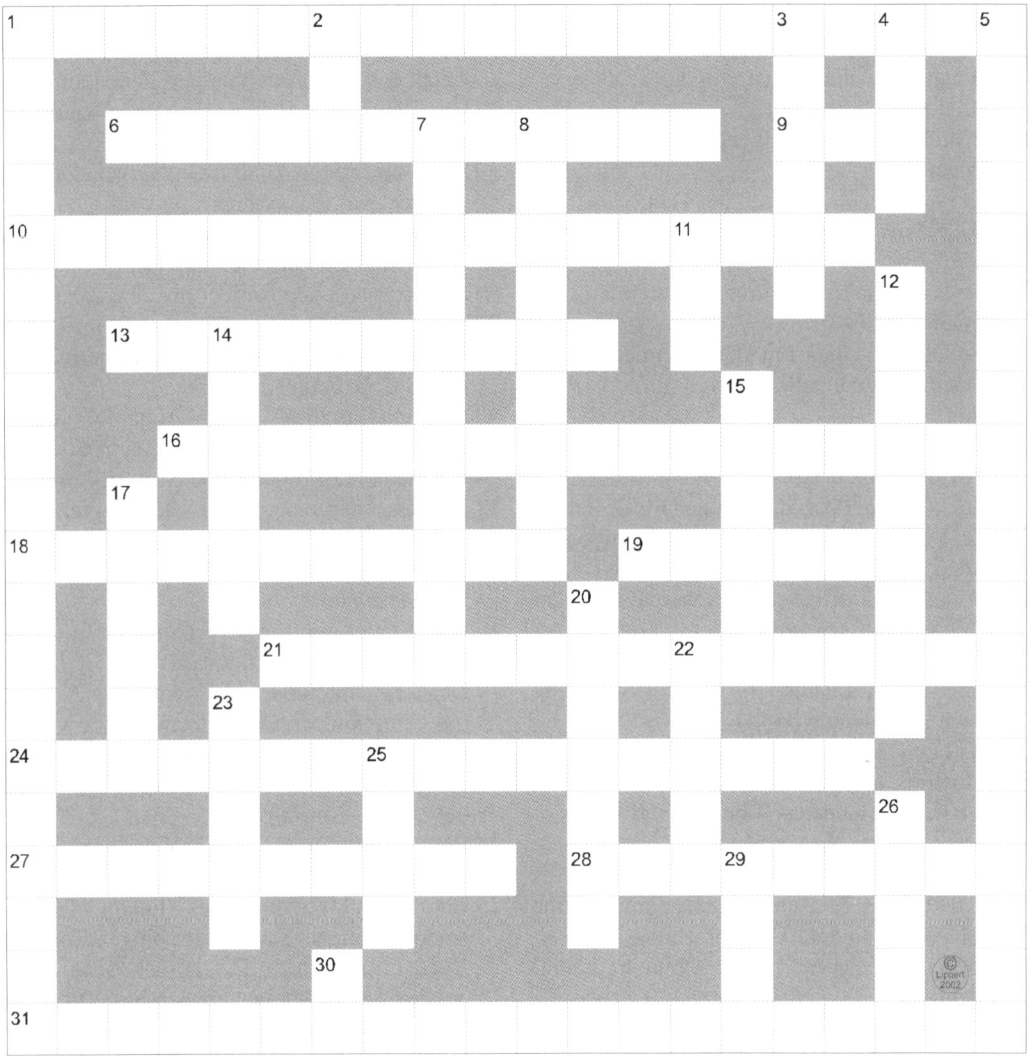

1
2
3
4
5
6
7
8
9
10
11
12
13
14
15
16
17
18
19
20
21
22
23
24
25
26
27
28
29
30
31
© Lippert 2002

17

Waagerecht:

1 Die Fossa cranii anterior grenzt daran

4 Der Ductus cochlearis ist von der Scala vestibuli durch sie getrennt

8 Die rechte A. subclavia entspringt aus dem Truncus ...

10 Ein typischer Bestandteil der Galle

11 Der Plexus ... gibt den N. iliohypogastricus ab

14 Der N. axillaris tritt durch die laterale ... zur Hinterseite des Arms

15 Die Oliven stehen mit der zentralen ...bahn (Tractus tegmentalis centralis) in Verbindung

17 Der Nucleus nervi trochlearis liegt in Höhe der Colliculi ...eriores

18 Die ... linke Pharyngealbogenarterie ist an der Bildung des definitiven Aortenbogens beteiligt

21 An der reflektorischen Abwehrspannung der Bauchdecken sind vor allem ... Reflexe beteiligt

22 ...hormon ist unabhängig von der Steuerung durch die Adenohypophyse

23 Die Excavatio ...uterina ist vom Rectum aus palpatorisch zugänglich

25 Der R. communicans albus enthält überwiegend ...ferente Nervenfasern

26 Durch Aktivitätssteigerung im Sympathikus kommt es zur Erschlaffung der ...muskulatur

27 Bei vollständiger Unterbrechung des N. laryngeus recurrens ist die ...bildung beeinträchtigt

28 Neurotrope Viren können über den ... Transport in das ZNS gelangen

Senkrecht:

1 Der Tractus spinocerebellaris posterior erreicht das Kleinhirn über den Pedunculus ...

2 Der ... coeruleus ist ein Zentrum noradrenerger Neurone

3 Hautnozizeptoren sind freie Nervenendigungen der Axone von ihnen

5 Die V. cava superior bildet röntgenologisch des oberen Teil des rechten „Herz...“

6 Der Nucleus cuneatus liegt im ...encephalon

7 Die mittlere Hämoglobin-Masse in einem Erythrozyten (...) ist bei langjährigem Mangel an Cobalaminen erhöht

9 Die vom Ganglion ... zum Augapfel ziehenden Nerven enthalten sowohl sympathische als auch parasympathische Nervenfasern

12 Das Corpus geniculatum laterale grenzt an den ...raum

13 Verbindung zwischen Scala vestibuli und Scala tympani

16 Die Wurzel des ... transversum verläuft über die Pars descendens duodeni

19 Der M. ... pupillae wird sympathisch (über das Ganglion cervicale superius) innerviert

20 Bei der Erstellung eines Karyogramms bestimmt man u.a. die Schenkellänge (Lage des ...) der Chromosomen

24 Bei Ausfall des N. phrenicus kommt es auf derselben Seite zu einem Zwerchfell...stand

26 Eine Durchtrennung des linken Tractus spinothalamicus lateralis im oberen Teil des Rückenmarks hat eine aufgehobene bzw. herabgesetzte Schmerzempfindung im rechten ... zur Folge

17

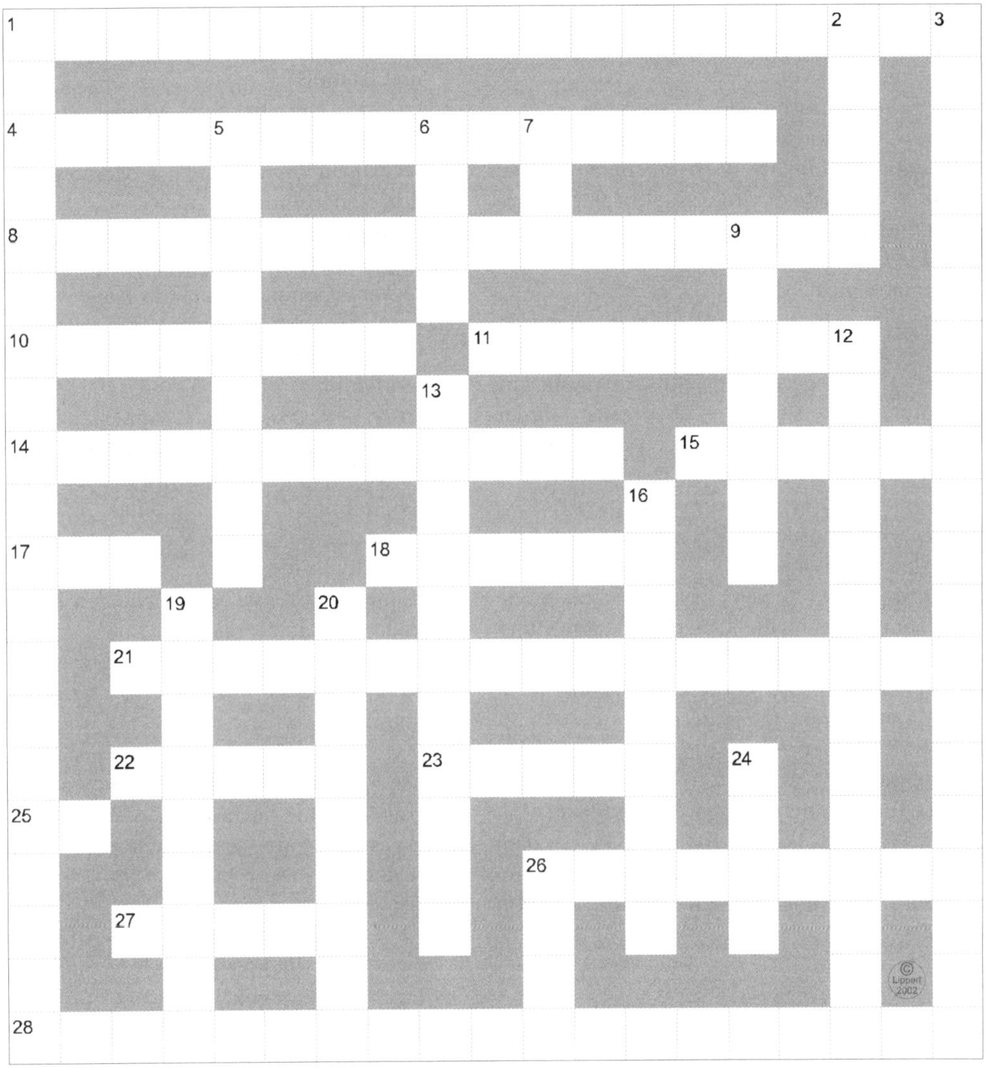
1
2
3
4
5
6
7
8
9
10
11
12
13
14
15
16
17
18
19
20
21
22
23
24
25
26
27
28
© Lippert 2002

18

Waagerecht:

1 Der N. axillaris geht aus dem ... des Plexus brachialis hervor

6 Die Schweißdrüsen sind ... innerviert

10 Die reflektorische Kontraktion des M. quadriceps femoris nach einem Schlag auf die Patellarsehne wird ausgelöst durch Erregung der ... Endigungen in der Muskelspindel

11 Gehört zum Papez-Krs.

14 Das Lig. ... setzt an der Curvatura major des Magens an

15 Die Erregung verläuft (als „gemeinsame motorische ...strecke") über eine Vorderhornzelle und deren Axon zu einer quergestreiften Muskelfaser einer Extremität

16 Hormon des Hypophysenvorderlappens

20 Gene für ribosomale RNA finden sich auch in ihrem Genom

23 Einzugsgebiet der Nodi lymphoidei ...mentales sind die Unterlippe, der Mundhöhlenboden und die Zungenspitze

24 ...-Pacini-Lamellenkörperchen liegen in der Tela subcutanea [Hypodermis]

25 Die A. pharyngea ... ist ein Ast der A. carotis externa

26 Die Tanyzyten werden zu ihr gerechnet

27 Ein Proband blicke zuerst in die Ferne, dann in die Nähe (z.B. um zu lesen); beim Blick in die Nähe kontrahieren sich u.a. die Mm. ...

Senkrecht:

1 Dort liegen die Mm. pterygoideus medialis und lateralis

2 Die Augenlinse hat beim Neugeborenen einen vorderen und hinteren Linsen...

3 Ribosomen in Bindung an Membranen produzieren ... Proteine

4 Die A. femoralis ist in der Lacuna vasorum gegen die Eminentia ... zu komprimieren

5 Liegt im Kammerwinkel des Auges

7 Diese Art der Zellbewegung findet sich bei frühembryonalen Zellen bei der Keimblätterbildung

8 Der N. ... begleitet die V. saphena parva

9 Von der Placenta sezerniertes Hormon

11 Aktivierung des Parasympathikus führt zu Kontraktion des M. ... pupillae

12 Die Aa. arcuatae der Niere verlaufen an der Rinden-...-Grenze

13 Aspirierte Fremdkörper gelangen bevorzugt in den ... Hauptbronchus

17 Das Lig. ... ist die kaudale Fortsetzung der Aponeurose des M. obliquus externus abdominis

18 Die A. ... ist ein Ast der A. carotis externa

19 Die Schallübertragung erfolgt über das ovale Fenster in die Scala ...

21 Eines der Hormone der Nebennierenrinde

22 Kollagene Fasern kommen im Zahnbein (...) vor

24 Als Conjugata ... wird der kleinste Abstand zwischen Rückfläche der Symphyse und Promontorium bezeichnet

18

1
2
3
4
5
6
7
8
9
10
11
12
13
14
15
16
17
18
19
20
21
22
23
24
25
26
27
© Lippert 2002

19

Waagerecht:

1 Der M. ... ist am Aufbau des weichen Gaumens beteiligt

6 Dort liegen die Zellkörper der präganglionären parasympathischen Neurone

9 Die Pupillenverengung wird von Nervenfasern ausgelöst, die mit dem N. ... verlaufen

10 Das Diaphragma entwickelt sich u.a. aus Myoblasten von ...myotomen

11 Die A. ... zieht mit dem N. opticus durch den Canalis opticus

12 Sie gliedern das Fettgewebe der Unterhaut

13 Das Lig. gastrocolicum ist an der Wand der ... omentalis beteiligt

14 Die Incisura thyroidea superior ist beim Lebenden an seinem oberen Rand tastbar

18 Die V. ... nimmt die V. azygos auf

20 Der venöse Abfluss aus dem freien Abschnitt des Omentum majus erfolgt letztlich in die V. ...

23 Die V. subclavia kann unterhalb von ihr punktiert werden

24 Der M. supraspinatus wirkt an der ...duktion im Schultergelenk mit

25 Für Lamellenknochen ist das Vorkommen von Spezial-, Schalt- und ...lamellen typisch

26 Die Fossa inguinalis lateralis liegt ... von der Plica umbilicalis lateralis

27 Der Sinus cavernosus steht über sie mit der Gegenseite in Verbindung

Senkrecht:

1 Wo kann bei Ruptur eines Aneurysmas am Anfangsabschnitt der A. cerebri media Blut nachgewiesen werden?

2 Der ...ferente Schenkel für den Kornealreflex läuft über Fasern des N. ophthalmicus

3 Über die V. ... besteht eine Anastomose zwischen Gesichtsvenen und V. ophthalmica superior

4 Das Lig. iliofemorale wird in seinem medialen Teil vom M. ... bedeckt

5 Der N. ulnaris durchbricht das Septum ... mediale

7 Woher stammen die Alveolarmakrophagen?

8 Am Augenhintergrund ist beim Lebenden die Macula ... mit der Fovea centralis zu sehen

11 Die A. ... tritt durch eine Öffnung der Beckenwand

15 Gehört zum Kopfhaar

16 Am Augenhintergrund sind beim Lebenden der Discus nervi optici mit der Excavatio ... zu sehen

17 Die Glandula sublingualis wölbt sich als ... sublingualis in die Mundhöhle vor

19 Eine Atrophie des ... kann u.a. durch eine Kompression der Nn. spinales C_6 und C_7 im Bereich der zugehörigen Foramina intervertebralia verursacht werden

21 Mitochondrien enthalten den Multienzymkomplex der ...kette

22 Plica spiralis = ...-Klappe

Spielregeln

für die Kreuzwortgitterrätsel in diesem Buch

1. Umlaute mit E schreiben: ä → AE, ö → OE, ü → UE
2. ß → SS
3. Mehrgliedrige Begriffe werden ohne Zwischenräume geschrieben, z.B. Nervus rerum → NERVUSRERUM
4. Bindestriche entfallen, z.B. Scheitel-Fersen-Länge → SCHEITELFERSENLAENGE
5. Arabische Ziffern werden ausgeschrieben, z.B. G_1-Phase → GEINSPHASE
6. Römische Ziffern werden wie Buchstaben behandelt, z.B. XII entspricht xii
7. Griechische Buchstaben werden ausgeschrieben, z.B. Aα-Motoneuron → AALPHAMOTONEURON
8. Bei selbständig stehenden Begriffen der Terminologia Anatomica wird die lateinische Schreibweise mit c bevorzugt, z.B. RECTUM
9. Bei Zusammensetzungen mit deutschen oder eingedeutschten Wortteilen wird die Schreibung mit z und k gewählt, z.B. REKTUMKARZINOM

19

1
2
3
4
5
6
7
8
9
10
11
12
13
14
15
16
17
18
19
20
21
22
23
24
25
26
27
© Lippert 2002

20

Waagerecht:

1 Im Corpus ... werden Erregungen aus der Retina auf nachfolgende Neurone umgeschaltet

8 Das frühembryonale Herz des Menschen ist am Ende des ersten Entwicklungsmonats ein einfacher ... Schlauch

10 Ein Proband blicke zuerst in die Ferne, dann in die Nähe (z.B. um zu lesen); beim Blick in die Nähe kontrahieren sich u.a. die Mm. ...

12 Die äußere (d.h. von der Schneckenachse abgewendete) Wand des Ductus cochlearis wird von der ... vascularis gebildet

13 Die erste Reifeteilung der menschlichen Oozyte (Ovozyte) wird kurz vor ihr beendet

14 Sie können mit Gelenken kommunizieren

15 Der M. ... ist in die Lamina pretrachealis der Fascia cervicalis eingeschlossen

17 Die Fenestra vestibuli findet man am Paries ... der Cavitas tympani

18 Am Aufbau der Filtrationsbarriere im Nierenglomerulus ist das ...haltige Kapillarendothel beteiligt

20 Im Laufe der 2. meiotischen Teilung trennen sich die ...chromatiden

22 Hemmende Zelle der Kleinhirnrinde

24 Wer versorgt den vorderen Teil der Zunge sensorisch?

26 Der N. cranialis ... (römische Ziffer) verläuft streckenweise im Spatium lateropharyngeum [pharyngeum laterale] [parapharyngeum]

27 Univakuoläre Fettzellen sind ... Herkunft

28 Kann dem rechten Ovar anliegen

Senkrecht:

1 Das Lig. gastrocolicum enthält die A. ...

2 Der N. phrenicus entspringt aus dem Plexus ...

3 Der Dickdarm unterscheidet sich vom Dünndarm u.a. durch ihr Vorhandensein

4 Der Steigbügel steht in Gelenkkontakt mit ihm

5 Bei intrakraniellen Verletzungen der A. meningea media entstehen ... Blutungen

6 Liegt im oberen Mediastinum

7 Die Cellulae ... münden in den Meatus nasi medius

9 Die Wand der Bronchioli enthält viel ... Muskulatur

11 Die Nn. ... superiores gehören zu den dorsalen Ästen der Spinalnerven

16 Für die Erektion des Penis ist vor allem deren Dilatation verantwortlich

19 Im gebeugten Zustand des Hüftgelenks ist eine ausgiebigere ...duktion des Beines möglich als im gestreckten Zustand, weil die Gelenkbänder entspannt sind

21 Der Processus styloideus (ossis temporalis) entsteht aus dem 2. Branchialbogen (...bogen)

23 Der mit dem Grenzstrang assoziierte R. communicans albus enthält überwiegend ...ganglionäre Nervenfasern

25 Hormon des Hypophysenvorderlappens

27 Die 1. ...otische Teilung des Ovozyten wird erst präovulatorisch vollendet

20

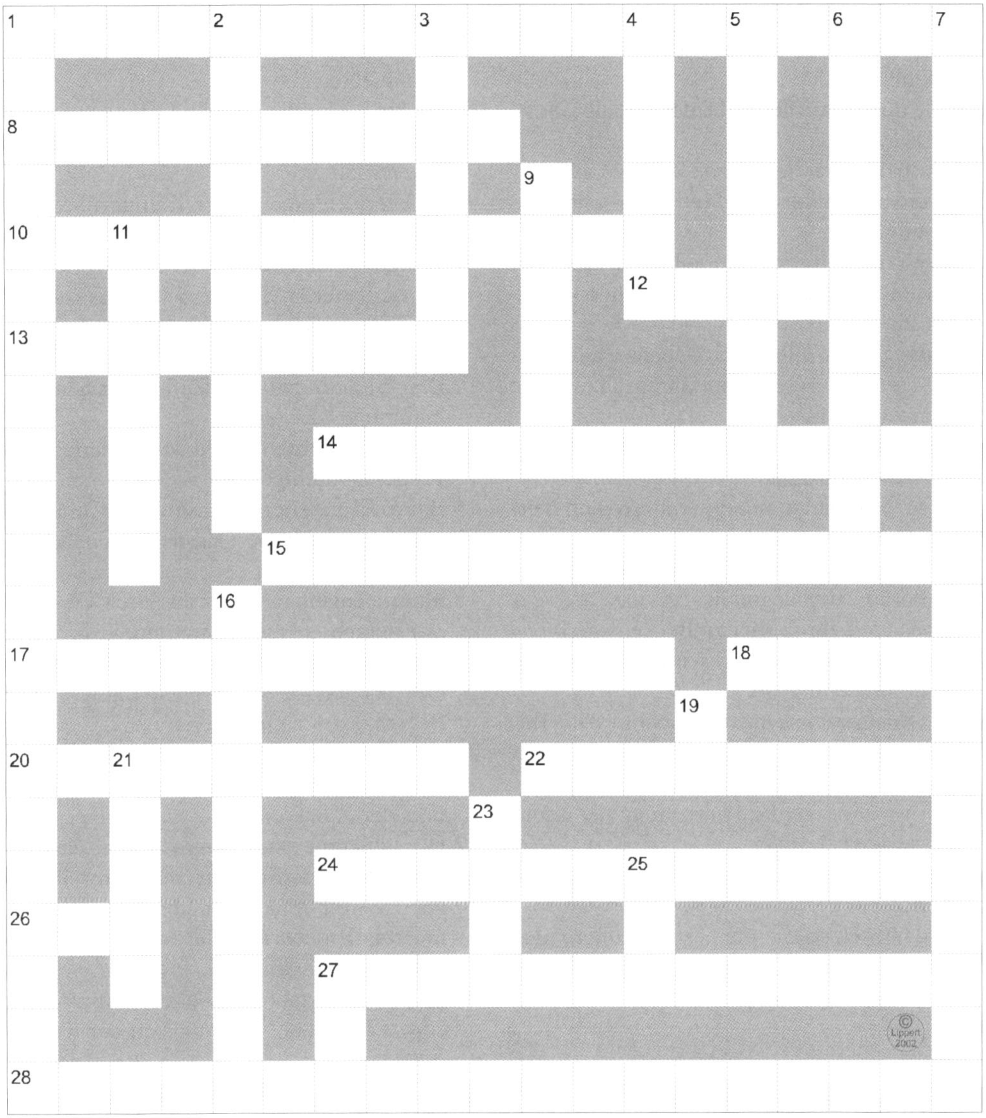
1 2 3 4 5 6 7
8
9
10 11
12
13
14
15
16
17 18
19
20 21 22
23
24 25
26
27
© Lippert 2002
28

21

Waagerecht:

1 Der Abfluss der Tränenflüssigkeit erfolgt aus dem Saccus lacrimalis über den ... in die Nasenhöhle

5 Die A. ulnaris verläuft auf der radialen Seite des Os ...

7 Der Aortenbogen liegt dem Oesophagus ... an

8 Sie werden nur von der Mutter auf alle Kinder vererbt

10 Die V. saphena ... sammelt Blut von der hinteren und lateralen Seite des Unterschenkels

12 Für die Drüsenzellen des Nebennierenmarks sind ...erge Synapsen an ihrer Oberfläche charakteristisch

13 Es beschleunigt die Bildung und Reifung von roten Blutzellen

14 Die A. ovarica ist an seiner arteriellen Versorgung beteiligt

16 Das Lig. latum ... zieht von der Seitenfläche der Portio supravaginalis cervicis und des Corpus uteri zur seitlichen Beckenwand

17 Der M. brachioradialis wirkt in extremer Pronationsstellung als ...

19 Der Nucleus intermediolateralis des Rückenmarks ist Umschaltstation für ... Erregungen

24 Das Lig. ... ist an der Umrandung der Lacuna vasorum beteiligt

25 Teile der Formatio reticularis werden in ihm angetroffen

27 Wo durchsetzen die Nn. vagi (Trunci vagales) das Zwerchfell?

30 Der N. radialis versorgt den M. ...

Senkrecht:

1 Wo sind beim reifen Neugeborenen Knochenkerne ausgebildet?

2 Eine routinemäßige Karyotypanalyse umfasst u.a. eine Mitosearretierung durch ...

3 Bei Ausfall des N. ulnaris ist ein aktives ... des Zeige- und des Ringfingers unmöglich, weil die Mm. interossei dorsales gelähmt sind

4 Der M. ... steht mit dem Corpus perineale [Centrum perinei] in Verbindung

5 Osteoklasten leiten sich von Zellen des mononukleären ...systems ab

6 Die Nn. ... treten durch Öffnungen in den medialen Zwerchfellschenkeln durch das Zwerchfell

9 Die lateralen Anteile der Kleinhirnhemisphären (...cerebellum) sind Teil der neuronalen Erregungsschleife motorische Kortexareale → zerebellärer Cortex → Nucleus dentatus → Thalamus → motorischer Cortex (Area 4)

10 Der N. femoralis verläuft zwischen M. ... major und M. iliacus

11 Die A. vertebralis wird von einem ... Nervengeflecht umgeben

15 Beim Klinefelter-Syndrom liegt eine ...somale nummerische Chromosomenaberration vor

18 Makrophagen besitzen an ihrer Oberfläche ...-Proteine (Transplantationsantigene) der Klasse II

20 Der N. abducens hat enge topographische Beziehungen zum ... cavernosus

21 Das Compartimentum cruris anterius (Extensorenloge) wird u.a. von der Facies lateralis der ... begrenzt

22 Die Punktion eines Pleuraergusses erfolgt in der hinteren Axillarlinie am oberen Rand einer ..., weil in der hinteren Axillarlinie am unteren Rippenrand die interkostalen Leitungsbahnen verlaufen

23 In der Mehrzahl der Fälle versorgt die A. coronaria ... den vorderen Teil der Kammerscheidewand

26 Die Purkinje-Zellen entwickeln einen charakteristischen Dendritenbaum, der senkrecht zur Längsachse der ... cerebelli steht

28 Der Mensch verfügt über wie viel (Zahl ausschreiben) zervikale Spinalnervenpaare?

29 Die Lage von Organen zum Peritoneum kann sich während der ...genese ändern

21

1
2
3
4
5
6
7
8
9
10
11
12
13
14
15
16
17
18
19
20
21
22
23
24
25
26
27
28
29
30
© Lippert 2002

22

Waagerecht:

1 Unter diesem Begriff fasst man ein einzelnes Aα-Motoneuron und alle von diesem innervierte Muskelfasern zusammen

5 Die A. thyroidea inferior verläuft ...förmig vor der A. vertebralis

7 An ihm ist die Wurzelhaut des Zahns befestigt

9 Der Sinus cavernosus steht mit ... Venen in Verbindung

11 Der Tubulus rectus distalis enthält in der apikalen Membran der Zellen den ...sensitiven Na^+, K^+, $2Cl^-$-Cotransporter

12 Zur funktionellen Ausstattung der Enterozyten gehört ein Exozytosemechanismus für ... in der basolateralen Zellmembran

14 Rezeptoren für ...-Fragmente von Immunglobulinen sind integrale Bestandteile der Plasmamembran von aktivierten Makrophagen

16 Der Gelenkknorpel des Kniegelenks besteht aus ...

17 Die basale Windung der ... grenzt an die Paukenhöhle

19 Collagen Typ ... (römische Ziffer) kommt u.a. im hyalinen Knorpel vor

22 Die ...philen Granulozyten machen etwa 1–4 % der Gesamtzahl der Leukozyten im Differentialblutbild eines gesunden Erwachsenen aus

25 Der N. ... versorgt den M. supraspinatus

26 Der Arcus palmaris profundus wird über den in der Regel dominierenden Zufluss aus der A. ... gespeist

27 Kapillaren mit kontinuierlichem Endothel (... Kapillaren) sind z.B. für das Kleinhirn typisch

Senkrecht:

1 Sie sind Druckdetektoren in der Haut

2 Die Exozytose der synaptischen Bläschen an den motorischen Endplatten ist ...$^{++}$-abhängig

3 Der Leistenkanal hat als Vorderwand die Aponeurose des M. obliquus abdominis ...ternus

4 In der Regio cervicalis lateralis (= ...) liegt u.a. der N. accessorius

5 Mitochondrien enthalten die Enzyme für die ...oxidation der Fettsäuren

6 An der Östrogenbildung sind die ...zellen beteiligt

7 Die Chorda tympani innerviert dort sensorisch die Geschmacksknospen

8 Eine einseitige Zerstörung der Hinterstrangbahn führt an der geschädigten Seite u.a. zu einem Verlust der ...sensibilität

10 Das ...cardium ist die Lamina visceralis des Pericardium serosum

13 Schaltlamellen enthalten Collagen Typ ... (Zahl ausschreiben)

15 ...iodthyronin entsteht hauptsächlich außerhalb der Schilddrüse durch Deiodierung von Tetraiodthyronin (Thyroxin)

18 Der N. phrenicus bezieht Fasern aus diesem Rückenmarksegment (Zahl ausschreiben)

20 In der Zone zwischen Dia- und Epiphyse findet sich während der enchondralen Verknöcherung eine Verknöcherungszone mit ...knochen

21 ...-Tastkörperchen liegen im Stratum papillare der Dermis

23 Die ...-Zellen besitzen Rezeptoren für FSH

24 Im Mediastinum posterius verläuft u.a. die ... thoracica aortae

22

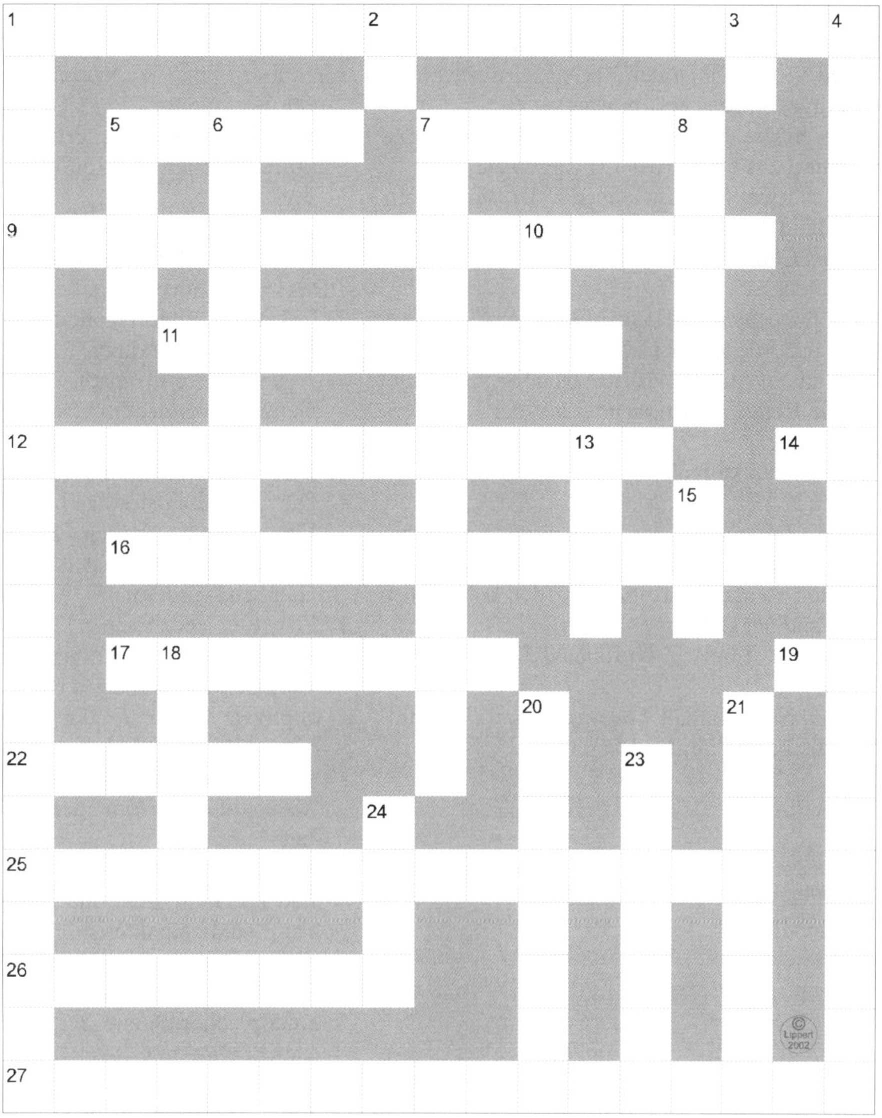
1
2
3
4
5
6
7
8
9
10
11
12
13
14
15
16
17
18
19
20
21
22
23
24
25
26
27
© Lippert 2002

23

Waagerecht:

1 Das Colon ascendens reicht bis daran
5 Der N. facialis ist der Nerv des zweiten Pharyngealbogens (= ...bogens)
9 Die äußere Bruchpforte des indirekten Leistenbruchs liegt ... des Lig. inguinale
10 Der Lymphabfluss aus der Brustdrüse erfolgt u.a. über die Nodi lymphoidei ...
13 Die Cellulae mastoideae sind damit ausgekleidet
15 Somatostatin (SIH) hemmt dessen Sekretion in der Adenohypophyse
18 Sind am Aufbau des Corpus ciliare beteiligt
21 Die Regio olfactoria liegt auf der ... Nasenmuschel
22 Der Adduktorenkanal enthält im Anfangsteil den N. ...
25 Das Trigonum ... findet man am Boden des vierten Ventrikels
27 Die ... major ist eine Teil der knöchernen Wand der Orbita
28 Der M. fibularis [peroneus] longus ... den Fuß
29 Der N. ... enthält präganglionäre sympathische Fasern für den Magen

Senkrecht:

1 Der N. ... läuft in der Fibularisloge nach distal
2 ... Fasern sind Wandbestandteile von Bronchioli respiratorii
3 Im Compartimentum cruris posterius, pars profunda (tiefe Flexorenloge) verläuft u.a. der N. ...
4 Bestandteil des „Herzskeletts“
6 Ein typischer Bestandteil der Galle
7 Das Colon transversum liegt ...peritoneal
8 Gehört zum Endolymphraum des Innenohrs
11 An der Innervation des Herzens sind ...ganglionäre sympathische Fasern aus dem Ganglion cervicothoracicum [stellatum] beteiligt
12 Die Vv. diploicae sind Venen des Schädel...
14 Die Glandula parotidea liegt mit Teilen ihres Drüsenkörpers seitlich auf dem M. ...
16 Die Mundschleimhaut ist im Bereich des ... Gaumens verhornt
17 Für die spezifischen somatosensorischen thalamischen Projektionsneurone im ventrobasalen Komplex des Thalamus sind die rezeptiven Felder in der oberen Extremität umso kleiner, je weiter ... sie lokalisiert sind
19 Beide ...arterien sind im Regelfall an der Versorgung der Kammerscheidewand beteiligt
20 Hängen des kontralateralen Mundwinkels und Lähmung des kontralateralen M. buccinator sind charakteristische Befunde bei der einseitigen ... Fazialisparese
23 In der Zone zwischen Dia- und Epiphyse findet sich während der enchondralen Verknöcherung eine Reservezone aus ... Knorpel
24 Eine weitgehende Inaktivierung eines X-Chromosoms erfolgt beim Mann mit einem Klinefelter-Syndrom (47, ...)
26 Die Sertoli-Zellen sind verantwortlich für die Blut-...-Schranke

23

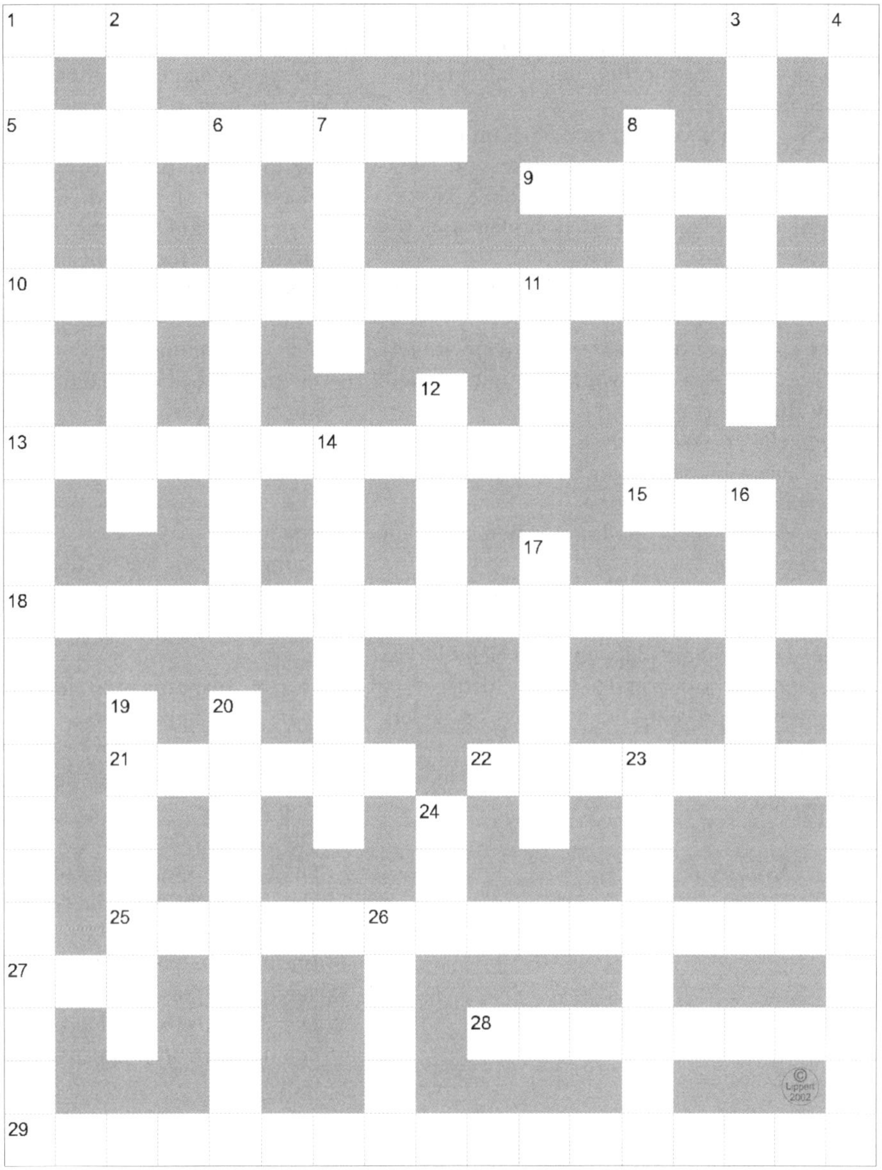
1
2
3
4
5
6
7
8
9
10
11
12
13
14
15
16
17
18
19
20
21
22
23
24
25
26
27
28
29
© Lippert 2002

24

Waagerecht:

1 Differentielle Zellteilungen finden bei Spermatogonien, Basalzellen der Epidermis und ... Stammzellen statt

4 Der N. ... minor verläuft subkutan am Hals

8 Der Saccus lacrimalis wird vorne vom bzw. von einem Schenkel des Lig. ... bedeckt

9 Alveolarepithelzellen Typ II bilden und sezernieren es

11 Der Aditus laryngis wird durch sie vom Zungengrund getrennt

12 Der ...-Knoten des Herzens wird im Regelfall aus der A. coronaria dextra mit arteriellem Blut versorgt

14 Mangelnder Ausgleich der ... Insuffizienz der langen Fingerbeuger kommt bei Schädigung des N. radialis vor

16 Der M. transversus abdominis befestigt sich an der Fascia ...

19 Der Nucleus ... liegt im Tegmentum mesencephali

21 Die beiden Seitenlappen der Schilddrüse werden von vorn von den Mm. ... bedeckt

25 Der Gyrus precentralis ist durch besonders große in Schicht V gekennzeichnet

27 Der Nucleus ... liegt im Tegmentum mesencephali

Senkrecht:

1 Dort gibt es ein zweites, einem ersten Kapillarsystem nachgeschaltetes Kapillarsystem

2 Wo endigen die Geschmacksfasern des N. vagus?

3 Die A. fibularis [peronea] verläuft in der Nachbarschaft des M. flexor ... longus am Unterschenkel abwärts

4 Das Lig. gastrocolicum ist mit der Taenia ... des Colon transversum verwachsen

5 In einem Graaf-Follikel liegt die Eizelle der Zona ... unmittelbar an

6 Die Incisura ... des Hüftgelenks wird durch ein Band überbrückt

7 Die Basilarmembran des Innenohrs trennt ... tympani und Ductus cochlearis

10 Die V. cava superior liegt hinter dem rechten ...

13 Lymphozyten treten über postkapilläre ... aus dem Blut in den Lymphknoten ein

15 Ist an der Schallleitung im Mittelohr beteiligt

17 Der N. mandibularis zieht durch das Foramen ... der Schädelbasis

18 Die Fossa cranii anterior grenzt daran

20 ...kollateralen können am Ranvier-Schnürring abgehen

22 Die A. ovarica ist an der arteriellen Versorgung der ... uterina beteiligt

23 Die ...schicht der Haut zeigt differentielle Zellteilung

24 Im proximalen Tubulus der Niere erfolgt auch ...biotikasekretion

26 Die 2. ...otische Teilung der Ovozyten wird erst nach der Imprägnation zu Ende geführt

24

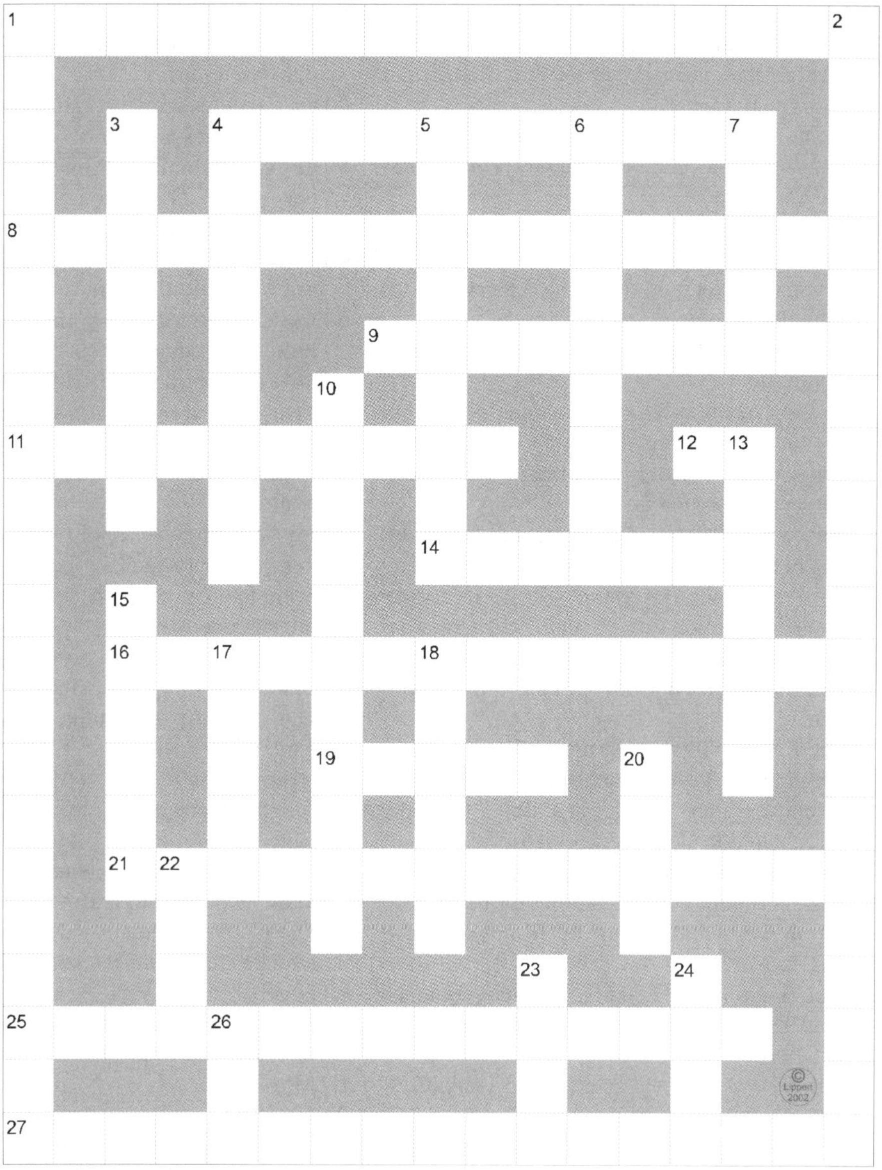
1
2
3
4
5
6
7
8
9
10
11
12
13
14
15
16
17
18
19
20
21
22
23
24
25
26
27
© Lippert 2002

25

Waagerecht:

1 Unter der Schleimhaut des Recessus piriformis der Pars laryngea pharyngis verläuft der R. internus des N. ...

5 Die Langerhans-Zellen der Epidermis gehören zu den akzessorischen Zellen des ...systems

7 Seine vermehrte Ausschüttung erhöht die Enzymkonzentration des Pankreassafts

10 Das Lig. ... setzt an der großen Kurvatur des Magens an

12 Der blinde Fleck liegt in der ... Gesichtsfeldhälfte

15 Die A. vertebralis wird sympathisch über das Ganglion cervicale ... innerviert

16 Das Corpus striatum hat direkte Verbindungen zur ... reticularis

17 Bei einer Röntgenübersichtsaufnahme des Thorax im anterior-posterioren Strahlengang wird der „linke Herzrand" von Arcus aortae, Truncus pulmonalis, ... und Ventriculus sinister gebildet

18 Der Colliculus inferior ist eine ihrer Stationen

20 Die Rr. bronchiales zur arteriellen Eigenversorgung der Lunge entspringen im Regelfall direkt aus der ... und aus der 3 und/oder 4 rechten dorsalen Interkostalarterie

21 Der ...ferente Schenkel für den Pupillenreflex läuft über den N. oculomotorius

22 Ist an der Schallleitung im Mittelohr beteiligt

25 Bei einem reifen männlichen Neugeborenen sind in der Regel die Hoden in dieses deszendiert

27 Seine Bewegungen verteilen die Tränenflüssigkeit auf der Oberfläche der Cornea

28 Die ...-Zellen liegen an der Basis der Glandulae intestinales des Jejunum und des Ileum

29 Sie differenzieren sich aus der Neuralleiste

Senkrecht:

1 Ventral des Nucleus nervi trochlearis verläuft der Fasciculus ...

2 Der Fundusbereich der Gallenblase hat ...schichtiges Epithel

3 Die A. vertebralis tritt im Regelfall von unten her in das Foramen transversarium des ... (Zahl aussschreiben) Halswirbels ein

4 Die Azinuszellen des exokrinen Pancreas sind reich an ... Retikulum

6 Das Ovar ist dadurch mit dem Lig. latum uteri verbunden

8 Die Chromatiden der Metaphasechromosomen werden nur durch sie zusammengehalten

9 Sie schließt das runde Fenster zur Paukenhöhle ab

11 Im herznaher Abschnitt der V. cava ... fällt der Sauerstoffgehalt bei der Umstellung vom fetalen auf den postnatalen Kreislauf am stärksten ab

13 Der M. ... major ist zusammen mit dem M. iliacus ein Beuger im Hüftgelenk

14 Die für ihn zuständigen Pyramidenzellen sind an der medialen Fläche des primären motorischen Cortex (Area 4) zur Fissura longitudinalis cerebri lokalisiert

19 Eine Schädigung des durch das Foramen ... der Schädelbasis ziehenden Nervs führt zu keiner Muskellähmung

23 Die Chorda tympani wird in ihrer Verlaufsstrecke durch die Paukenhöhle davon überzogen

24 Bei der Erstellung eines Karyogramms zählt man die Chromosomen in der ...phase der Mitose

26 Die Perikaryen der präganglionären Neurone für die ...stellung der Pupille liegen im Rückenmark

25

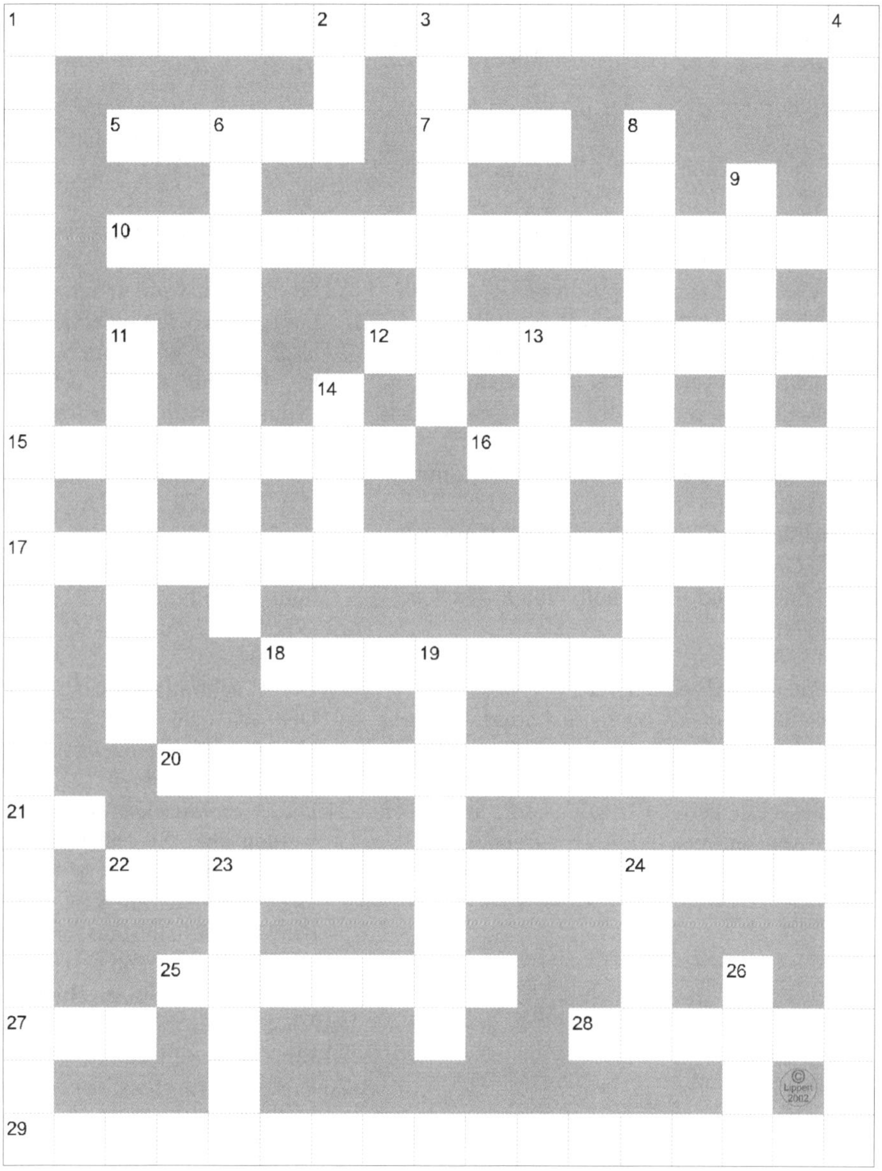
1
2
3
4
5
6
7
8
9
10
11
12
13
14
15
16
17
18
19
20
21
22
23
24
25
26
27
28
29
© Lippert 2002

26

Waagerecht:

1 Im Meatus acusticus internus liegt u.a. der N. ...

4 Eine der Schichten der Blut-Luft-Schranke der Lunge

8 Als Varietät kann neben der V. mediana cubiti oberflächlich zur Aponeurose des M. ... eine A. brachialis superficialis liegen

10 Das Lig. ... uteri verläuft von der seitlichen Beckenwand zum Corpus uteri

13 Becherzellen sind typisch für sein Epithel

14 Ein Patient, der einen Myokardinfarkt erleidet, verspürt intensive Schmerzen an der Innenseite des linken Oberarmes; es handelt sich um einen ... Schmerz

15 Der Schlemm-Kanal transportiert Kammerwasser in intra- bzw. epi... Venen

16 Die Sertoli-Zellen besitzen Rezeptoren dafür

18 Die Granulosazellen des Ovars bilden sie

19 Wodurch sind Tibia und Fibula distal verbunden?

25 Der Nucleus ... gehört zu den großzelligen Kernen des Hypothalamus

27 Der Sacculus des häutigen Labyrinths steht durch den Ductus ... mit dem Ductus cochlearis in Verbindung

28 Eine gesteigerte Erregung der arteriellen Pressorezeptoren ... die Herzfrequenz

29 Die Pars descendens (duodeni) liegt in ihm

Senkrecht:

1 Der Sinus sigmoideus mündet in den Bulbus ...

2 Das Corpus geniculatum laterale erhält Signale aus der ... temporalen Retinahälfte

3 Eine Ausstülpung des ... gehört zum Inhalt des Meatus acusticus internus

5 Das Corpus luteum degeneriert zum Corpus ...

6 Die ...drüsen werden sympathisch, aber nicht parasympathisch innerviert

7 Das Platysma wird vom N. ... innerviert

9 Die Purkinje-Zellen des Paleocerebellum (Spinocerebellum) projizieren über den Nucleus interpositus anterior [emboliformis] bzw. Nucleus interpositus posterior [...] und den Thalamus in die Area 4 des motorischen Cortex

11 Der Bulbus superior venae ... grenzt an die Paukenhöhle

12 Wie viele Schichten hat das Pigmentepithel der Retina?

17 Die A. centralis retinae ist eine ...arterie

20 Der adäquate Reiz für die Erregung der Haarzellen der Bogengänge ist eine Auslenkung ihrer ...zilien

21 Die Geschmacksknospen der Papillae ... werden überwiegend vom N. glossopharyngeus innerviert

22 Die ...zone zwischen roter und weißer Pulpa der Milz enthält Makrophagen

23 Die V. mediana cubiti stellt eine Verbindung zwischen den Stromgebieten von V. ... und V. cephalica dar

24 Ein Zytoskelettprotein

26 Ribosomen kennzeichnen das ... endoplasmatische Retikulum

26

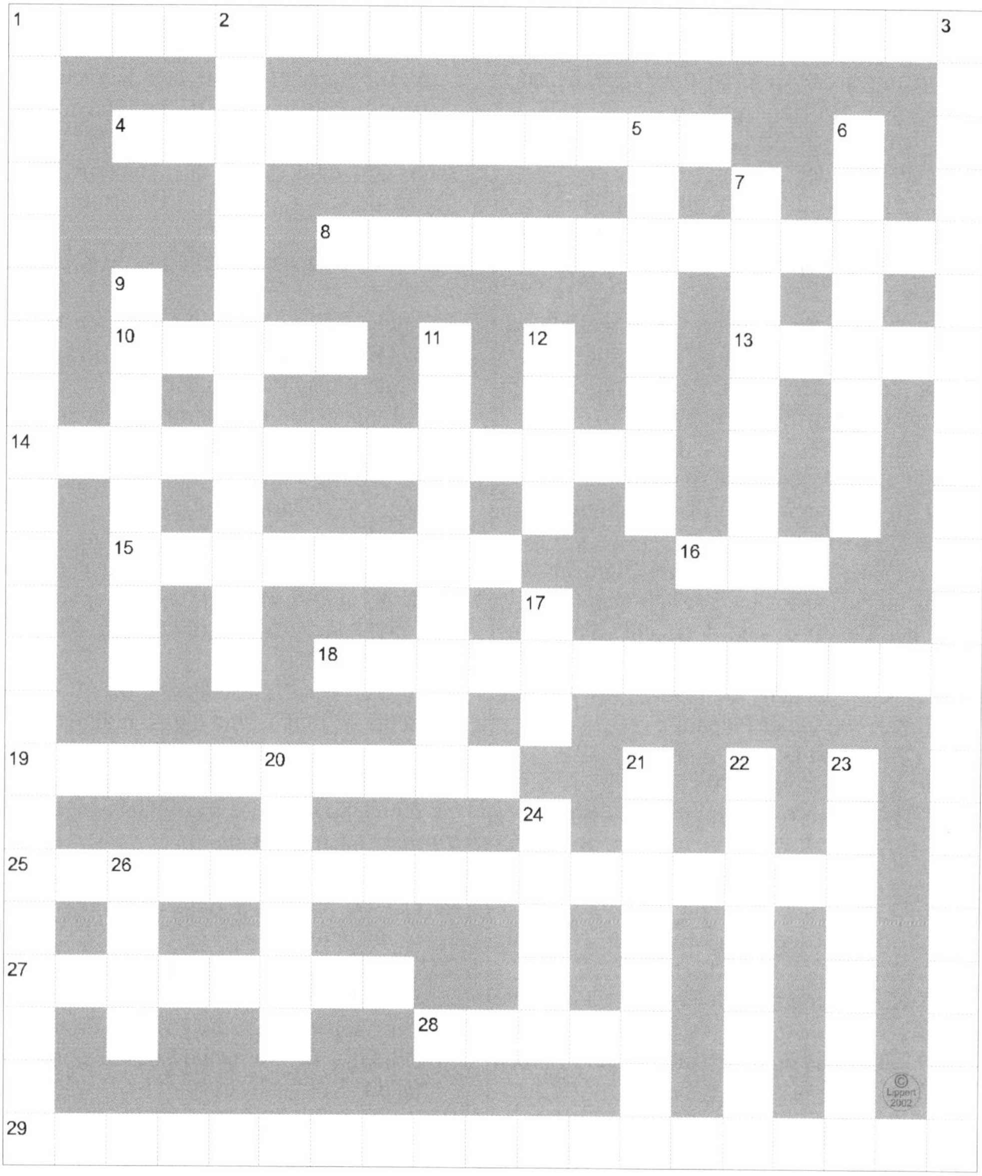
1
2
3
4
5
6
7
8
9
10
11
12
13
14
15
16
17
18
19
20
21
22
23
24
25
26
27
28
29
© Lippert 2002

27

Waagerecht:

1 Sie produzieren Testosteron

5 Das Corpus callosum ist der faserreichste ... zwischen den Hemisphären

8 Das Corpus geniculatum laterale ist eine Schaltstelle der ...bahn

11 Die Flexura ... dextra bildet an der Leber eine Impression

12 Die A. thoracica interna durchquert die obere

13 Die Adduktoren gehören im Regelfall zum Versorgungsgebiet der A. ... interna

15 Die Zellen des Stratum spinosum der Epidermis enthalten ...filamente

17 Der Lymphabfluss aus der Brustdrüse erfolgt u.a. über die Nodi lymphoidei ...

18 Im Mediastinum posterius verlaufen u.a. die Vv. azygos und ...azygos

19 Hämosiderin ist ein ...haltiges Pigment

20 Bei einem gesunden Erwachsenen sind im Stehen der linke und der rechte Trochanter ... in gleicher Höhe tastbar

21 Die Milz entzieht sich auch bei tiefer ... normalerweise der Palpation

24 ...-Zellen sind Druckrezeptoren

25 Die A. uterina ist ein Ast der A. ...

26 Die Disci intervertebrales werden durch ... versorgt

28 Die ...-Phase (Zahl ausschreiben) beginnt direkt im Anschluss an die Zellteilung

29 Transmitter der sympathischen Nervenfasern an den Schweißdrüsen

31 Im Knochenmark des Erwachsenen entstehen ...zyten

33 Schleimbeutel enthalten sie in ihrem Lumen

Senkrecht:

1 Im Fasciculus ... verlaufen Fasern, die die Vestibulariskerne mit den Kernen der Augenmuskelnerven und der Halsmuskelnerven verbinden

2 An der Innervation des Herzens (...) sind sensorische („sensible") Fasern im N. vagus beteiligt

3 Im Meatus acusticus internus liegt u.a. die A. ...

4 Welche Zelle ist nach Stimulation besonders zur Bildung toxischer Sauerstoffradikale befähigt („respiratory burst")?

6 Im Lumen des Dickdarms befinden sich gewöhnlich mehr als eine ... Bakterien/ml

7 Ein diagnostisches Kriterium zur Organdiagnose Kleinhirnrinde bei der mikroskopischen Untersuchung ist der ...bau

9 An der Porta hepatis treten der Ductus ... dexter und sinister aus der Leber aus

10 Ein Nexus (... Junction) lässt die Passage von Ionen zu

11 In der Fossa ... gabelt sich die A. brachialis in die A. ulnaris und die A. radialis

14 Der Fasciculus longitudinalis medialis verbindet Augenmuskelkerne und ...kerne und ist wichtig für der Koordination der Augen- und Halsmuskulatur

16 Einer der Bildungsorte von Progesteron

22 Der N. pudendus zieht durch das Foramen ischiadicum ...

23 Die ...sinneszellen haben eine Lebensdauer von etwa 10 Tagen

27 Die meisten mitochondrialen Proteine werden an ... Ribosomen im Cytoplasma synthetisiert

28 Die Schwann-Zellen gehören zu ihr

30 Die A. pulmonalis dextra liegt hinter der V. ... superior

32 Die Perikaryen der präganglionären Neurone für die Akkommodation liegen im ...encephalon

27

1
2
3
4
5
6
7
8
9
10
11
12
13
14
15
16
17
18
19
20
21
22
23
24
25
26
27
28
29
30
31
32
33
© Lippert 2002

28

Waagerecht:

1 Verbindet die Cavitas tympani mit den Cellulae mastoideae

5 Das Lig. gastrosplenicum [gastrolienale] begrenzt sie

6 Ein typischer Bestandteil der Galle

8 Mitochondrien enthalten ...förmige DNA-Moleküle

9 In der Decussatio ... kreuzen Axone aus den Nuclei gracilis und cuneatus

12 Das Zytoplasma der Alveolarepithelzellen ist am Aufbau der ...-Schranke beteiligt

13 ...trophie beruht auf Vergrößerung des Zellvolumens

14 Die hintere Wurzel eines Rückenmarknervs enthält Nervenfasern, deren Zellkörper wo liegen?

15 Seine rechte Kuppel steht höher als die linke

20 Töne unterschiedlicher Frequenz erregen verschiedene Rezeptorareale des Innenohrs; dies wird erreicht durch Frequenzabhängigkeit des Orts der Schwingungsmaxima der ...

23 Dorsal der Niere verläuft u.a. der N. ...

24 Dieses Organ hat Kontakt mit Leber, rechter Niere, Zwerchfell und Duodenum

Senkrecht:

1 Die A. ... ist an der arteriellen Versorgung der Kopfschwarte beteiligt

2 Die Lamina propria der Magenschleimhaut enthält Endaufzweigungen parasympathischer ...

3 Mitochondrien enthalten zirkuläre ...-Moleküle

4 Das Omentum minus geht aus ihm hervor

7 Bei Verletzung der A. meningea media blutet es meist in das Spatium ...

10 Das Corpus geniculatum laterale ist ein Teil des ...encephalon

11 Die Trachea hat engen Kontakt zur V. ...

16 Das Erregungsbildungs- und Erregungsleitungssystem (...leitungssystem) des Herzens überbrückt das Herzskelett

17 Der adäquate Reiz für die Erregung der ...zellen des Gleichgewichtsorgans ist eine Auslenkung ihrer Zilien

18 Die Ejakulation wird ausgelöst durch Aktivierung sympathischer Neurone aus dem ... Rückenmark

19 Während der Mitose wird die ...membran aufgelöst

21 Zur dreischichtigen Hirnrinde (...cortex) gehört u.a. die Hippocampusrinde

22 Die Fossa cranii anterior grenzt an die ...beinzellen

28

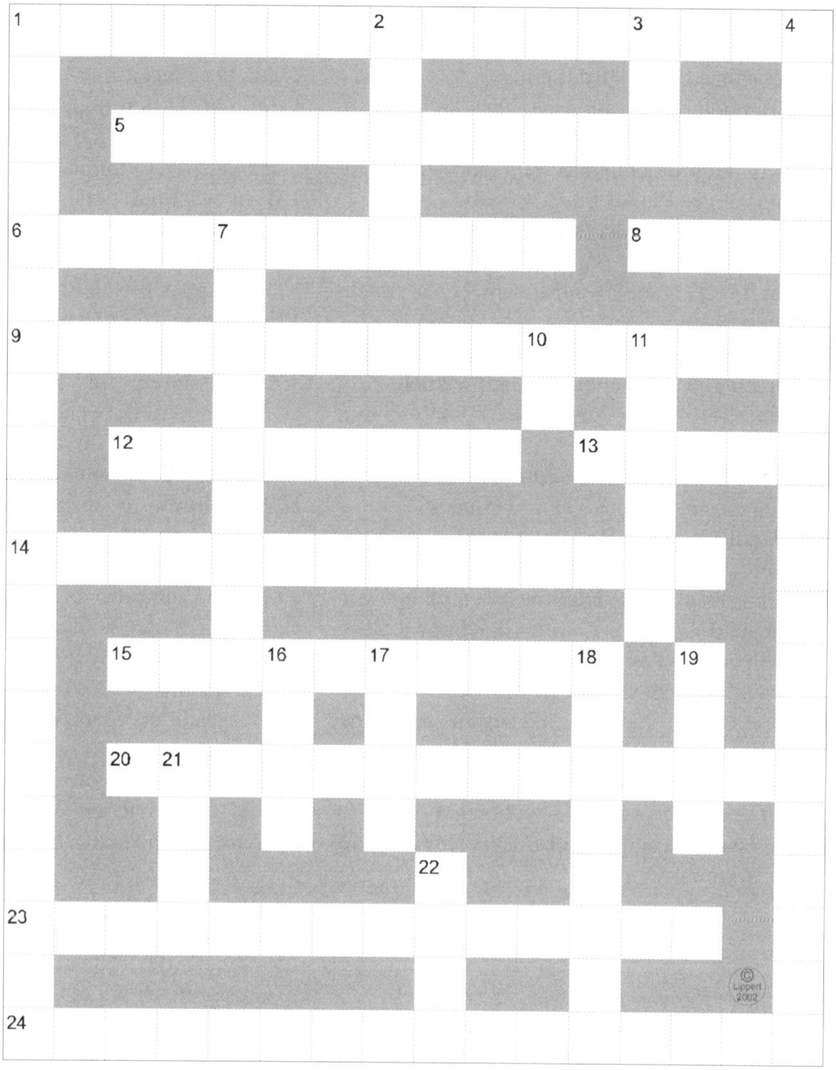
1
2
3
4
5
6
7
8
9
10
11
12
13
14
15
16
17
18
19
20
21
22
23
24
© Lippert 2002

29

Waagerecht:

1 Der Recessus ... hat in der mittleren Axillarlinie seine größte Ausdehnung

6 Im Bereich des Colon ascendens und descendens fehlt es im Regelfall

9 Der N. musculocutaneus geht aus dem Fasciculus ... des Plexus brachialis ab

11 Peroxisomen enthalten H_2O_2-produzierende ...asen

13 Der M. ... lateralis wird vom N. laryngeus recurrens innerviert

15 Er ist ein Bereich im Zellkern, in dem Ribosomen-Untereinheiten gebildet werden

16 Der N. medianus liegt in der Fossa cubitalis ... der A. brachialis

19 Die Schallleitungskette umfasst Membrana tympani → Malleus → ... → Stapes

20 Alveolarepithelzellen vom Typ I sind an der Blut-...-Barriere beteiligt

23 Der Lobus ... des Kleinhirns empfängt vorwiegend Afferenzen vom Gleichgewichtsorgan und von den Nuclei vestibulares

26 Schaltlamellen sind Reste von ...

28 Das Ullrich-...-Syndrom beruht auf einer nummerischen Chromosomen-Aberration

29 Der Plexus lumbalis ist über den Truncus ... mit dem Plexus sacralis verbunden

31 Parasympathischer Kern (Nucleus ...) des Hirnstamms

Senkrecht:

1 Der Saccus lacrimalis nimmt sie auf

2 Von der Placenta sezerniertes Hormon

3 Bei der Differentialdiagnose von lymphatischen Organen spricht Vorhandensein eines ...sinus für Lymphknoten

4 Wird während der PQ-Strecke des EKG erregt

5 Parasympathischer Kern für die Glandula sublingualis ist der Nucleus ...

7 Füllung und Entleerung der Gallenblase erfolgen über den Ductus ...

8 Zellstrukturen, für deren Funktionsfähigkeit Microtubuli notwendig sind

10 Nondisjunction in der 1. meiotischen Teilung kann autosomale ... zur Folge haben

12 Polyploidie in menschlichen Zellen kann durch sie entstehen

14 Gehört zum Kopfhaar

17 Die A. centralis retinae gelangt mit dem N. opticus in den Bulbus ...

18 Beim Genu ... wird der mediale Meniskus stärker belastet als der laterale

21 Der Isthmus der Schilddrüse liegt ... der Trachea

22 Die sekretorischen Proteine folgen praktisch alle dem gleichen Weg von den Ribosomen ins endoplasmatische Retikulum, über den ...-Apparat in sekretorische Vesikel

24 Die Fasern des Tractus spinocerebellaris ... kreuzen im Rückenmark

25 ...zyten des Herzvorhofs sezernieren ein natriuretisch wirkendes Hormon

27 Mitochondrien sind Hauptort dessen Synthese in der Zelle

30 Beim Mann liegt der M. levator ... der Prostata an

29

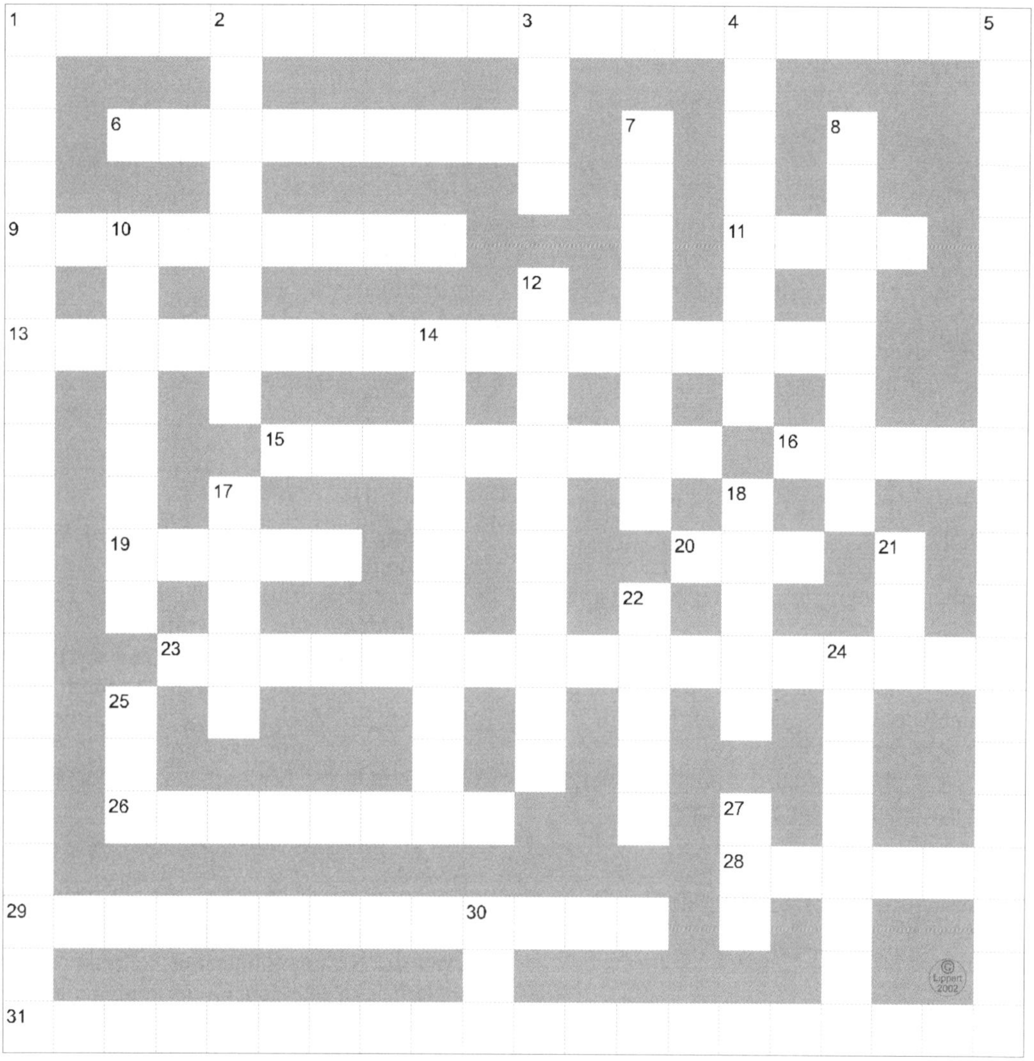
1
2
3
4
5
6
7
8
9
10
11
12
13
14
15
16
17
18
19
20
21
22
23
24
25
26
27
28
29
30
31
© Lippert 2002

30

Waagerecht:

1 Der N. musculocutaneus durchbohrt im Regelfall den M. ...

4 Am Aufbau der Blut-...-Schranke ist das Cytoplasma der Alveolarepithelzellen beteiligt

6 Der Plexus pulmonalis enthält efferente Sympathikusfasern für die ...muskulatur

9 Das Pancreas erstreckt sich mit seinem Processus ... bis hinter die V. mesenterica superior

10 Die Endverzweigungen des Plexus cardiacus erreichen den Sinus- und den ...-Knoten

11 Die A. ... hat enge topographische Beziehungen zum Sinus cavernosus

13 Das Corpus ... penis umgibt die Harnröhre

15 Die Vasa privata der Lunge entspringen u.a. aus ihr

17 Die Tuba auditiva [auditoria] hat in ihrem Verlauf topographische Beziehungen zum M. ...

19 Was geben die Osteoklasten ab?

21 Über soviel (Zahl ausschreiben) thorakale Spinalnervenpaare verfügt der Mensch

22 Alveolarmakrophagen liegen ...

24 Der Hauptzufluss zu den Gefäßen der Columnae anales kommt aus der A. ...

Senkrecht:

1 Die Ductuli excretorii der Tränendrüse münden in den Fornix ...

2 Eine Macula ... verankert Intermediärfilamente

3 Der N. glossopharyngeus führt u.a. parasympathische Fasern aus dem Nucleus ...

5 Während der Desquamationsphase (Menstruationsphase) wird das Stratum ... des Endometrium abgestoßen

7 Dort gibt es ein zweites, einem ersten Kapillarsystem nachgeschaltetes Kapillarsystem

8 Bei einem gesunden Erwachsenen ist die Achse des Schenkelhalses gegenüber der transversalen Kondylenachse um etwa 10° nach vorne torquiert (Antetorsionswinkel = ...-Winkel)

12 Der Angulus ... grenzt an die vordere Augenkammer

14 Das Epithel der Bronchioli enthält ...-Zellen

16 Die Bildung von Corticotropin (...) wird durch negative Rückkopplung auf der Ebene des Hypothalamus dadurch reguliert, dass Cortisol die Ausschüttung von Corticotropin-Releasinghormon hemmt

18 Die Schilddrüse benötigt es zur Bildung von Thyroxin

20 Die A. centralis retinae versorgt die Pars ... retinae

21 In reifem Gelenkknorpel kommt Collagen Typ ... (Zahl ausschreiben) vor

23 Über die Rr. communicantes ... ziehen efferente Fasern zu einem Grenzstrangganglion

30

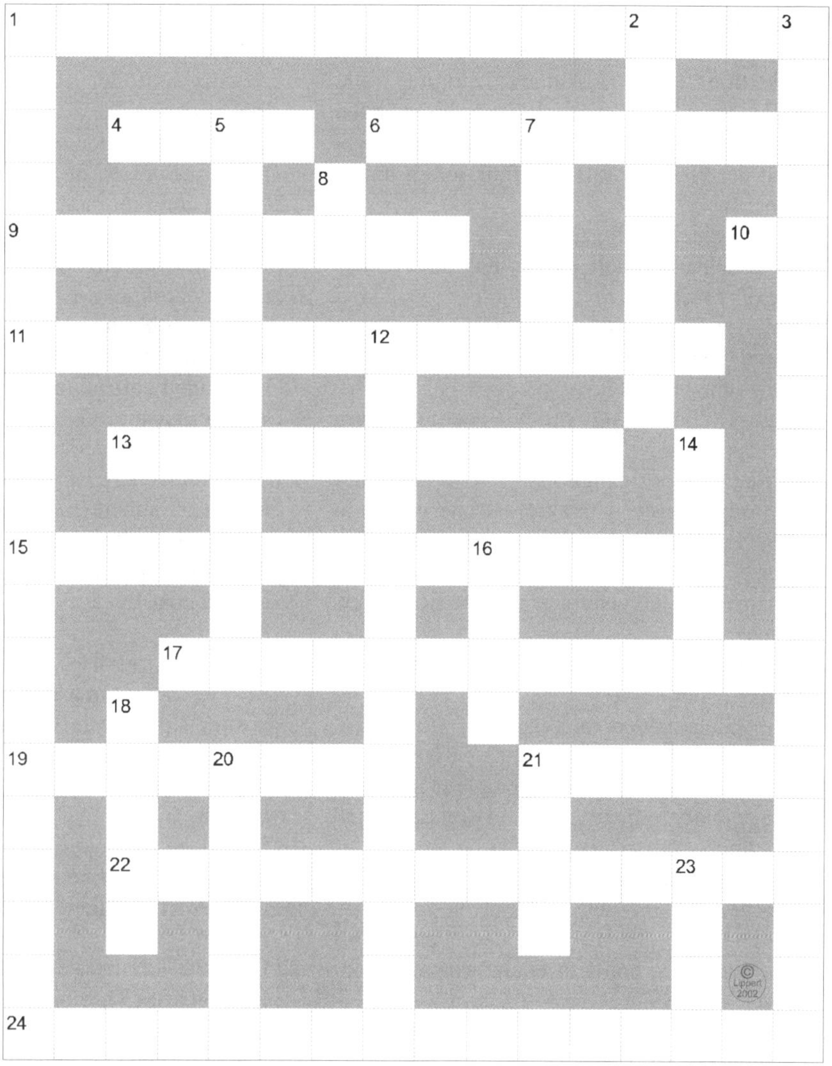
1 2 3
4 5 6 7
8
9 10
11 12
13 14
15 16
17
18
19 20 21
22 23
© Lippert 2002
24

31

Waagerecht:

1 Bei der „Stellatumblockade“ werden durch Injektion eines Lokalanästhetikums alle durch das Ganglion ... [stellatum] ziehenden Bahnen, z.B. für die sympathische Innervation der Hand, kurzfristig funktionell unterbrochen

5 Entsteht durch Zellfusion

9 Der N. ulnaris erhält Fasern aus dem ... des Plexus brachialis

10 Bei der Fettresorption treten ... Fettsäuren durch die apikale Plasmamembran in die Enterozyten

11 Die Colliculi superiores gehören zum ...encephalon

12 Perikaryen postganglionärer sympathischer Neurone liegen charakteristischerweise in den Grenzsträngen und den ... Ganglien

13 Der N. musculocutaneus versorgt sensorisch („sensibel“) die Haut der ... Seite des Unterarms

14 Der N. fibularis communis gibt den N. cutaneus ... lateralis ab

15 Die Glutamatdecarboxylase ist ein histochemisches Markerenzym für ... Synapsen

16 Der im Röntgenbild bei sagittalem Strahlengang sichtbare linke „...“ wird von der Wand des linken Ventrikels gebildet

19 An der Östrogenbildung sind die ...zellen beteiligt

21 Die Oliven stehen über den Pedunculus cerebellaris ... mit dem Kleinhirn in Verbindung

23 Der Tractus spinothalamicus verläuft überwiegend ...

25 Der Nucleus nervi abducentis gehört zur ... Kernreihe

Senkrecht:

1 Der Recessus ... liegt zwischen der Pars costalis und der Pars diaphragmatica der Pleura parietalis

2 Der ...ferente Schenkel für den Pupillenreflex läuft über den N. opticus

3 Der Ductus thoracicus beginnt an/mit der Cisterna ...

4 Sie leiten Erregungen nur in einer Richtung

6 Der Ausführungsgang der Glandula parotidea verläuft seitlich des M. ... nach vorn in die Regio buccalis

7 O-förmige Fehlstellung der Beine

8 Das Lig. gastrocolicum ist mit der Taenia ... des Colon transversum verwachsen

9 Der Femurschaft ist gegenüber der ... in einem nach außen stumpfen Winkel von etwa 170° eingestellt

10 Am Augenhintergrund sind beim Lebenden die Macula lutea mit der ... centralis zu sehen

11 Der N. occipitalis ... tritt am Hinterrand des M. sternocleidomastoideus („Punctum nervosum“) durch die Lamina superficialis der Fascia cervicalis [colli]

17 Dieses Hormon kann vasokonstrikorisch wirken

18 Der M. rectus superior schwenkt die ...achse nach oben (Blickhebung)

20 Die Prostata liegt ...halb der Membrana perinei

22 Das Lig. ...femorale wird in seinem medialen Teil vom M. iliopsoas bedeckt

23 Beim Turner-Syndrom liegt eine ...somale nummerische Chromosomenaberration vor

24 Makrophagen besitzen ...-Rezeptoren

31

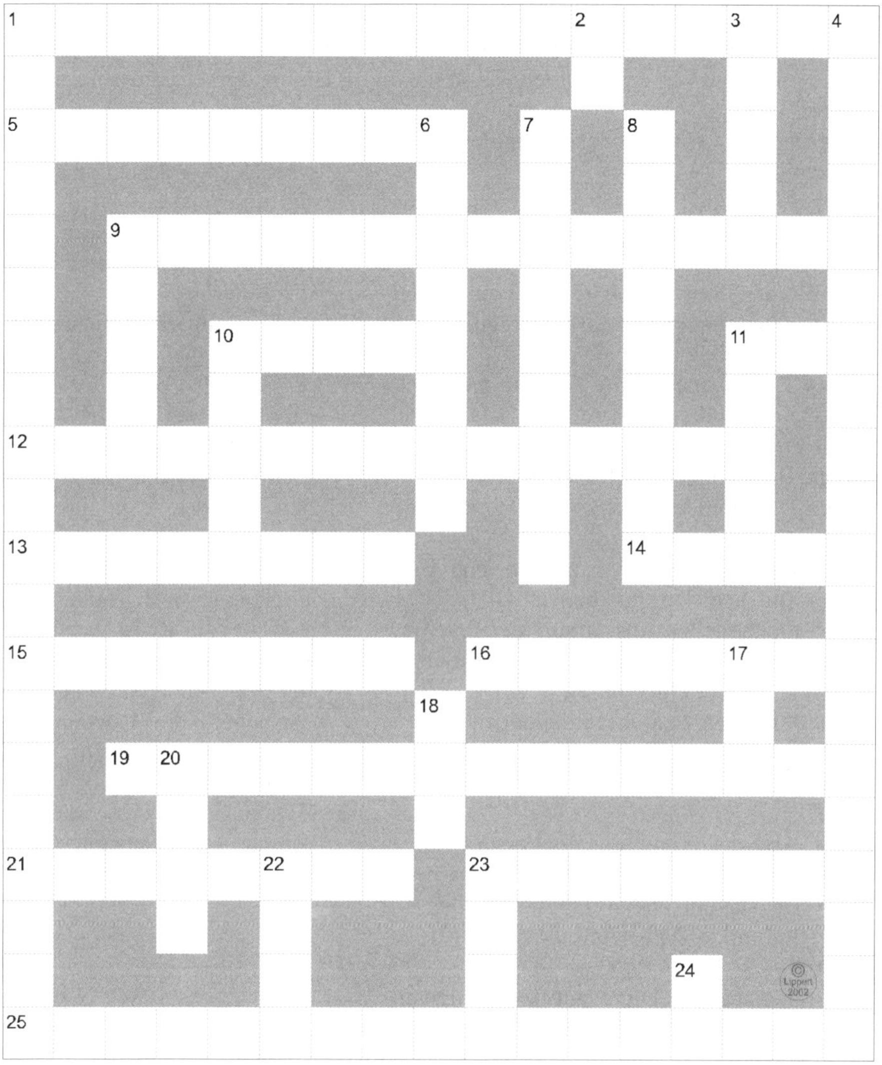
1
2
3
4
5
6
7
8
9
10
11
12
13
14
15
16
17
18
19
20
21
22
23
24
25
©
Lippert
2002

32

Waagerecht:

1 Die Radix mesenterii zieht von der Flexura ... in die Gegend vor dem rechten Iliosakralgelenk

6 Der Ductus ... endet in der Spitze der Schnecke blind

8 Im glatten endoplasmatischen Retikulum der Enterozyten werden ...glyceride resynthetisiert

10 Teile der Sinnesorgane für Translationsbeschleunigungen (Linearbeschleunigungen) liegen in ihm

11 Das Lig. anulare radii beginnt und endet wo?

12 Die Hinterwand des Magens hat topographische Beziehungen zur linken ...

14 Der N. phrenicus liegt an der Vorderfläche des M. ...

15 ...somen mit defekten Enzymen sind Ursache von „Speicherkrankheiten“

16 Zur funktionellen Ausstattung der Enterozyten gehört eine Natrium-Kalium-...ase in der basolateralen Zellmembran

19 Die Milz grenzt mit ihrem Hilum an sie

21 In der Lamina densa der Basalmembran findet man Collagen Typ ... (römische Ziffer)

23 Die Äste der A. pulmonalis liegen in ihnen zentral

26 Woher stammt die Hauptmenge der zur Großhirnrinde ziehenden noradrenergen Fasern?

27 Die V. subclavia bildet mit der V. jugularis interna in Höhe des ...gelenks den Venenwinkel

Senkrecht:

1 Der ... mündet in den Meatus nasi inferior

2 Die ... serrata grenzt nach vorne an das Corpus ciliare

3 Über die Vv. ... bestehen Verbindungen zwischen Venen der Kopfschwarte und den Sinus durae matris

4 Der N. ... magnus verläuft subkutan am Hals

5 Parasympathischer Kern (Nucleus ...) des Hirnstamms

7 Das Spatium retropubicum ist von ... Bindegewebe ausgefüllt

9 Die Purkinje-Zellen der Kleinhirnhemisphären projizieren auf den Nucleus ...

13 Die Sekretion von Prolactin wird beim Stillen durch Reizung der ... stimuliert

17 Den Puls der A. poplitea kann man in der Knie... tasten

18 Der N. laryngeus superior ist für den äußeren Spanner des ...bandes zuständig

20 Die Leydig-Zwischenzellen haben dafür membranständige Rezeptoren

23 Der N. pudendus innerviert sensorisch („sensibel“) die Haut darum

24 Der ...-Apparat ist Ort der Glykosylierung von Proteinen

25 In somanahen Abschnitten von Dendriten kommt ...-Substanz vor

32

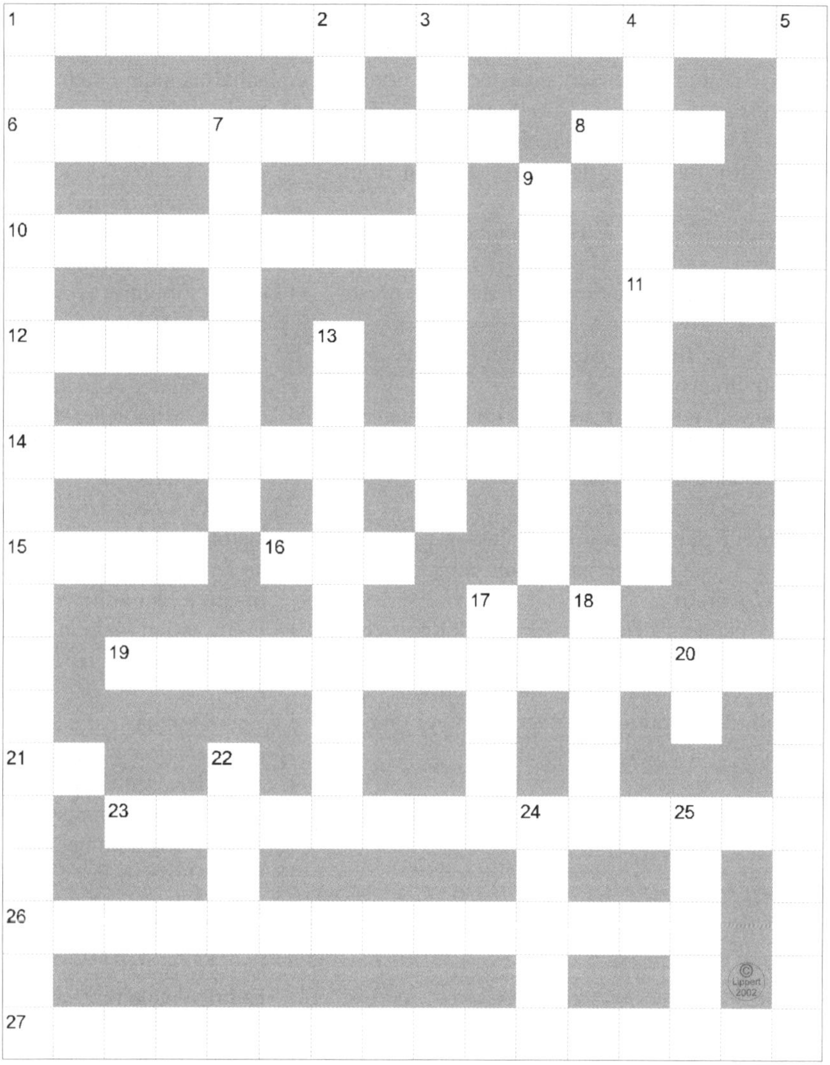

1
2
3
4
5
6
7
8
9
10
11
12
13
14
15
16
17
18
19
20
21
22
23
24
25
26
27
© Lippert 2002

33

Waagerecht:

1 Ribosomen werden in ihnen abgebaut
3 Das ...ostium projiziert sich auf die vordere Brustwand etwa auf das Sternum in Höhe des 5 Rippenknorpels, rechts
6 Die Mm. interossei der Hand strahlen in die der Finger ein
8 Entsteht aus dem 2. Branchialbogen (Hyoidbogen)
11 Die Urethra masculina ist in der Pars prostatica (relativ) ...
13 Der Recessus costodiaphragmaticus wird von ihr ausgekleidet
14 Das Lig. teres uteri verläuft im Lig. ... uteri
17 Der N. ... liegt während seines Verlaufs auch im Spatium lateropharyngeum [pharyngeum laterale] [parapharyngeum]
19 In der Epidermis kommen ...zyten vor
23 Die A. carotis interna verläuft streckenweise im Spatium ...
27 Sie mündet in Höhe des 3 Rippenknorpels in den rechten Vorhof
28 Das Ovar erhält seine hauptsächliche arterielle Versorgung im Regelfall über eine im Lig. ... verlaufende Arterie

Senkrecht:

1 Bei einer Fraktur im Bereich des Humerusschaftes kann es zu einer typischen Nervenverletzung mit Lähmung von Muskeln kommen; der M. ... kann dabei betroffen sein
2 Die zentrale Projektion der Geschmacksinformation erfolgt von den Nn. VII und IX über ... → Thalamus → Gyrus postcentralis
4 Der M. fibularis [peroneus] longus setzt u.a. an der ... Seite des Os metatarsale I an
5 ... der Muskelzellen ist ein morphologisches Merkmal der Arbeitsmuskulatur des Herzens
6 Die Vv. diploicae stehen mit den Sinus ... matris und mit den äußeren Kopfvenen in Verbindung
7 Ist beim Lebenden im Bereich der Schulter tastbar
9 Die Synapsen der Photorezeptoren der Retina liegen in der äußeren ...formen Schicht
10 Die ...zellen bleiben zeitlebens teilungsfähig
12 Das Stratum ... ist eine Schicht der Epidermis
15 Eine Zonula occludens (... Junction) beeinflusst den parazellulären Transport
16 An der Innervation des Herzens sind ...ganglionäre parasympathische Fasern aus dem Hirnstamm beteiligt
18 Die Blutversorgung des Magens erfolgt u.a. über Gefäße in der ... gastropancreatica
20 Die Milz ist ...verschieblich
21 Der N. radialis verläuft auf der ...seite des Ellbogengelenks
22 Der Adduktorenkanal führt die A. und V. femoralis zur ... poplitea
24 Gallenkapillaren liegen zwischen benachbarten ...zyten ohne Zwischenschaltung anderer Zellen
25 Im Mediastinum posterius verlaufen u.a. die Nn. ...
26 Das Lig. cruciatum anterius verbindet die ... intercondylaris anterior der Tibia mit der lateralen Wand der Fossa intercondylaris des Femur

33

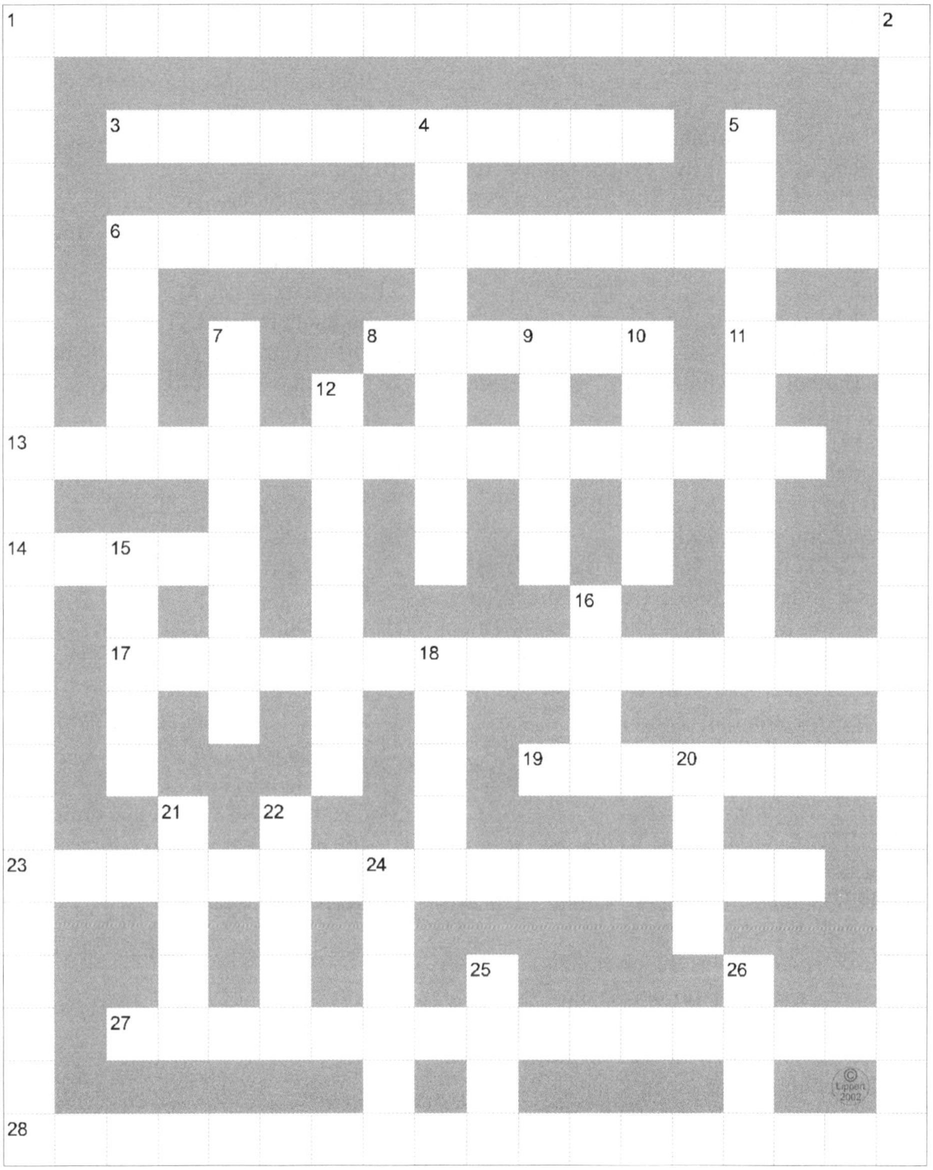

34

Waagerecht:

1 Am Augenhintergrund sind beim Lebenden die Aufzweigungen der A. ... zu sehen

3 Die V. ... befindet sich in der Tiefe des Trigonum clavipectorale [deltopectorale]

6 Ein Patient, der einen Myokardinfarkt erleidet. verspürt intensive Schmerzen an der Innenseite des linken Oberarms; die Schmerzlokalisation am Oberarm entspricht einer ...-Zone

7 Die Iris enthält ... wirkende Züge glatter Muskulatur

8 Das Epithel der Gallenblase ist ...dermalen Ursprungs

9 Der Meniscus medialis ist ... verletzungsgefährdet als der Meniscus lateralis

12 Wo liegt typischerweise die Läsion bei einer bitemporalen Hemianopsie?

14 Die Zellkörper der Neurone, die die Muskelspindeln der unteren Extremität innervieren, liegen im Spinalganglion und im ...horn des Rückenmarks

15 Der N. phrenicus verläuft im Mediastinum ... dem rechten Lungenhilum

17 Die A. occipitalis ist ein Ast der A. ...

18 Der Recessus piriformis befindet sich in der Pars ... des Pharynx

20 Das Pigmentepithel der Retina ist basal mit der ...-Membran verbunden

22 Das Spatium ... dient bei Füllung der Harnblase als Verschiebeschicht

24 Der N. splanchnicus major enthält ... sympathische Fasern u.a. für den Magen

26 Bei einer Schädigung des N. radialis im Bereich der Axilla ist der ...-Reflex abgeschwächt bis aufgehoben

29 Der Fasciculus longitudinalis dorsalis (...) verbindet u.a. Hypothalamus und Rhombencephalon

30 Daraus besteht die Wandauskleidung der Milzsinus

Senkrecht:

1 Das Lig. ... beteiligt sich an den Artikulationsflächen des (zweikammrigen) unteren Sprunggelenks

2 Plasmamembranproteine werden am ... synthetisiert

4 Die Gallenblase ist im Korpusbereich der ...fläche der Leber ohne trennende Serosa angelagert

5 Laterokaudal des M. levator ... verläuft die A. pudenda interna

10 Die Krümmungen der Wirbelsäule in der Sagittalebene werden als ... und Lordosen bezeichnet

11 Ein Zytoskelettprotein

13 An der Begrenzung des Seitenventrikels ist der Nucleus ... beteiligt

16 Das klassische Leberläppchen hat im histologischen Schnitt eine annähernd ...gonale Form

19 Vom Duodenum sezerniertes Hormon

21 Skelettmuskelfasern sind ...kernig

23 Der Ductus thoracicus führt Lymphe aus den unteren Extremitäten und dem ...raum

25 Die Mantelzellen gehören zu ihr

27 Das Ganglion pterygopalatinum erreichen ...ganglionäre Fasern aus dem Plexus caroticus internus

28 Die ...beinhöhle mündet in den Recessus sphenoethmoidalis

34

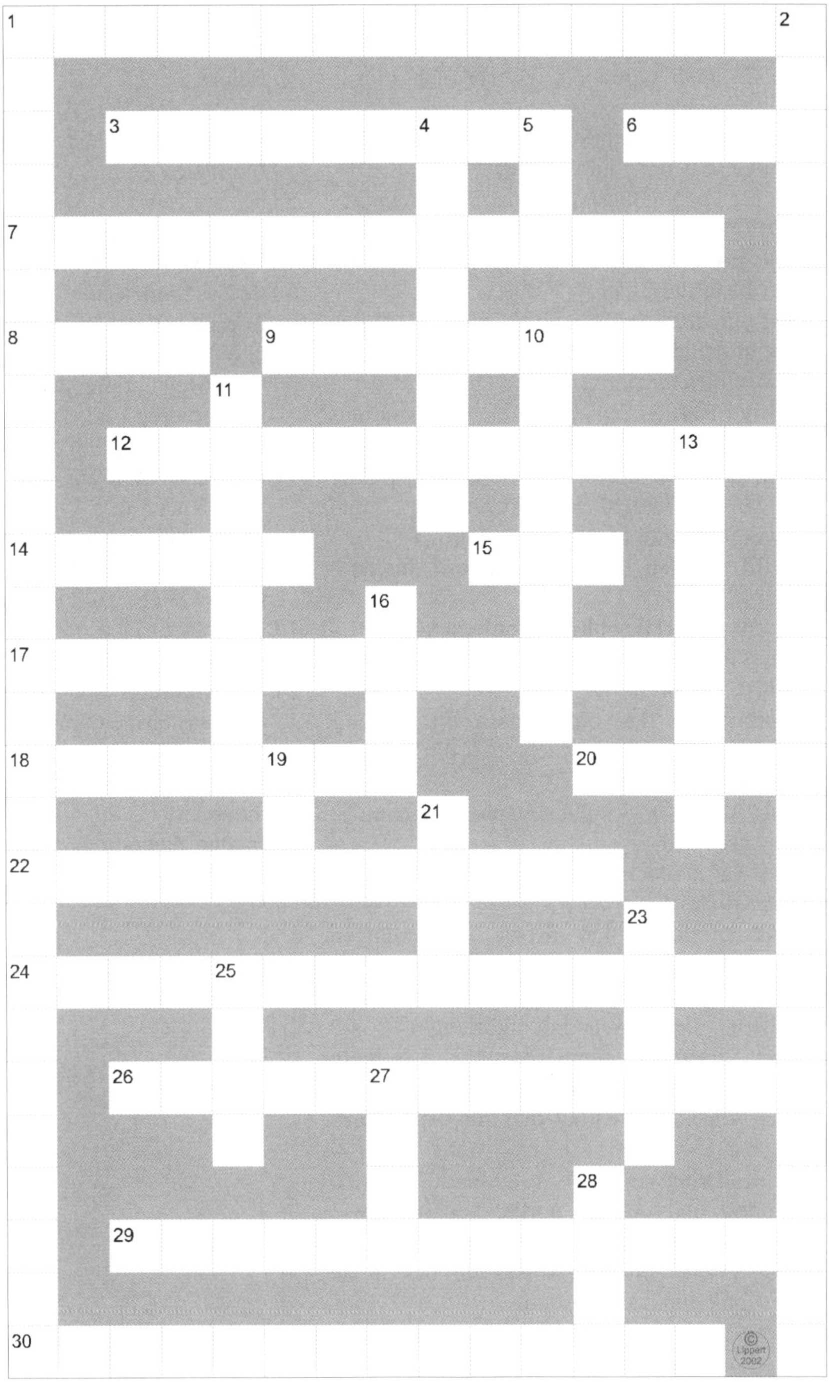

35

Waagerecht:

1 Dorsal der Niere verläuft u.a. der N. ...
5 Die Colliculi superiores rechnet man zum ... mesencephali
7 Die Papillae ...formes werden sensorisch von der Chorda tympani versorgt
9 Der Steigbügel überträgt seine Schwingungen direkt auf die ...lymphe
12 Die Fossa ... enthält den Anfangsabschnitt des N. infraorbitalis
13 B-Lymphozyten können durch ...zellen daran gehindert werden, sich zu Plasmazellen zu differenzieren
14 An der Fascia ... entspringt der M. latissimus dorsi
16 Die primären kortikalen Geschmacksfelder liegen im Bereich von Operculum, ... und unterem Teil des Gyrus postcentralis
18 Wird von den Ductus ejaculatorii durchzogen
19 Hormon des Hypophysenvorderlappens
20 Die Glandulae palatinae münden in die Cavitas ... propria
21 Verhornung des bronchialen Flimmerepithels durch starkes Rauchen ist ein Beispiel dafür
22 Die Alveolarmakrophagen phagozytieren ... Erythrozyten
23 Der Saccus lacrimalis liegt hinter dem Lig. ... mediale
26 Das ... striatum hat direkte Verbindungen zum Thalamus
27 Der N. ... verlässt den Adduktorenkanal, indem er dessen Wand durchbricht
29 Das Omentum minus besteht in seinem kaudalen Teil aus dem Lig. ...
31 Das Augenbläschen ist dies für die Linsenanlage
32 In der Leber verlaufen Äste der A. hepatica propria und der V. portae hepatis sowie Ductus ... interlobulares gemeinsam
33 Der Ductus cochlearis ist von der Scala vestibuli durch sie getrennt

Senkrecht:

1 Die V. cardiaca [cordis] media verläuft im Sulcus ...
2 Zur funktionellen Ausstattung der Enterozyten gehört ein Natrium-...-Symport in der luminalen Zellmembran
3 Die Arterien des Magens enthalten Blut aus dem Truncus ...
4 Ist beim Lebenden am Becken zu tasten
6 Der Zusammenfluss von V. mesenterica superior und V. splenica erfolgt hinter dem ... bzw. Corpus pancreatis
8 Das Corpus spongiosum penis verdickt sich am vorderen Ende zur ... penis
10 Eine der Aufgaben der Milz
11 Der M. levator ani wird von Ästen des Plexus ... innerviert
15 Mangelnde Beugung der Finger in welchen Gelenken (international übliche Abkürzung) kommt bei Schädigung des N. ulnaris vor?
17 Der Saccus lacrimalis liegt in einer knöchernen Nische im Os ...
24 Die A. cerebri ... versorgt u.a. die Sehrinde
25 Die Basilarmembran des Innenohrs ist am Lig. ... gefestigt
28 Alle ...muskeln werden vom N. trigeminus innerviert
30 In der Skelettmuskulatur kommen Verbindungen von Myosin zu ihm im A-Streifen vor

35

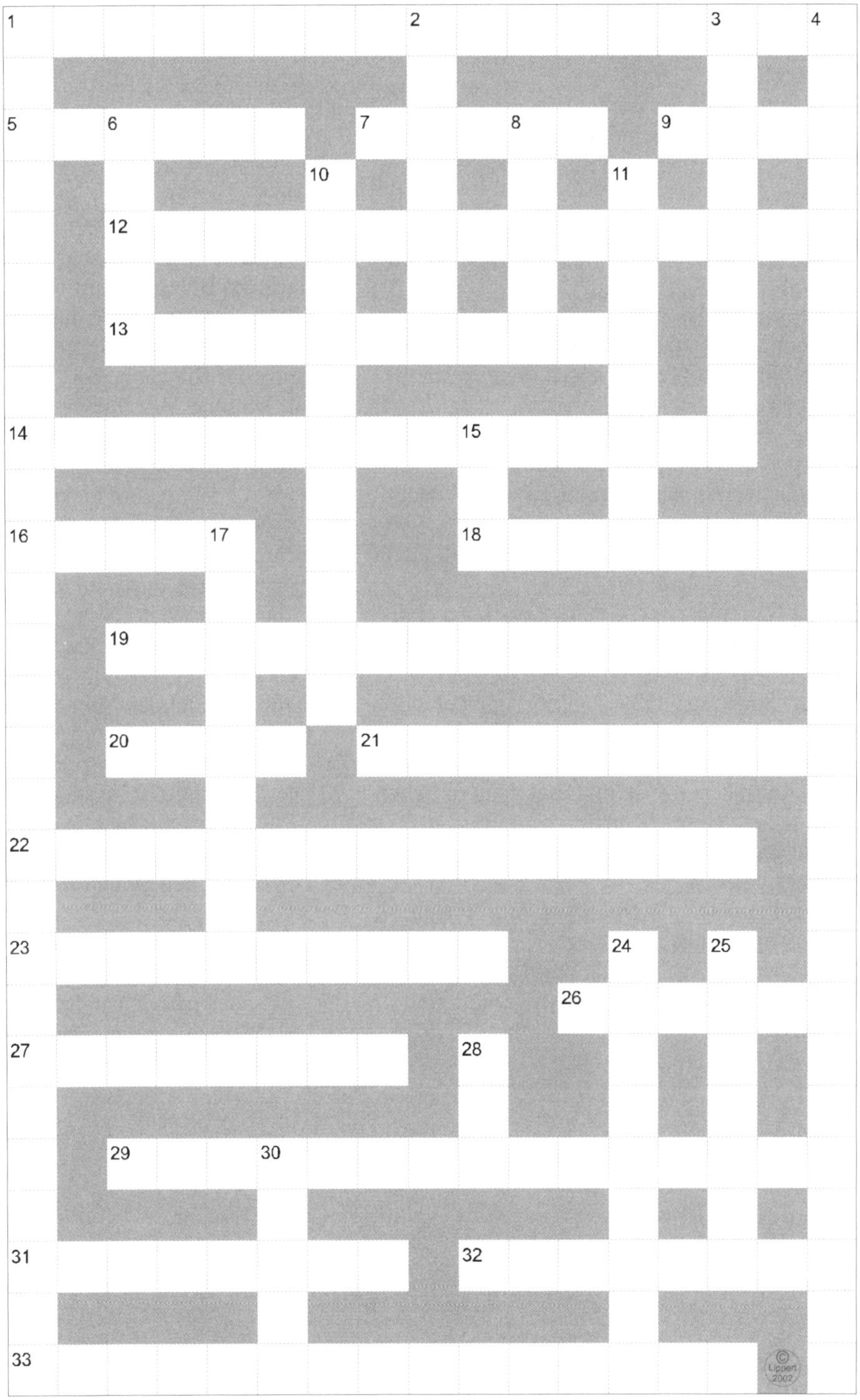
1
2
3
4
5
6
7
8
9
10
11
12
13
14
15
16
17
18
19
20
21
22
23
24
25
26
27
28
29
30
31
32
33
© Lippert 2002

36

Waagerecht:

1 Die Pars ... der Stimmritze ist bei Flüstersprache geöffnet

3 Es aktiviert die Spermatogenese

4 Gehört zum Neurocranium (Os ...)

9 Die A. radialis verläuft am Unterarm entlang dem M. ...

10 Beim Totalverschluss der Stimmritze müssen die Mm. ...arytenoidei laterales kontrahiert sein

11 Bewegung des Fußes, die bei einer Schädigung des N. fibularis [peroneus] communis am Fibulaköpfchen ausgefallen oder geschwächt ist

12 Die Muskel... enthalten unterschiedliche Typen quergestreifter Muskelfasern

14 Kann auch in der Interphase stärker kondensiert sein

16 Der Ductus arteriosus (...) verbindet Aorta und Pulmonalarterien

18 Der N. ... innerviert den M. coracobrachialis

19 Auch die männliche Brustdrüse hat Ductus ...

23 Der Sinus sagittalis superior mündet dorthinein

24 Die Regulation der Schlagfolge im Herzen (Schrittmacher-System) funktioniert schon in seinem Herzschlauch

27 Die Chromosomen lassen sich in der ...phase unterscheiden

28 Die Papillae ... werden sensorisch vom N. glossopharyngeus versorgt

29 Der Nucleus principalis nervi trigemini und der Nucleus spinalis nervi trigemini sind ... Kerne

Senkrecht:

1 Die Fascia ... beteiligt sich an der Begrenzung der Fossa ischioanalis

2 Parasympathische Kerne (Nuclei ...) des Hirnstamms

4 Der venöse Abfluss aus den weiblichen Genitalorganen erfolgt u.a. über die Vv. ... in die V. cava inferior

5 Hormon des Hypophysenvorderlappens

6 Die ... des Beins verläuft vom Mittelpunkt des Hüftgelenks bzw. Femurkopfs zum Mittelpunkt des oberen Sprunggelenks bzw. zur Mitte der Knöchelgabel

7 Der ventrale Ast dieses Spinalnervs (Zahl ausschreiben) ist an der Bildung des Plexus lumbalis und des Plexus sacralis beteiligt

8 Der N. ... gehört zum Plexus lumbalis

10 Zu den typischen Reaktionen nach Durchtrennung des Axons eines markhaltigen Nervs gehört diese im zugehörigen Perikaryon

13 An das Zwerchfell angrenzender Teil der Leber

15 Beim Schädel des Neugeborenen besteht im Os ... eine Sagittalnaht

17 ...-Sternzellen sind lysosomenreich

20 Die Richtung des Nystagmus wird nach der ... Komponente der Augenbewegung benannt

21 Die basophilen Granulozyten schütten es bei Aktivierung aus

22 Der N. glossopharyngeus verlässt durch das Foramen ... die Schädelhöhle

25 ...klasten sind reich an Lysosomen

26 Der Mensch verfügt über soviel (Zahl ausschreiben) lumbale Spinalnervenpaare

36

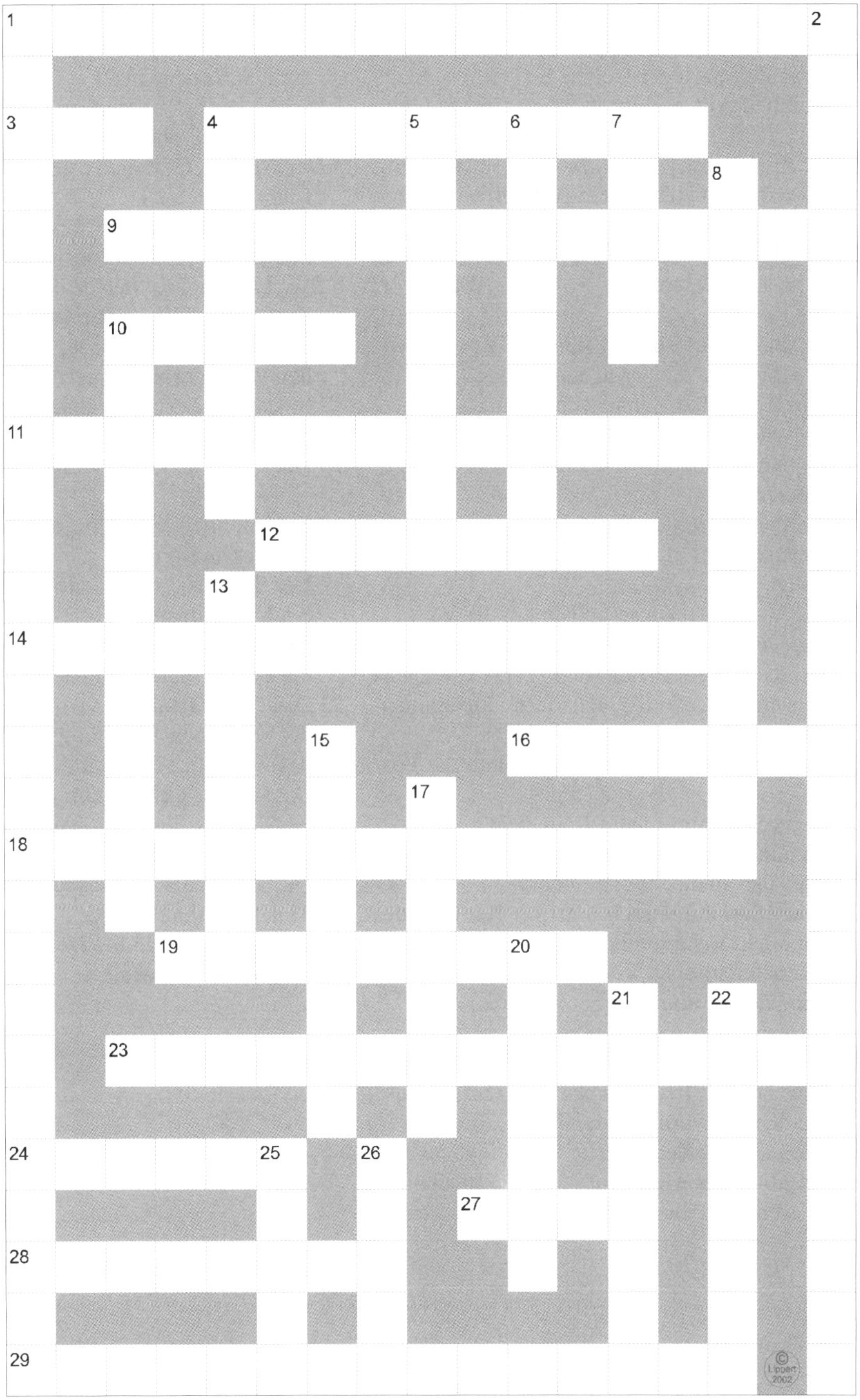

37

Waagerecht:

1 Die Lungensegmente sind ... Einheiten

4 Kurze Zeit nach der Geburt befinden sich alle weiblichen Geschlechtszellen im Stadium der ...

5 Die Lymphe aus dem ...raum fließt teilweise über den Ductus thoracicus, teilweise über den Ductus lymphaticus dexter ab

7 Im Regelfall liegt der ... des Rückenmarks beim Erwachsenen in Höhe der Wirbelkörper L_1–L_2

9 Die im Corpus spongiosum penis verlaufenden Arterien versorgen auch sie

11 Sie wiegt bei jungen Erwachsenen etwa 150–200 g

12 Im Knochenmark des Erwachsenen entstehen ...zyten

14 An der Begrenzung des Foramen ... ist die Gelenkkapsel des Wirbelbogengelenks beteiligt

16 Die Vv. pancreaticae münden in die V. ...

18 Die im elektronenmikroskopischen Bild sichtbare Periodizität des Typ-I-Collagens entsteht erst extrazellulär durch Zusammenlagerung von ...collagenmolekülen

20 Die Chorda tympani verläuft durch die Fossa ...

22 Beim Stand auf einem Bein steht wegen der Kontraktion der ... des Standbeins das Becken der Spielbeinseite höher

23 Eine Sensibilitätsstörung im Bereich des lateralen Randes der großen Zehe ist ein charakteristisches Zeichen für eine Schädigung des N. fibularis [peroneus] ...

24 In der Wand der Bronchioli ... Knorpelgewebe

26 Die beiden Seitenlappen der Schilddrüse werden von vorn von den Mm. ... bedeckt

29 Die A. thyroidea inferior entspringt im Regelfall aus dem Truncus ... der A. subclavia

30 In welchem Hirnteil liegt der vierte Ventrikel?

Senkrecht:

1 Die Lymphe aus dem Truncus ... fließt in den rechten Venenwinkel

2 Die A. carotis ... grenzt an die Paukenhöhle

3 Eine der Aufgaben der Milz

5 Der M. brachioradialis gehört zu den ... des Ellbogengelenks

6 Die Cellulae ... haben topographische Beziehungen zum Canalis nervi facialis

8 Die Längsachse der Milz folgt annähernd dem Verlauf der ... Rippe

10 Das primäre akustische Rindenfeld liegt in den ... temporales transversi

13 Steuerung der Bewegungsrichtung bei Granulozyten und Makrophagen

15 Der N. facialis verläuft streckenweise ...mandibulär

17 Neutrophile Granulozyten reagieren auf ...taktische Signale

19 Der Tractus ...cerebellaris verläuft im unteren Kleinhirnstiel

21 Ist potentieller Schrittmacher des Herzens mit einer Frequenz um 50/min

23 Das Lig. calcaneonaviculare plantare ist an der statischen Sicherung der Längswölbung des Fußes (...) beteiligt

25 Das Corpus cavernosum penis ist eine paarige Struktur, deren ... beidseitig am Schambein befestigt sind

27 Die Glandula submandibularis liegt mit Teilen oberhalb des M. ...hyoideus

28 Die rechte Lunge besitzt meist ... (Zahl ausschreiben) Segmente

37

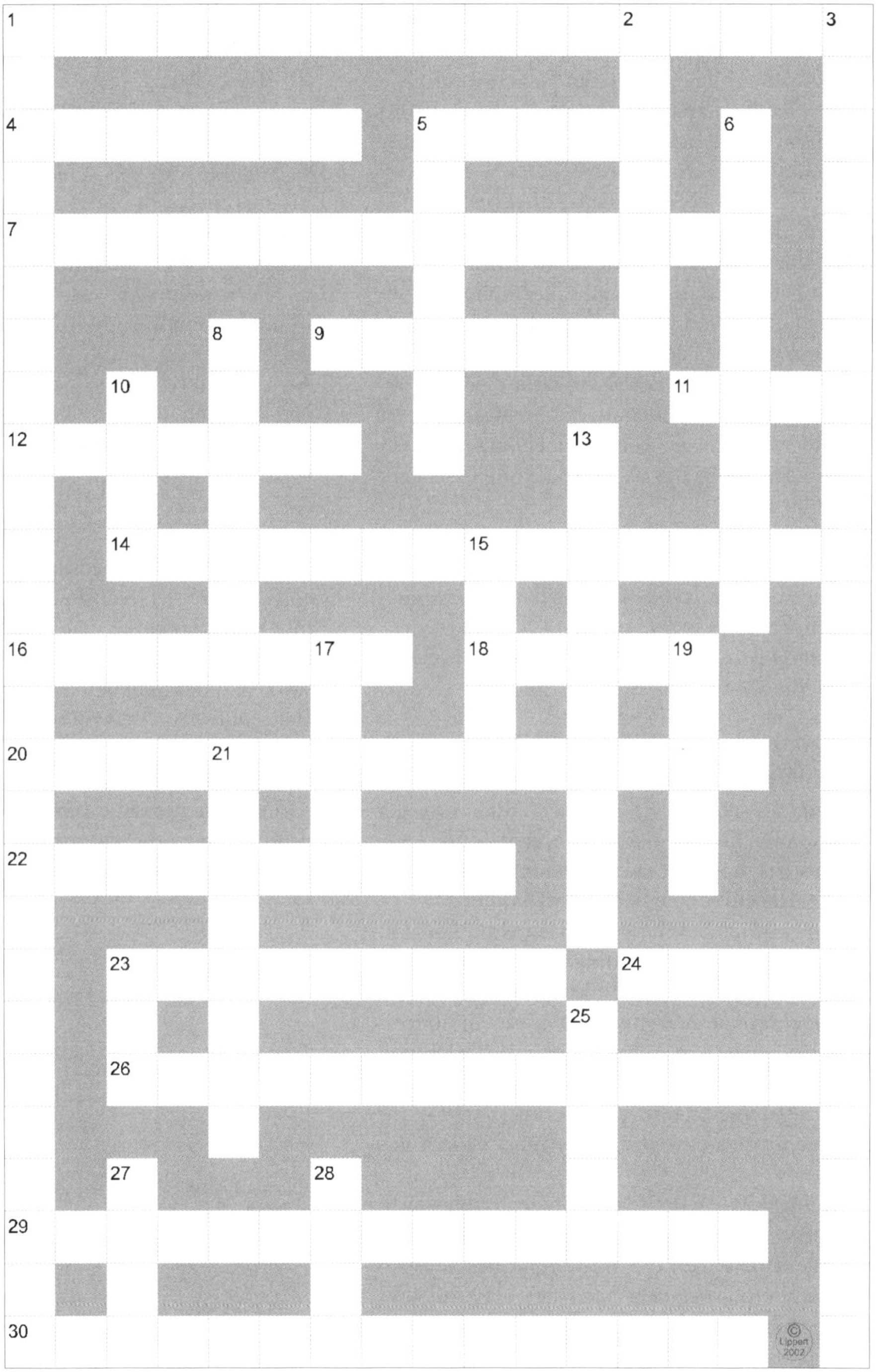
1
2
3
4
5
6
7
8
9
10
11
12
13
14
15
16
17
18
19
20
21
22
23
24
25
26
27
28
29
30
© Lippert 2002

38

Waagerecht:

1 Der N. ... beteiligt sich an der sensorischen (sensiblen) Innervation der Bauchwand

3 Der N. laryngeus recurrens verläuft rechts lateral der Trachea in wechselnder Lagebeziehung zur A. ... inferior

5 Der Lymphabfluss aus der ...drüse erfolgt u.a. über die Nodi lymphoidei axillares apicales

8 Die der Zygote stammen aus der Eizelle

9 Mitochondrien haben in ...hormonproduzierenden Zellen tubulär verformte Innenmembranen (Tubuli-Typ)

10 Die Pulsationen der A. ulnaris sind bei gesunden Erwachsenen an der Ventralseite des Unterarms in der Nähe der Handwurzel neben der Sehne des M. flexor ... ulnaris sicher zu tasten

11 Symptom bei isolierten Läsionen des prämotorischen Cortex (Area 6)

12 Für die Parkinson-Krankheit sind erhöhter Muskeltonus und ... typisch

17 Der Ductus thoracicus verläuft im hinteren Mediastinum zwischen ihr und der V. azygos

18 Der Ureter unterkreuzt in unmittelbarer Nachbarschaft die A. ...

19 Die V. saphena ... sammelt Blut von der vorderen und medialen Seite des Beins

21 Das Lig. splenorenale [lienorenale] begrenzt den Recessus splenicus [lienalis] der ...

23 Die basophilen Granulozyten sind an solchen Reaktionen beteiligt

26 Die Erregung der ...-Zelle verursacht in dem zugehörigen Aα-Motoneuron ein inhibitorisches postsynaptisches Potential (IPSP)

27 Welcher Teil des EKG ist der Rückbildung der Kammererregung zugeordnet?

28 Der Tractus corticospinalis führt Fasern aus ihm

29 Beim Versuch der Elevation des Armes nach vorne über die Horizontale unterbleibt bei einem Patienten die Bewegung des unteren Schulterblattwinkels nach lateral vorn; dies kann auf einer Lähmung des M. ... beruhen

Senkrecht:

1 Die des Rückenmarks liegt in Höhe des 10.–12. Brustwirbels

2 Die V. cardiaca [cordis] magna verläuft im Sulcus ...

4 Der Sinus cavernosus schließt den N. ... ein

6 Bei markhaltigen Nervenfasern fehlt eine Myelinscheide im Bereich des Initialsegments und des ...-Schnürrings

7 Das Pericardium ... ist teilweise mit dem Centrum tendineum (diaphragmatis) verwachsen

13 An der arteriellen Versorgung des Ureters beteiligt sich die A. ...

14 Den Colliculus ... findet man am Boden des vierten Ventrikels

15 Der Gyrus precentralis ist somato... gegliedert

16 Welcher Anteil am gesamten Knochenmark entfällt beim Erwachsenen ungefähr auf das rote Knochenmark?

20 Die A. meningea ... zieht durch das Foramen spinosum der Schädelbasis

22 Der indirekte Leistenbruch ... angeboren sein

24 Der Nucleus dentatus empfängt vorwiegend Afferenzen von der ...hirnrinde

25 Aldosteron wirkt auf seine Zielzelle durch Bindung an ...zelluläre Rezeptoren

38

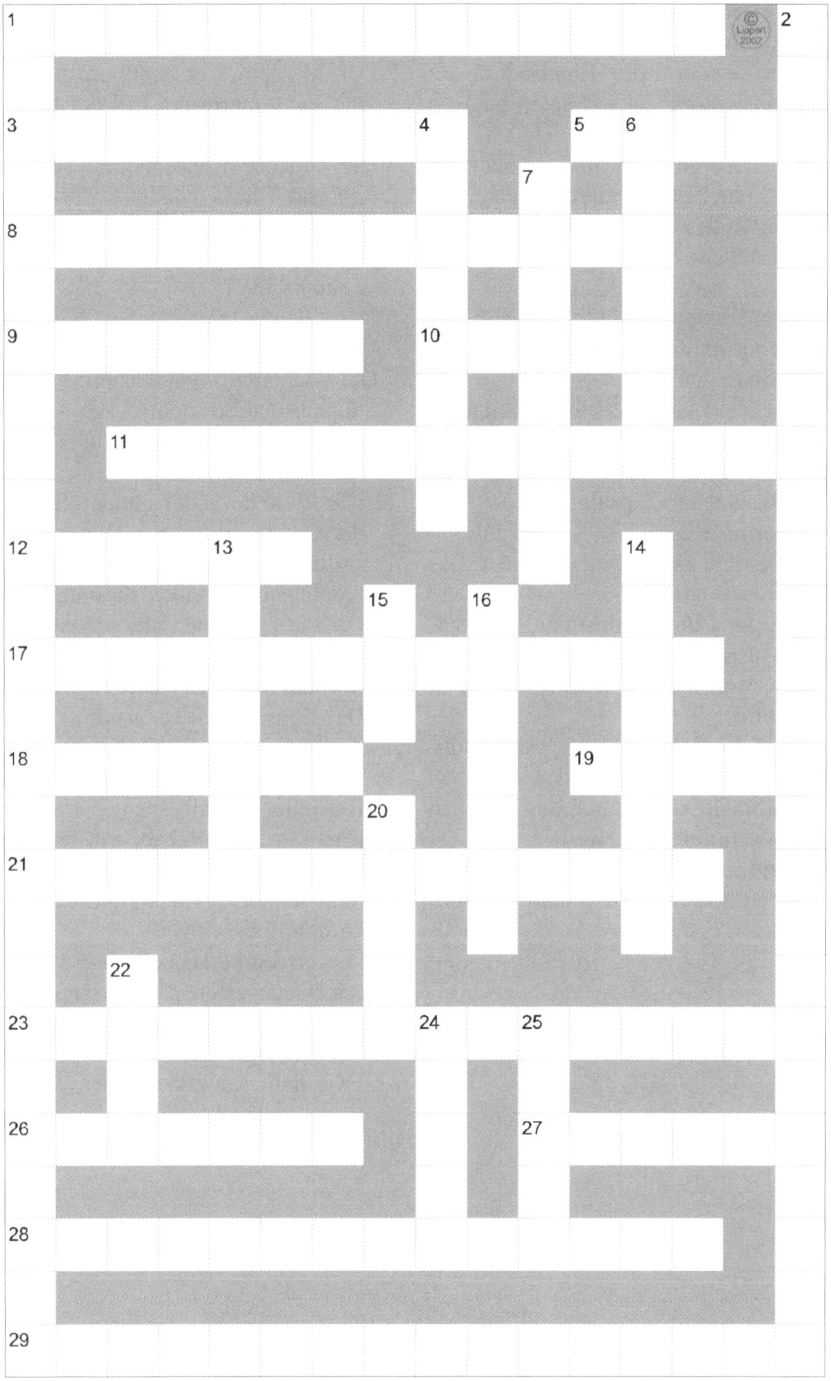
1
© Lippert 2002
2
3
4
5
6
7
8
9
10
11
12
13
14
15
16
17
18
19
20
21
22
23
24
25
26
27
28
29

39

Waagerecht:

1 Das Ganglion inferius des N. vagus liegt unterhalb von ihm

4 ...motoneurone steuern die Empfindlichkeit der Längenrezeptoren der Skelettmuskeln (Muskelspindeln)

8 Eine Macula adherens hat im Vergleich zu einem Nexus einen erweiterten ...spalt

10 Der AV-Knoten des Herzens wird im Regelfall mit arteriellem Blut aus der A. ... versorgt

11 Es hemmt die Säuresekretion im Magen

12 Das Rete venosum dorsale des Fußes nimmt auch Blut von ihr auf

14 Die Purkinje-Zellen des Kleinhirns benutzen es als Transmitter

16 Fibrae ... verlaufen vorwiegend durch den hinteren Schenkel der Capsula interna

17 Der M. sartorius ist ein ... im Kniegelenk

20 Das Lig. ... ist ein Derivat eines fetalen Gefäßes beim Erwachsenen

22 Der Eintritt der Chromosomen in die Anaphase der Mitose lässt sich durch Colchicin unterbinden, weil die Polymerisation der ... verhindert wird

23 Das Promontorium wölbt den ... labyrinthicus der Cavitas tympani vor

24 Der N. mandibularis tritt durch das Foramen ... in die Fossa infratemporalis

28 Die Milz liegt ...

29 Gehört zur Fallot-Tetralogie (Fallot-Tetrade)

Senkrecht:

1 Die Ductuli excretorii der Tränendrüse münden in ihn

2 Der M. sphincter urethrae externus umgibt die Pars intermedia [...] der Urethra masculina

3 Die Glucose-6-phosphatase ist ein histochemisches Markerenzym wofür?

5 Um das menschliche Auge vom Sehen in die Ferne auf die Nähe einzustellen, wird der M. ... kontrahiert

6 Der Fundusbereich der Gallenblase hat Schleimhaut...

7 Die Glandula ... enthält intralobulär gelegene Schalt- und Streifenstücke

9 Das Ostium pharyngeum tubae auditivae liegt vor dem ... tubarius

12 Die Endothel... der glomerulären Kapillaren der Niere sind frei von Diaphragmen

13 Collagenfibrillen vom Typ I setzen sich aus ...collagenmolekülen zusammen

15 Für die zytogenetische pränatale Diagnostik werden Zellen u.a. aus dem Fruchtwasser (...- und Mesenchymzellen) verwendet

18 Der Locus coeruleus ist ein Zentrum ...erger Neurone

19 Die Nn. clunium ... gehören zu den dorsalen Ästen der Spinalnerven

21 Das Lig. ...hyoideum entsteht aus dem 2. Branchialbogen (Hyoidbogen)

25 Mehrschichtiges unverhorntes Plattenepithel kommt in der ... vor

26 Die viszerokutanen Reflexzonen der unpaaren Bauchorgane nach ... liegen auf der Körperseite des betroffenen Organs

27 Als Conjugata ... wird der kleinste Abstand zwischen Rückfläche der Symphyse und Promontorium bezeichnet

39

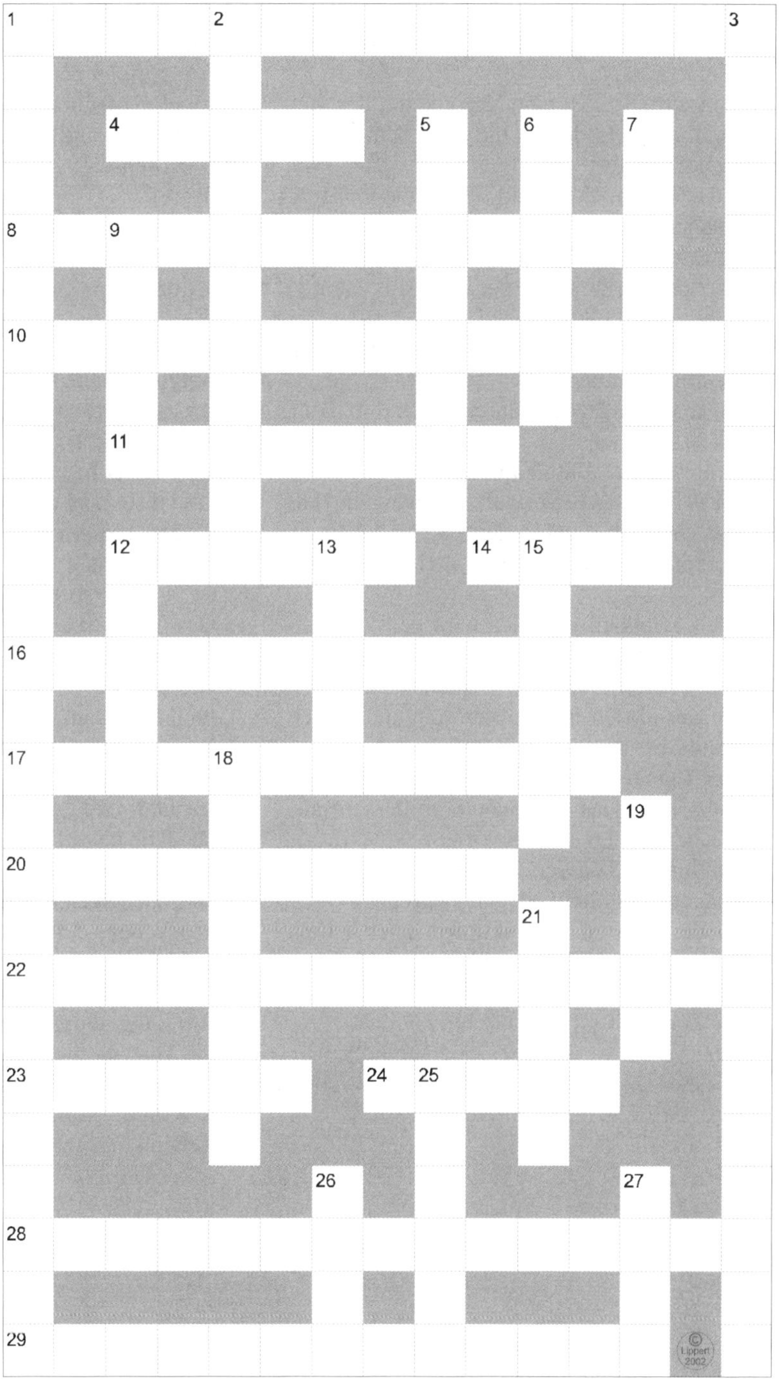

40

Waagerecht:
1 Die Vv. ... münden direkt in alle Hohlräume des Herzens
4 Die Apertura ... ist eine Verbindung des vierten Ventrikels des Gehirns zu den äußeren Liquorräumen
7 Ein Defekt am ...-Protein (Chloridionenkanal) verursacht die Mukoviszidose (zystische Fibrose)
8 Fehlende Rückbildung der Allantois kann zu einer ...fistel führen
9 Collagen Typ ... (römische Ziffer) kommt in Basalmembranen vor
10 ...phagen entstehen durch Differenzierung aus Monozyten
11 Gehört zu den Basalganglien
12 Die V. ... anterior verläuft subkutan am Hals
15 Der Nucleus ambiguus enthält efferente Neurone des N. cranialis ... (römische Ziffern)
17 Die Cavitas infraglottica wird vom ... elasticus begrenzt
19 Das Drüsenepithel der Glandulae ... stammt aus der dritten und vierten Schlundtaschenwand
20 Das Lig. ovarii proprium [Lig. uteroovaricum] wölbt das Peritoneum an der dorsalen Fläche des Lig. ... uteri vor
22 Der hintere Teil der ... glottidis wird beiderseits von den Stellknorpeln begrenzt
23 Zu den typischen Reaktionen nach Durchtrennung des Axons eines markhaltigen Nervs in seinem distalen Bereich gehört deren Zerfall distal der Durchtrennung
25 Der ...reflex ist der Segmenthöhe S_1–S_2 zuzuordnen
26 ...zellen kleiden die Hirnventrikel aus
27 Die Alveolarmakrophagen beteiligen sich am ... von Surfactant
29 Am Aufbau der Blut-Luft-Schranke sind die verschmolzenen Basalmembranen der Kapillaren und des ...epithels beteiligt
30 Der Mensch verfügt über 5 ... Spinalnervenpaare
31 Bei einer Schädigung des N. radialis im Bereich der Axilla ist der ...-Reflex abgeschwächt bis aufgehoben

Senkrecht:
1 Endigungsstelle von Optikusfasern
2 Gamma-Motoneurone innervieren die ... Muskulatur
3 Das Lig. collaterale mediale entspringt vom ... und setzt an der Ulna an
5 Die Muskelspindeln informieren über die ... des Muskels
6 Der N. ... versorgt den M. deltoideus
13 Das Os ... ist an der Artikulationsfläche des proximalen Handgelenks beteiligt
14 Das oberflächliche Blatt der Fascia thoracolumbalis ist an den Processus ... befestigt
16 In die terminalen Abschnitte der Axone der Stäbchen und Zapfen sind Fortsätze von Horizontal- und ...zellen invaginiert
17 Die Tuba auditiva [auditoria] hat enge topographische Beziehungen zur A. ... interna
18 Das Herzskelett liegt in der ...ebene (Eingangsebene der Atrioventrikularklappen)
21 ...-Mechanosensoren der Haut sind Geschwindigkeitsdetektoren
24 Am Augenhintergrund ist beim Lebenden die Macula lutea (... Fleck) zu sehen
28 Ist in Zellkernen im Normalfall jeweils ein ...-Körper vorhanden, handelt es sich um Zellen eines weiblichen Organismus

40

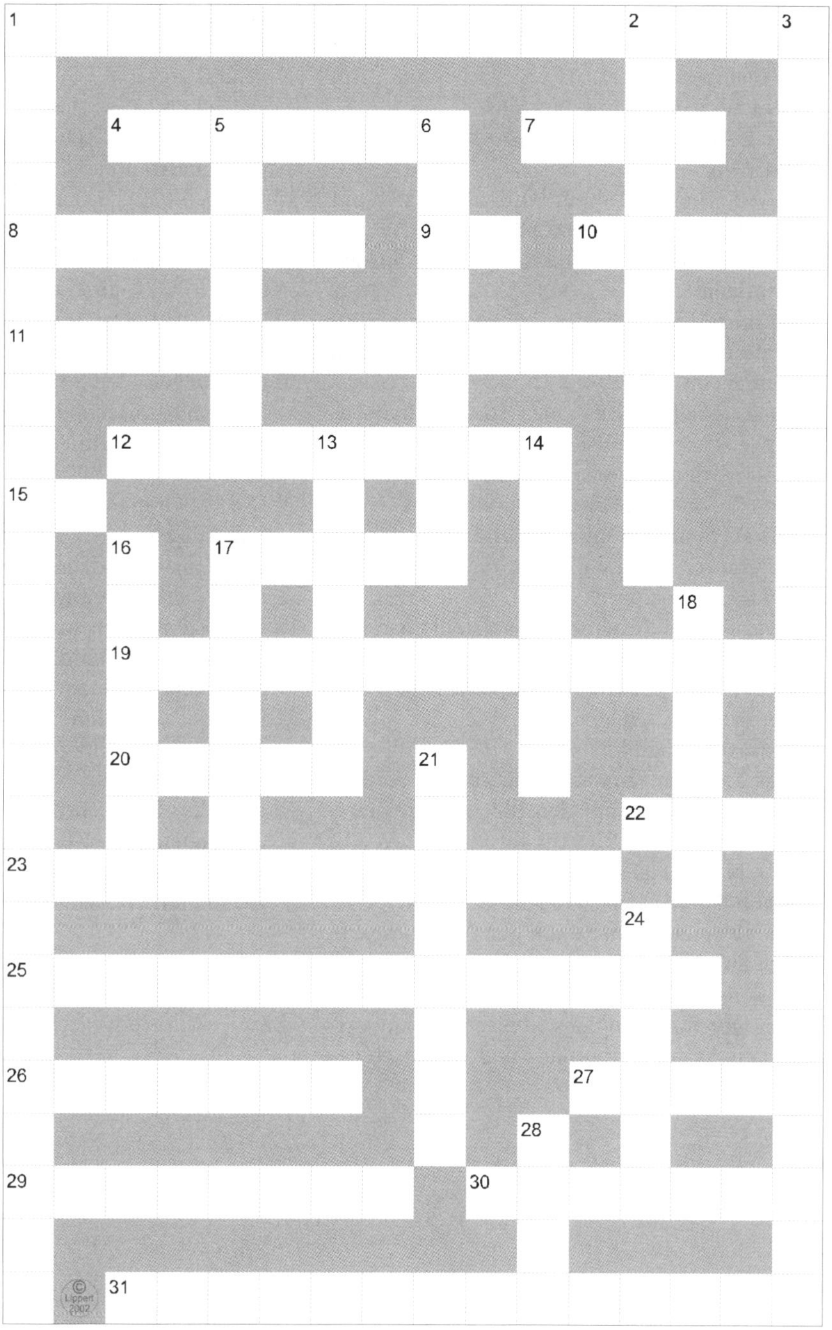
1
2
3
4
5
6
7
8
9
10
11
12
13
14
15
16
17
18
19
20
21
22
23
24
25
26
27
28
29
30
31
© Lippert 2002

41

Waagerecht:

1 Das primäre zentrale Endigungsgebiet der Dehnungsrezeptoren (Pressorrezeptoren) im Aortenbogen liegt im Nucleus ...

4 In der Arachnoidea kommt kein ... Bindegewebe vor

8 Die A. ... liegt mit ihren kortikalen Ästen auf der Oberfläche des Okzipitallappens

9 Der Sinus sagittalis superior mündet in den Confluens ...

11 Während der ...genese können intraperitoneale Organe zu sekundär retroperitonealen werden

13 Arcus palatoglossus und Arcus palatopharyngeus begrenzen sie

15 Das ... minus (ossis hyoidei) entsteht aus dem 2. Branchialbogen (Hyoidbogen)

16 Die A. thyroidea inferior verläuft dorsal der A. carotis communis zum unteren ... des Schilddrüsenlappens

19 Unter einem Leberazinus versteht man das Zuflussgebiet einer A. und V. ...

21 Der Nucleus nervi oculomotorii liegt im Tegmentum ...encephali

22 Astrozyten sind ...fähig

23 Das ...ostium projiziert sich auf die vordere Brustwand etwa auf den linken Sternalrand am Ansatz des 4 Rippenknorpels

24 Der N. radialis entsendet seinen tiefen Ast durch den M. ... nach distal

28 Die dopaminergen Zellen der Pars compacta der Substantia nigra beeinflussen direkt die Zellen des ...

29 Bei Durchtrennung des Mesocolon transversum links der Wirbelsäule und von unten gelangt man wohin?

Senkrecht:

1 Die V. brachiocephalica sinistra verläuft ventral von ihm

2 Der Ductus arteriosus wird zum Lig. ... zwischen linker A. pulmonalis (bzw. Truncus pulmonalis) und Aortenbogen

3 Von der V. azygos aufgenommene Venen

5 Der M. sphincter ... internus umfasst den Analkanal auf Höhe der Columnae anales

6 Gehört zum Neurocranium (Os ...)

7 Der M. fibularis [peroneus] longus ist der kräftigste ... im unteren Sprunggelenk

10 Dort liegen Zellkörper der präganglionären parasympathischen Neurone

12 Endozytierte Zellmembran kann in sie übergehen

14 Die ... Granulozyten bilden antibakterielle Substanzen

17 Die Canaliculi lacrimales verbinden direkt die ... lacrimalia mit dem Saccus lacrimalis

18 Die Osteoklasten sind mehrkernige ...zellen

20 Der M. ...arytenoideus wird vom N. laryngeus recurrens innerviert

25 In den ...arteriolären lymphatischen Begleitscheiden der Milz finden sich vorwiegend T-Lymphozyten

26 Indirekte Leistenbrüche verlaufen durch die ... inguinalis lateralis

27 Die Leber ist an der Area ... mit dem Zwerchfell verwachsen

41

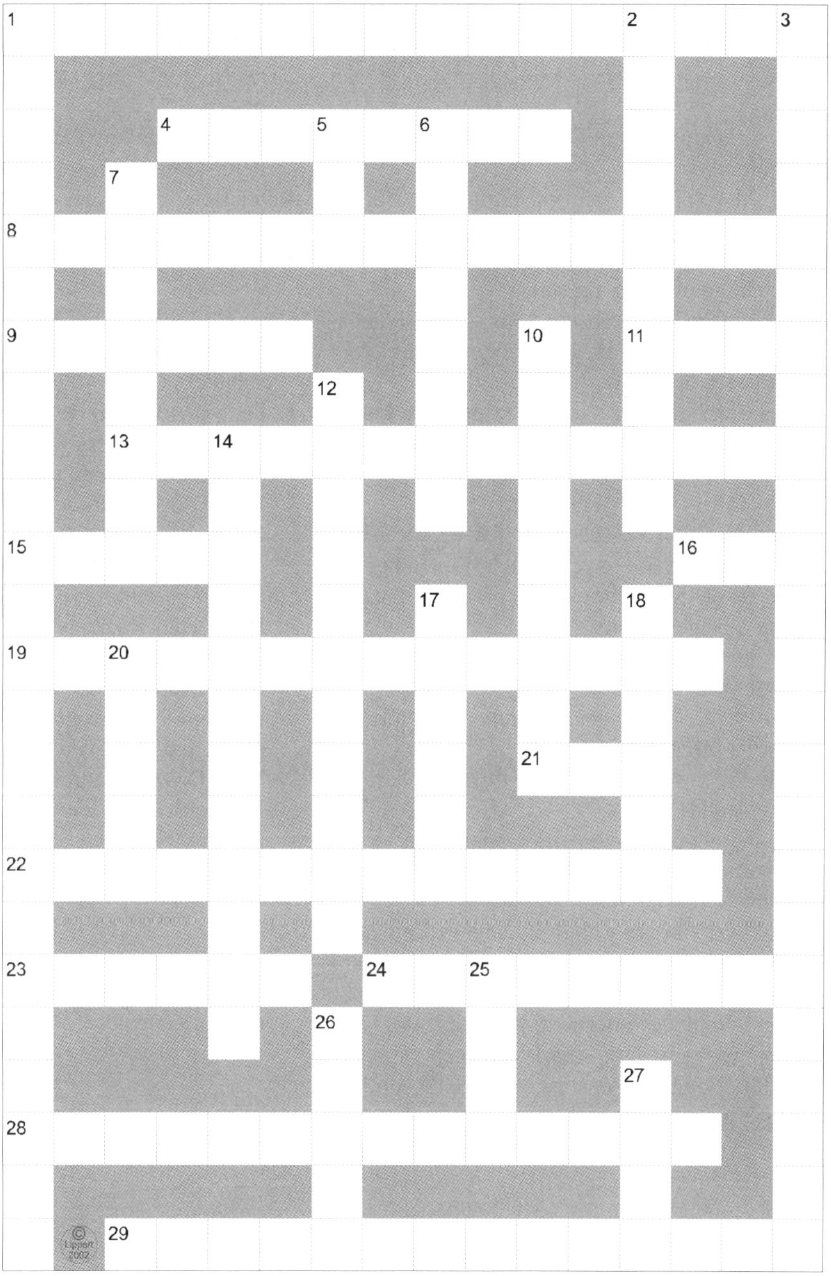
1 2 3
4 5 6
7
8
9 10 11
12
13 14
15 16
17 18
19 20
21
22
23 24 25
26
27
28
29
© Lippart 2002

42

Waagerecht:

1 Die Zellkörper des zweiten Neurons der Geschmacksafferenzen liegen in den Nuclei ...

7 Der Fundusbereich der Gallenblase hat Schleimhaut...

8 Der M. obliquus inferior dreht den Bulbus oculi nach ...

9 Die Hartsubstanzbildung in bleibenden Zähnen beginnt ... der Geburt

10 Die Barriereeigenschaften der Plazentaschranke werden in großem Maße vom ...blasten bestimmt

11 Bei einer „...hand" ist ein kraftvoller Faustschluss in Pronationsstellung behindert

13 Liegt im oberen Mediastinum

16 Das Corti-Organ liegt darauf

18 Befindet sich zwischen kleiner Kurvatur des Magens und Eingeweidefläche der Leber

19 In der oberen Thoraxapertur werden u.a. die Nn. ... angetroffen

20 Er besitzt sowohl quergestreifte als auch glatte Muskelfasern

22 Die A. ... ist an der arteriellen Versorgung der Kopfschwarte beteiligt

23 Die A. ... tritt durch eine Öffnung der Beckenwand

25 Schleimbeutel haben eine ...membran

26 Sekretorische Granula sind lichtmikroskopisch in ...zellen nachweisbar

27 Am Augenhintergrund sind beim Lebenden die Aufzweigungen der A. und V. centralis ... zu sehen

28 Der Nucleus intermediolateralis des Rückenmarks ist im ...-mark vertreten

29 Beim Neugeborenen ist die des N. opticus noch nicht abgeschlossen

Senkrecht:

1 Bestandteil des „Herzskeletts"

2 Der N. trochlearis zieht u.a. durch die Cisterna ...

3 Myoepithelzellen enthalten in der laktierenden Mamma Rezeptoren dafür

4 Die Belegzellen der Magendrüsen haben ein ...zelluläres Kanälchensystem

5 Die A. labyrinthi ist im Regelfall ein Ast der A. ...

6 Im Colliculus superior werden Erregungen aus ihr auf nachfolgende Neurone umgeschaltet

12 Die A. thyroidea inferior verläuft bogenförmig ... der A. vertebralis

14 Es beteiligt sich an der Mimik

15 Die Tuba auditiva [auditoria] kann durch Kontraktion des M. levator ... palatini geöffnet werden

17 Die Tuba auditiva [auditoria] mündet in die Pars ... des Rachens

21 Das Lig. falciforme geht am Zwerchfell in das Peritoneum ... über

24 Amöboide Bewegung ermöglicht Makrophagen die ...zytose

28 Das Down-Syndrom ist mit autosomaler ...somie verbunden

42

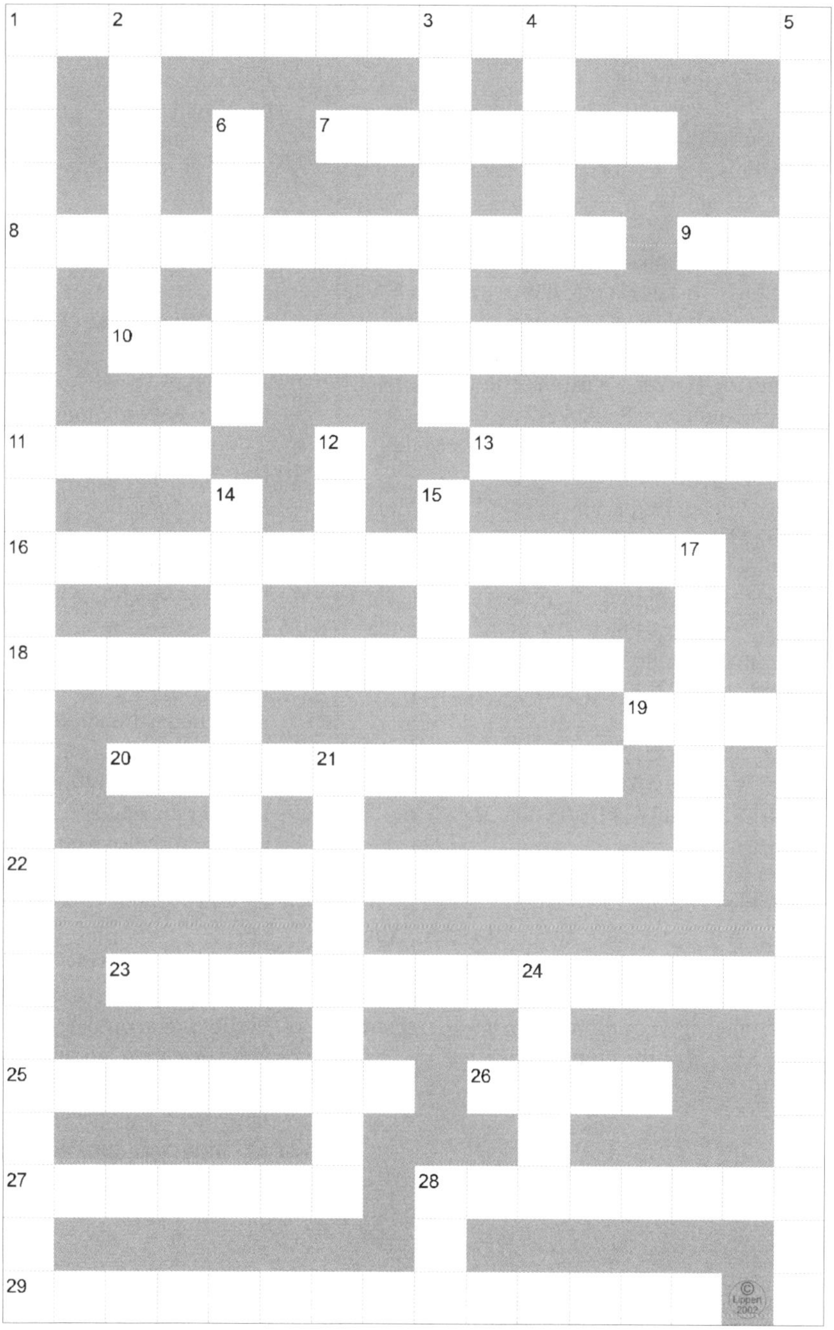
1
2
3
4
5
6
7
8
9
10
11
12
13
14
15
16
17
18
19
20
21
22
23
24
25
26
27
28
29
© Lippert 2002

43

Waagerecht:

1 In die Bursa omentalis gelangt man durch Durchtrennung des Lig. ...

4 Der N. ... verläuft innerhalb des Anulus tendineus communis der Augenmuskeln

7 Den Puls der A. dorsalis ... kann man lateral der Sehne des M. extensor hallucis longus tasten

9 Der N. glossopharyngeus führt u.a. chemorezeptorische Fasern aus dem ... zu den Nuclei tractus solitarii

11 Der normale Verlauf der Erregungsausbreitung im Herzen: Atrioventrikularknoten → ... → Kammerschenkel

12 Er liegt in den Disci intervertebrales des Erwachsenen

14 Die Glandula parotidea wird sekretorisch vom Ganglion ... versorgt

16 Bei der Phagozytose eines Bakteriums durch einen neutrophilen Granulozyten kommt es zur Fusion des Phagosoms mit ... Granula

19 Im proximalen Tubulus der Niere ist die basolaterale Zelloberfläche durch Zell... vergrößert

21 Die Aa. ... der Niere verlaufen an der Rinden-Mark-Grenze

23 Der N. radialis versorgt u.a. die ... des Unterarms

25 Der M. ... ist an der Begrenzung der Fossa poplitea beteiligt

28 Die A. ... verläuft innerhalb des Anulus tendineus communis der Augenmuskeln

29 Die Pars intermedia [membranacea] der männlichen Harnröhre ist vom quergestreiften M. ... externus umgeben

Senkrecht:

1 Für die Zellen der Theca interna eines Tertiärfollikels ist ... Retikulum charakteristisch

2 Die Macula densa grenzt an das extraglomeruläre ...angium

3 Verbindet den Seitenventrikel mit dem dritten Ventrikel

5 Der Nucleus nervi ... liegt in Höhe der Colliculi inferiores

6 Teile der Sinnesorgane für Translationsbeschleunigungen (Linearbeschleunigungen) liegen in ihm

8 Ein Meckel-Divertikel ist eine Residualstruktur der entwicklungsgeschichtlichen Darm-...-Verbindung

10 Der Ventriculus laryngis ist eine seitliche Ausbuchtung der Cavitas laryngis zwischen Plica vestibularis und Plica ...

13 Die Kontraktion der Mm. cricothyroidei führt zur Spannung der ...bänder

15 Der Nucleus interpositus posterior [globosus] gehört zu den ...hirnkernen

17 Die Spermatogonien befinden sich im basalen Kompartiment der ...kanälchen

18 Die ... Herzkranzarterie versorgt u.a. den vorderen und mittleren Abschnitt der Kammerscheidewand

20 Die neuronale Kette Neocortex → Basalganglien → ... → Neocortex trägt wesentlich zur Erstellung des Bewegungsprogramms bei

22 Die Leber ist ...verschieblich

24 Der virtuelle Hebelarm eines Muskels geht in die ...momentberechnung ein

26 Das Foramen ... (cordis) wird durch das Septum primum und das Septum secundum begrenzt

27 Es stimuliert die Wasserrückresorption aus den Sammelrohren der Nieren

43

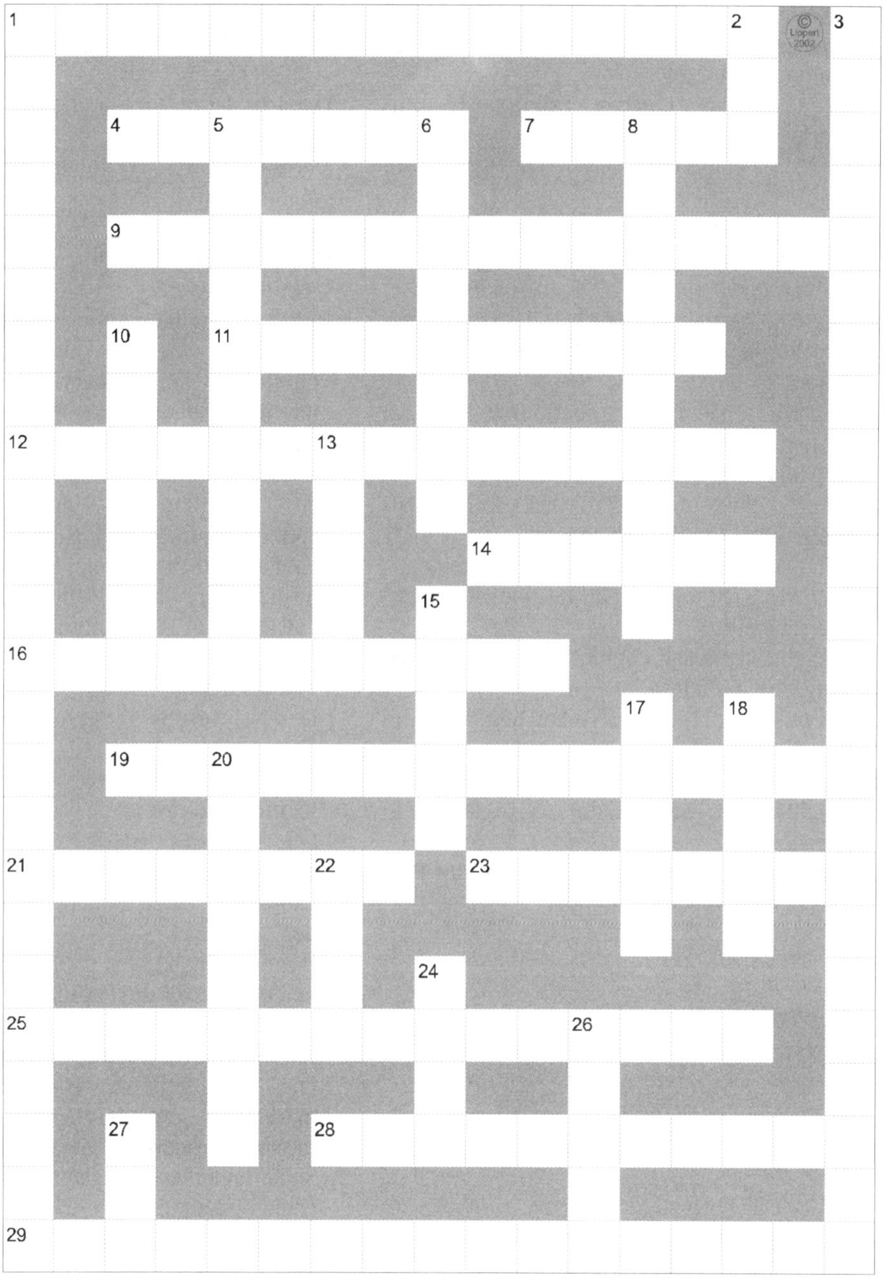

44

Waagerecht:

1 Welcher Winkel beträgt beim normalen Femur etwa 10–20°?

4 Die Glandulae tarsales (Meibom-Drüsen) produzieren ein ... Sekret

8 Der N. ... enthält viszeroafferente Fasern vom Glomus caroticum

13 Seine Gesamtmenge beträgt beim jungen erwachsenen Menschen etwa 1,3 kg

16 Polyploidie kann z.B. in ...zellen auftreten

17 Die Chorda tympani wird in ihrer Verlaufsstrecke durch die Paukenhöhle davon überzogen

18 Der M. ... kann in Supinationsstellung des Unterarms seine größte Beugekraft im Ellbogengelenk entfalten

20 Der N. glossopharyngeus verläuft streckenweise im ... lateropharyngeum

21 Ribosomen bestehen aus ihr und Proteinen

23 Der M. ... ist am Aufbau des weichen Gaumens beteiligt

24 Der Leistenkanal beginnt innen ... der A. epigastrica inferior

25 Im einzelnen Lungensegment liegen zentral Segmentbronchus und Segment...

27 Zellteilungen von Stammzellen ergeben als Tochterzellen neue Stammzellen und ...fähige Zellen

28 Der M. ... setzt hinter dem Äquator des Bulbus oculi unten temporal an

Senkrecht:

1 Die T-Helferzellen können in Kontakt zu ... Zellen treten

2 Das Lig. latum uteri enthält ... Bindegewebezüge

3 Der Fasciculus ... verbindet Kerne des Hypothalamus mit Hirnnervenkernen des Hirnstamms

5 Die basophilen Granulozyten schütten es bei Aktivierung aus

6 Bei der „Stellatumblockade" werden durch Injektion eines Lokalanästhetikums alle durch das Ganglion cervicothoracicum [stellatum] ziehenden Bahnen, z.B. für die sympathische Innervation der ..., kurzfristig funktionell unterbrochen

7 Die ...-Schollen sind Zonen verstärkter basophiler Anfärbung in Nervenzellen

9 Die Parietalzellen (Belegzellen) des Magens besitzen in ihrer Zellmembran eine ...-getriebene H^+-Ionen-Pumpe

10 Der Canalis semicircularis ... grenzt an die Paukenhöhle

11 Der N. dorsalis ... versorgt den M. levator scapulae

12 Aktivierung des Parasympathikus führt zu Kontraktion des M. ... vesicae

14 Das Stratum ... ist eine Schicht der Epidermis

15 Collagenfibrillen vom Typ I sind Bestandteil des ...gewebes

19 Beim Erwachsenen sind Geschmacksknospen typisch für die Papillae ...

22 Die A. coronaria dextra versorgt im Regelfall die ... des Erregungsleitungssystems

25 Die Muskulatur der Blutgefäße wird von marklosen ...ergen (sympathischen) Nervenfasern innerviert

26 Schaltlamellen enthalten Collagen Typ ... (Zahl ausschreiben)

44

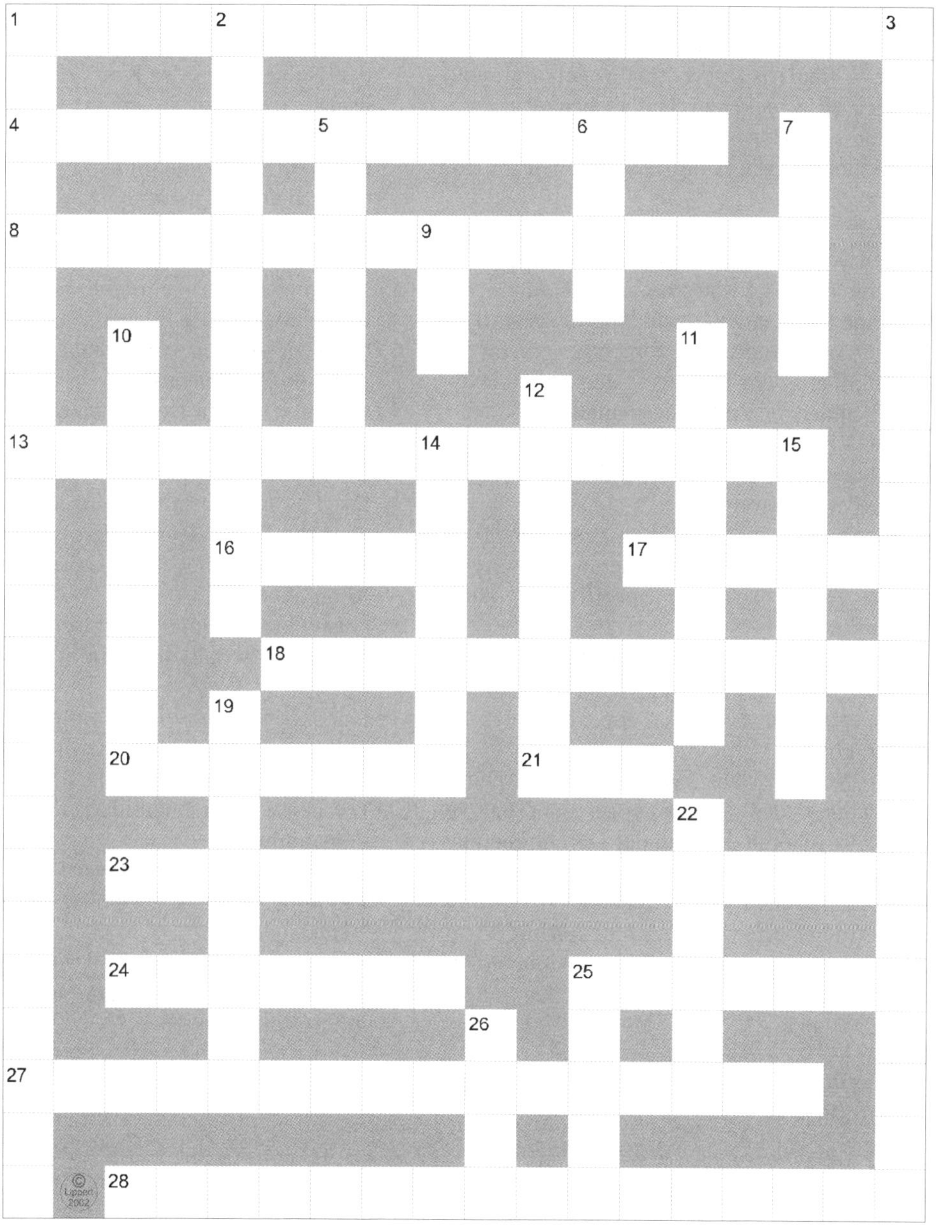

45

Waagerecht:

1 Das Anfangssegment eines Axons bildet sie
5 Der N. fibularis [...] profundus versorgt motorisch die Strecker am Unterschenkel
6 Unter ... inversus versteht man die spiegelbildliche Verlagerung von Organen im Körper
8 Unter ... Gliederung des Rückenmarks versteht man die eintrittshöhenbezogene Schichtung der Rückenmarksbahnen
9 ...krine Pankreaszellen sind basal basophil
10 Die A. thyroidea inferior entspringt im Regelfall aus dem Truncus ... der A. subclavia
12 Sie bilden die Zellteilungsspindel
14 Die V. portae hepatis verläuft im Lig. ...
16 Mutationen des mitochondrialen Genoms werden ... vererbt
17 In welche Schicht (Zahl ausgeschrieben) des Gyrus postcentralis projizieren überwiegend die Fasern aus den spezifischen Thalamuskernen?
20 Der N. phrenicus verläuft vor dem Lungen...
21 Endogene Opioide binden an Membranrezeptoren von Neuronen im ...horn des Rückenmarks
22 Zu den typischen Reaktionen nach Durchtrennung des Axons eines markhaltigen Nervs gehören diese an der Durchtrennungsstelle
23 Endothelzellen synthetisieren u.a. Stickstoffmonoxid (...) (chemische Formel)
24 Die Vv. emissariae sind Verbindungen zwischen den Sinus ... matris und den äußeren Kopfvenen
28 Der M. infraspinatus setzt dort an
29 Im Duodenum kommen ...bildende endokrine Zellen vor

Senkrecht:

1 Beim Schädel des Neugeborenen erfolgt es an den Nahträndern der Knochen des Schädeldachs
2 Das Foramen ovale cordis ist im fetalen Kreislauf ein Rechts-links-...
3 Das ... Blatt der Fascia thoracolumbalis befestigt sich an den Processus costiformes [costales]
4 Im normalen Differentialblutbild findet man davon etwa 2–4 %
6 Die Regeneration von Skelettmuskelfasern geht von ...zellen aus
7 Das Lig. ... ist ein Derivat eines fetalen Gefäßes beim Erwachsenen
11 Die A. ... ist ein Ast der A. carotis externa
13 Die Fascia ... beteiligt sich an der Begrenzung der Fossa ischioanalis
15 Wo beginnt die Ossifikation der langen Röhrenknochen?
16 Glandulae tarsales = ...-Drüsen
18 Ist an der Schallleitung im Mittelohr beteiligt
19 In ...stellung der Finger verhindern die gespannten Seitenbänder der Fingergrundgelenke eine Spreizung
25 Die Fossa retromandibularis liegt hinter dem ... mandibulae
26 Die A. centralis retinae wird an ihrem Eintritt in den Bulbus ... von der gleichnamigen Vene begleitet
27 ...phile Granulozyten sind im Differentialblutbild die am seltensten vorkommenden reifen Granulozyten

45

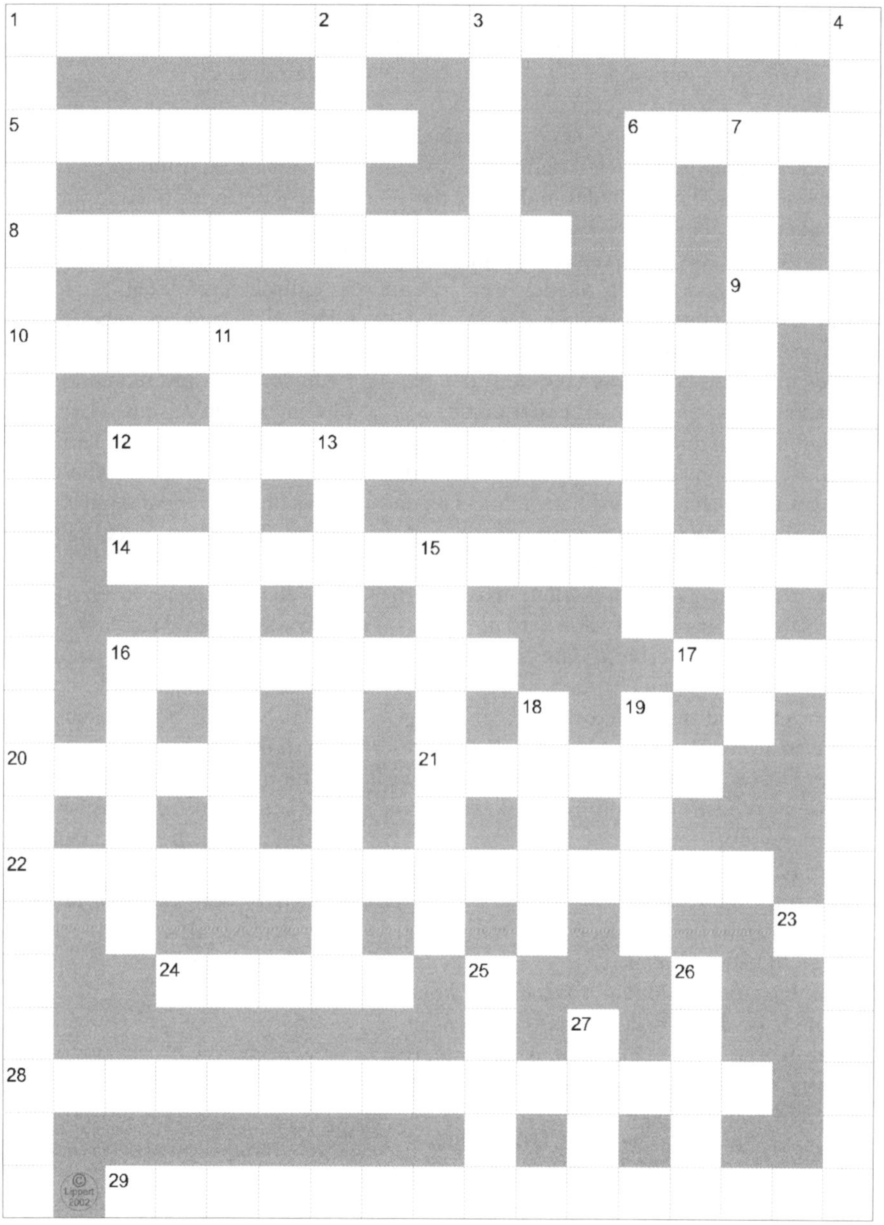

46

Waagerecht:

1 Der Recessus costodiaphragmaticus dient dazu bei der Inspiration

6 Lysosomale Proteine gelangen von den sie synthetisierenden Ribosomen ins Lumen des ... endoplasmatischen Retikulums

8 Der Sinus maxillaris mündet in den Meatus ... medius

12 Die Pulsationen der A. radialis sind beim gesunden Erwachsenen an der Ventralseite des distalen Unterarms neben der Sehne des M. ... sicher zu tasten

13 Welcher Zahn (Zahl ausschreiben) des bleibenden Gebisses bricht als erster durch?

15 Bei Patienten mit Durchtrennung des Corpus callosum (Split-brain-Operation) ist in der Regel die rechte Hemisphäre fähig, Gegenstände auf ... Weise zu identifizieren

16 Glattes endoplasmatisches Retikulum dient der ...$^{++}$-Speicherung in Skelettmuskelfasern

17 Sie gliedern das Fettgewebe der Unterhaut

20 Die Erregung verläuft (als „gemeinsame motorische ...strecke“) über eine Vorderhornzelle und deren Axon zu einer quergestreiften Muskelfaser

22 Der Ductus thoracicus tritt von dorsal zwischen A. carotis communis und A. subclavia zum ...winkel

24 Die Fasciculi gracilis und cuneatus sind ... Bahnen

25 Die Wurzel des Mesocolon transversum verläuft bis zur linken ...

26 Das Pancreas berührt mit seinem ... die mediale Seite der Pars descendens duodeni

27 Rezeptoren für ...faktoren sind integrale Bestandteile der Plasmamembran von aktivierten Makrophagen

28 Welcher Reflex prüft die Segmenthöhe L_1–L_2?

31 Die Sertoli-Zellen sitzen seiner Basalmembran auf

Senkrecht:

1 Der N. facialis tritt an diesem aus dem Hirnstamm aus

2 In der Vagina herrscht ein saurer ...-Wert

3 Der N. ... versorgt u.a. den M. deltoideus

4 Sie sind Berührungsrezeptoren

5 Der R. inferior ossis ... ist beim Lebenden zu tasten

7 Bei einer Broca-... ist die Sprache grammatikalisch vereinfacht

9 Der N. laryngeus superior innerviert den ... laryngis

10 In der Schilddrüse gebildetes Peptidhormon

11 Eine Atrophie des Thenar kann u.a. durch ein ...tunnelsyndrom verursacht werden

14 Die A. ... zieht in Nähe des höchsten Punktes über die Pleurakuppel hinweg

18 Das Trigonum ... enthält den N. laryngeus superior

19 Welche größere Arterie (A. ...) hat direkten Kontakt zum Pancreas?

21 Charakteristisches Symptom bei Kleinhirnhemisphärenläsion

23 Der Nucleus ... trochlearis liegt im Tegmentum mesencephali

29 Die Abgabe des Sekretes der laktierenden Mamma aus den Drüsenendstücken durch Kontraktion der ...epithelien wird durch Oxytocin stimuliert

30 In der Niere (...) gibt es ein zweites, einem ersten Kapillarsystem nachgeschaltetes Kapillarsystem

46

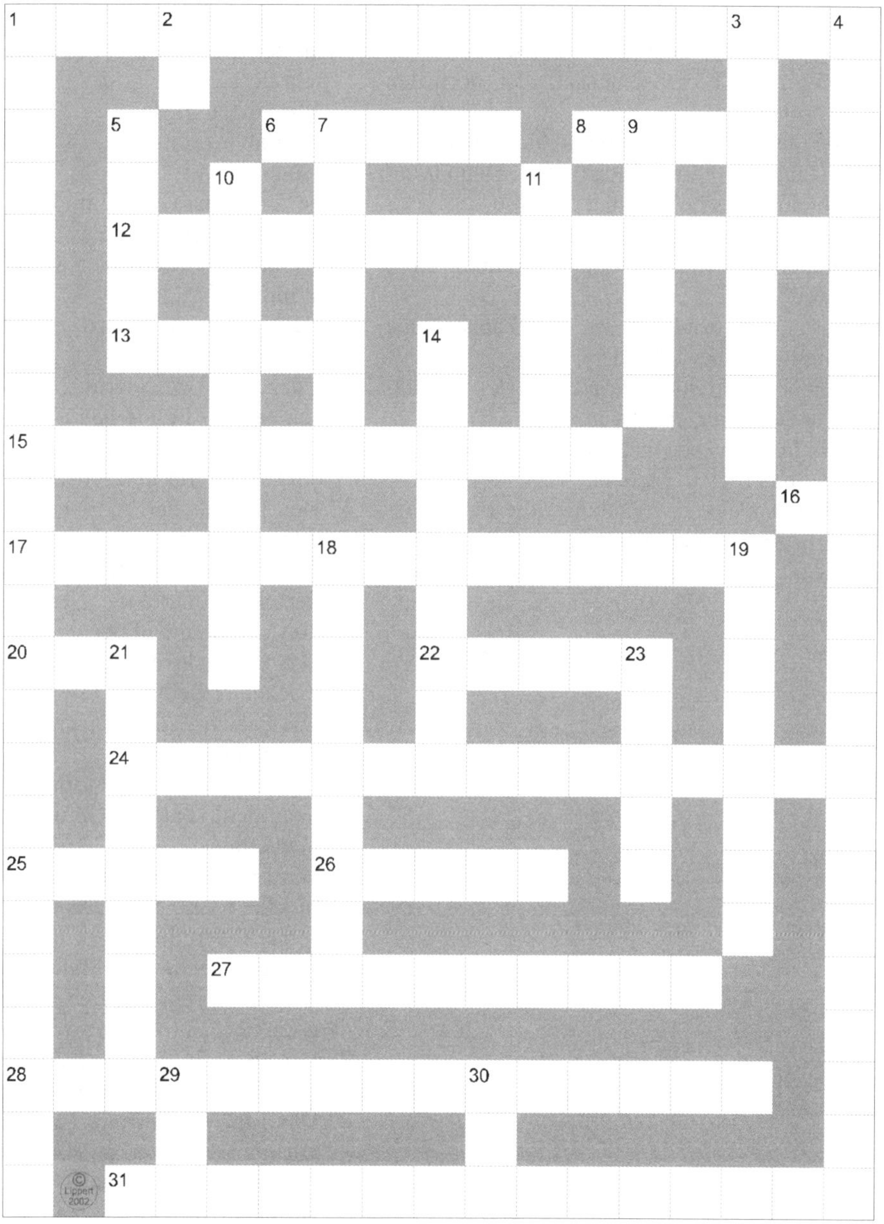

47

Waagerecht:

1 Das Lig. ... verbindet Milz und Zwerchfell

5 So ist der Chromosomensatz der normalen Spermatogonie

10 Die Ausscheidung der Chylomikronen ins basolaterale Interstitium der Dünndarmschleimhaut erfolgt durch ...zytose

11 Die Schilddrüse grenzt an die A. ...

15 Die Vasa privata der Lunge verlaufen im ... Gewebe

16 Das ... mastoideum ist der Paukenhöhle unmittelbar benachbart

20 Der N. oculomotorius hat enge topographische Beziehungen zu ihm

24 Das Feld der absoluten Herzdämpfung geht kontinuierlich in sie über

25 Die Glandulae ... münden in die Pars spongiosa der Urethra masculina

29 Die A. ... begleitet den N. radialis

Senkrecht:

1 An der Begrenzung des Foramen intervertebrale sind die ... der beiden benachbarten Wirbel beteiligt

2 Die Valva tricuspidalis schließt sich zu Beginn der ...

3 Die A. uterina verläuft im Lig. ... uteri

4 Hirnnervenkern (Nucleus ...) in der Brücke

6 Osteoklasten werden u.a. durch ...hormon stimuliert

7 Ihre Vorderseite grenzt an die vordere Augenkammer

8 In der Rinde des Gyrus ... befinden sich Abschnitte des limbischen Systems

9 Für die Drüsenzellen des Nebennierenmarks sind sekretorische ... charakteristisch

12 Der Beginn der A. maxillaris liegt in der ...loge

13 Die V. jugularis externa verläuft ... am Hals

14 Periphere marklose Nervenfasern werden von ...-Zellen umfasst

16 Die Omphalozele (Persistenz des physiologischen Nabelbruchs) ist von ... bedeckt

17 Die Paneth-Zellen liegen an der ... der Glandulae intestinales

18 Der supplementärmotorische Cortex erhält über den Thalamus Informationen aus den ...ganglien

19 Wird der Lymphabfluss aus dem Dünndarm blockiert, so beeinträchtigt das vor allem seine Absorption

21 Die Bewegung von Makrophagen und Granulozyten wird durch ...taktische Reize gerichtet

22 Synapsen finden sich typischerweise an den ...zellen des Nebennierenmarks

23 Das Lig. iliofemorale begrenzt u.a. die Extension (...version) im Hüftgelenk

26 Heterochromatin findet sich u.a. im ...-Körperchen

27 Die Fascia cruris ist die distale Fortsetzung der Fascia ...

28 Der ...ferente Schenkel für den Kornealreflex läuft über Fasern des N. ophthalmicus

47

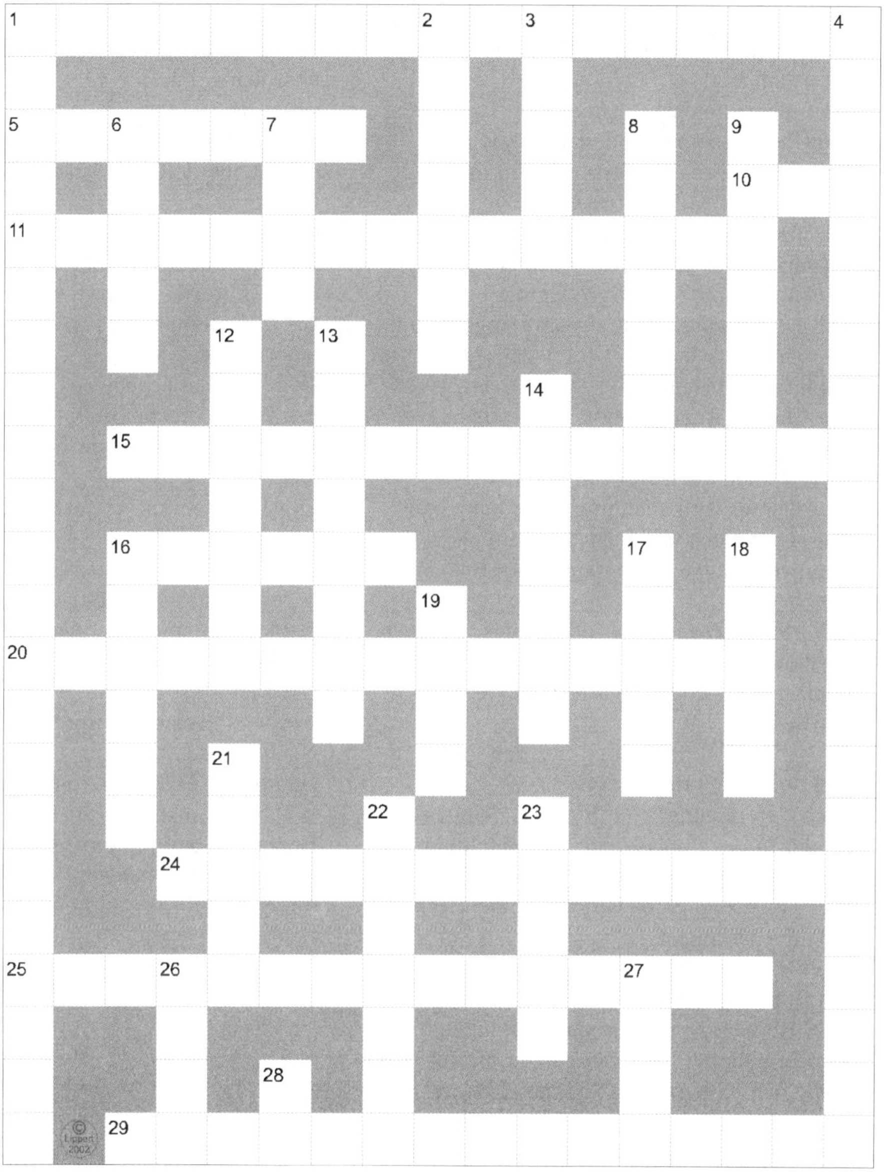

48

Waagerecht:

1 Parasympathischer Kern (Nucleus ...) des Hirnstamms
6 Eine „physiologische Enge“ des Ureters ist die Überkreuzung mit den Vasa ...
10 Die Zähne des ...kiefers gehören zum Versorgungsgebiet der A. maxillaris
11 Hirnnervenkern (Nucleus ...) in der Brücke
12 Hyper... eines Gewebes bedeutet Volumenzunahme durch Zellvergrößerung
13 Der N. ... verläuft ventral vom Lungenhilum
15 Der N. transversus ... [cervicalis] verläuft subkutan am Hals
16 Die für die Rezirkulation der Lymphozyten wichtigen postkapillären Venulen liegen im Lymphknoten vorwiegend in ihm
17 Das Corpus geniculatum laterale hat ...bau
22 Der Ureter hat dazu an der seitlichen Beckenwand enge topographische Beziehungen
23 Die Parietalzellen (...zellen) des Magens enthalten in inaktivem Zustand im Cytoplasma liegende tubulovesikuläre Strukturen
25 Die ...anteile der Milch werden durch apokrine Sekretion abgegeben
26 Die Vereinigung von Ei- und Samenzelle findet in der ...phase der 2 Reifeteilung der Ovozyte statt
27 Der Ductus deferens verläuft in der Beckenhöhle ...peritoneal
28 Der M. ... wirkt mit bei der Außenrotation im Schultergelenk
29 Die Bildung von Spermien, beginnend mit der Teilung der Spermatogonien bis zur Abgabe der Spermien (Spermatiden) in das Lumen des Tubulus seminifer, dauert größenordnungsmäßig etwa ... (Zahl ausschreiben) Wochen
31 Der Sinus cavernosus steht über den Sinus ... mit dem Sinus sigmoideus in Verbindung

Senkrecht:

1 Die Fasern der Olive zum Kleinhirn verlaufen über den ... inferior
2 Der Arcus palmaris ... liegt palmar (volar) der langen Beugersehnen
3 Der Ductus deferens ist die Fortsetzung des Ductus ...
4 Der ...ferente Schenkel für den Pupillenreflex läuft über den N. oculomotorius
5 Der M. sartorius entspringt von der Spina ...
7 Der R. externus des N. laryngeus superior innerviert den M. ...
8 Der N. axillaris geht aus dem Fasciculus ... des Plexus brachialis ab
9 Er trennt das Atrium sinistrum vom Oesophagus
14 Es ist die Lamina visceralis des Pericardium serosum
18 In der Tela subcutanea [...] unterteilen Bindegewebszüge das Fettgewebe
19 Cholecystokinin stimuliert die pankreatische ...sekretion
20 Die Meiose II in der ...genese des Menschen wird erst nach der Befruchtung beendet
21 Nach Durchschneidung der Nervenfaser geht der ... Teil des Axons zugrunde
24 Während der Inspiration wird die elektrische Herzachse beim Intermediärtyp dies
30 Das ...ovarium befestigt das Ovar am hinteren Blatt des Lig. latum uteri

48

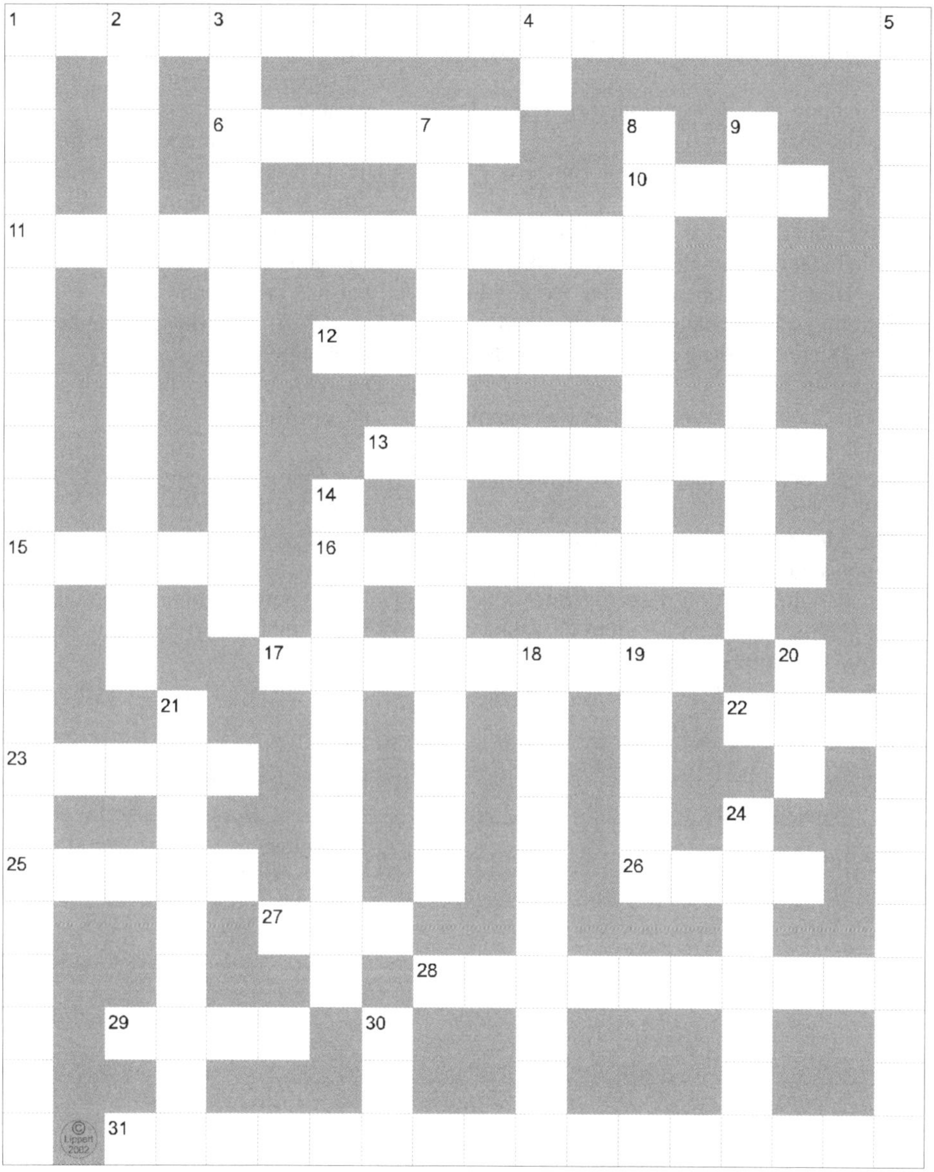

49

Waagerecht:

1 Entsteht aus dem 2. Branchialbogen (Hyoidbogen)

6 Verbindung der Nasenhöhlen mit der Pars nasalis pharyngis

9 Der wesentliche Stimulus zur Entleerung der Gallenblase

10 Wo enden die Axone der Riechzellen?

15 Er mündet in den linken Venenwinkel

16 Die Hinterhauptfontanelle des Kopfes beim Säugling schließt sich im ... Lebensmonat

17 Der Ductus nasolacrimalis geht aus dem ... lacrimalis hervor

18 Mehrschichtiges unverhorntes Plattenepithel kommt an der Portio ... vor

20 Der N. petrosus major führt parasympathische Fasern für die ...drüse

21 Der Meniscus lateralis des Kniegelenks ist hauptsächlich aus ... Faserbündeln aufgebaut

24 An der Innervation des Herzens sind ... sympathische Fasern aus dem Ganglion cervicale medium beteiligt

26 Der N. femoralis geht aus dem Plexus ... hervor

28 Die ... mastoideae sind von Schleimhaut ausgekleidet

29 Der Nucleus salivatorius inferior ist ein ... Kern

Senkrecht:

1 Der M. ... hilft bei der Mundöffnung

2 Die Chorda tympani führt ...rische und parasympathische Fasern

3 ...zellen setzen Interleukin 2 frei

4 Die Drüsenendstücke der weiblichen Brustdrüse geben Proteine der Milch nach Art der ... Sekretion ab

5 Der Sinus cavernosus steht mit ihm unmittelbar in Verbindung

7 Der M. ... superior schwenkt die Sehachse nach unten (Blicksenkung)

8 Die A. ... wird im Trigonum submandibulare angetroffen

11 Der ... palmaris superficialis liegt zwischen der Palmaraponeurose und den Sehnen der langen Fingerbeuger

12 Der Ductus nasolacrimalis mündet unter der ... Muschel in die Nasenhöhle

13 Das Omentum minus steht nahezu so

14 Das Pancreas erreicht mit ihm das Milzhilum

19 Die Tunica ... testis entstammt dem Peritoneum

22 Wo wird Erythropoetin gebildet?

23 Die Erregungsübertragung von Herzmuskelzelle zu Herzmuskelzelle erfolgt über ... Junctions

25 Die Hypophyse liegt in der Fossa hypophysialis der ... turcica

27 Die Mm. interossei der Hand beugen in welchen Gelenken (internationale Abkürzung)?

49

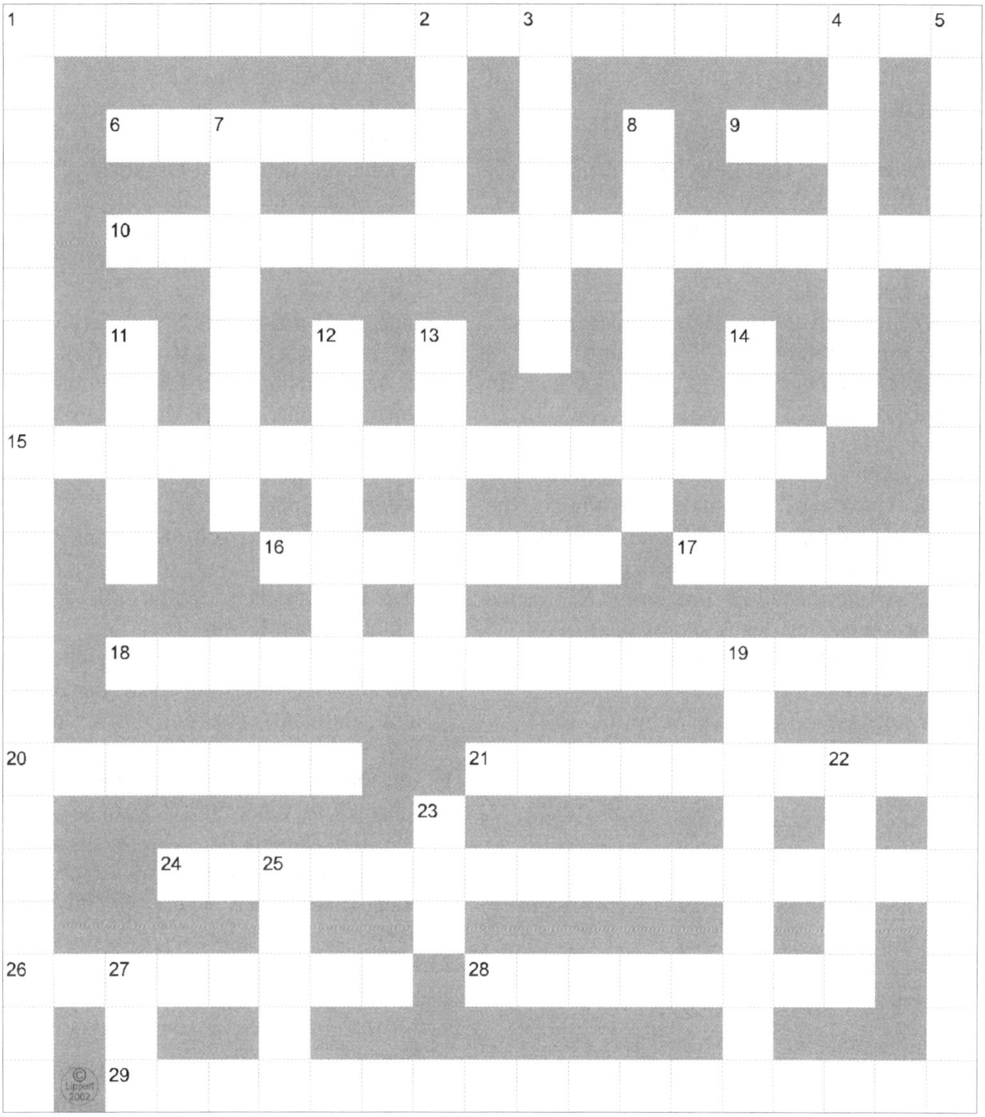
1 2 3 4 5 6 7 8 9 10 11 12 13 14 15 16 17 18 19 20 21 22 23 24 25 26 27 28 29
© Lippert 2002

50

Waagerecht:

1 Zellen bösartiger Tumoren fehlt sie
5 Das Corpus spongiosum penis endet distal mit der ... penis
9 Die ... vestibuli enthält Perilymphe
10 Sie werden zur Glia gerechnet
12 Im Bereich von Brustwarze und Warzenhof kommen Bündel von ... Muskelzellen vor
13 Die neutrophilen Granulozyten bilden bakteri... Substanzen
15 Der Sinus cavernosus steht mit dem Sinus ... superior unmittelbar in Verbindung
20 Der Ursprung der A. ... befindet sich in Höhe des 1.–2. Lendenwirbels
22 Somatostatin wird u.a. wo gebildet?
24 Sie kann zu aneuploiden Keimzellen führen
25 Die Canaliculi lacrimales verbinden die Puncta ... direkt mit dem Saccus lacrimalis
26 Riechzellen sind ... Sinneszellen
28 Die A. uterina bildet mit ihrem R. ... eine Anastomose mit der A. ovarica
29 Das ...-Syndrom ist mit autosomaler Trisomie verbunden
30 Sie liegen zwischen zwei Schwann-Zellen

Senkrecht:

1 Welche kontraktilen Gewebe werden durch Branchialnerven innerviert?
2 Der Zellkern weist in den meisten Zellen mindestens einen auf
3 Signale aus den Corti-Organen gelangen in die ... und in die kontralaterale Hemisphäre
4 In der Nasenscheidewand findet man es
5 Das tiefe Blatt der Halsfaszie umscheidet den ...strang
6 Eines der Hormone der Nebennierenrinde
7 Der ...-Apparat ist am Membranfluss beteiligt
8 Bei der Belichtung der Photorezeptoren müssen Lichtwellen durch die ...zellschicht hindurchtreten
11 Der N. occipitalis ... gehört zu den dorsalen Ästen der Spinalnerven
14 Sie sind die einzigen efferenten Zellen der Kleinhirnrinde
16 Der Nucleus nervi abducentis gehört zur ...motorischen Kernreihe
17 Der Globus pallidus hat zahlreiche Efferenzen zum Thalamus, die entweder über die ... lenticularis oder über den Fasciculus lenticularis verlaufen
18 Eine Schädigung des N. fibularis communis führt u.a. zu einer Fuß...schwäche
19 Die Belegzellen der Magendrüsen werden u.a. dadurch stimuliert
21 Hier finden sich Synapsen im visuellen System
23 Liegt im hinteren Mediastinum
27 Die A. gastrica dextra und die A. gastrica sinistra verlaufen an der Curvatura ... des Magens

50

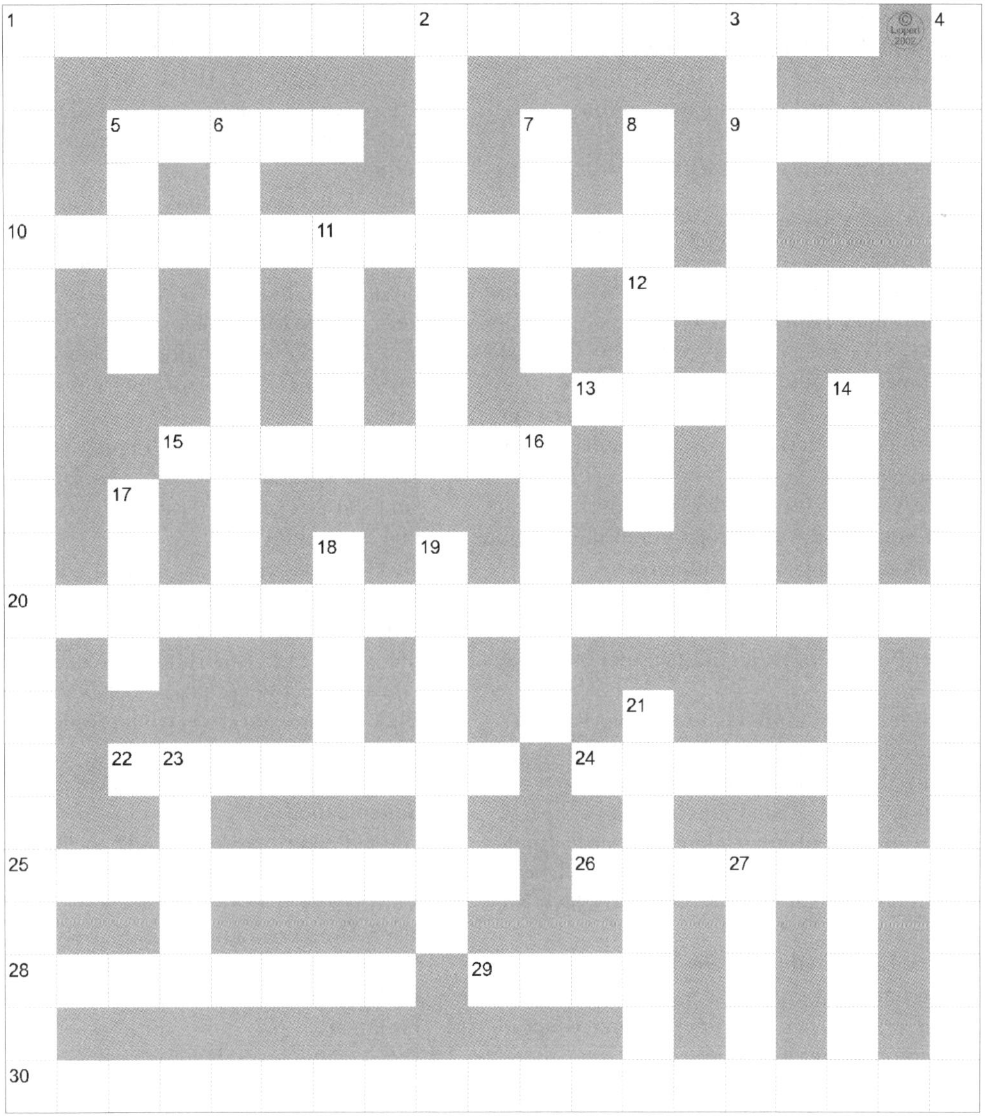
1
2
3
© Lippert 2002
4
5
6
7
8
9
10
11
12
13
14
15
16
17
18
19
20
21
22
23
24
25
26
27
28
29
30

51

Waagerecht:

1 Bronchioli sind damit ausgekleidet

5 ...-Moleküle der Klasse II sind integrale Bestandteile der Plasmamembran von aktivierten Makrophagen

8 Es wird vom N. phrenicus motorisch innerviert

10 Melanozyten geben sie in umgebende Keratinozyten ab

12 Der M. ... inferior schwenkt die Sehachse nach unten (Blicksenkung)

13 Die Schleimhaut des Mittelohrs ist sehr schmerzempfindlich; sie wird vom N. ..., einem Ast des N. glossopharyngeus, versorgt

14 Periphere marklose Nervenfasern haben ...axone

15 Die Lamina propria der Magenschleimhaut ist von der ... submucosa durch die Lamina muscularis mucosae getrennt

19 Die Milz erhält ihre Gefäßversorgung über das Lig. ...

21 Der N. femoralis liegt dorsal und lateral des M. ... major

23 ...-Proteine sind für Gap Junctions typisch

24 Die als Scapula alata bezeichnete Fehlstellung des Schulterblatts kann auf einer Lähmung des M. ... anterior beruhen

26 Bei einer neuromuskulären Synapse (motorischen Endplatte) zeigen sich acetylcholinhaltige Vesikel in der ...synaptischen Nervenendung

27 Das Lig. inguinale geht nach distal in die Fascia ... über

28 Die ...kerne des Hirnstamms sind Ursprung serotoninerger Neurone

29 Die A. vertebralis durchbohrt die Membrana ... posterior

Senkrecht:

1 Die A. vertebralis verläuft (im Regelfall) durch die des 6.–1. Halswirbels

2 Differenzieren sich aus der Neuralleiste

3 Entsteht bei multipler Kernteilung ohne Zellteilung

4 In der Wand des äußeren Gehörgangs kommt ... Knorpel vor

6 Der Ausführungsgang der Glandula submandibularis mündet unter der Zungenspitze an der ... in die Mundhöhle

7 Der M. cricoarytenoideus posterior erhält seine motorische Versorgung aus dem Nucleus ...

9 An der synaptischen Übertragung von primären auf sekundäre Neurone der Nozizeption sind die erregenden Transmitter Substanz P und ... beteiligt

11 Die Pulsationen der A. ... sind beim gesunden Erwachsenen im distalen Teil der Achselhöhle sicher zu tasten

16 Sie ist an der Crista frontalis befestigt

17 Drüsenzellen der Zona ... der Nebennierenrinde sezernieren ein natriumretinierend wirkendes Hormon

18 Das ...embryonale Zölom entsteht in den Seitenplatten

20 Die Cellulae mastoideae stehen über das ... mastoideum mit der Cavitas tympanica in Verbindung

22 Nach Unterbrechung der Nabelschnurdurchblutung erfolgt die perinatale Kreislaufumstellung durch funktionellen Verschluss des Foramen ...

25 Der Tractus ...cerebellaris posterior verläuft im unteren Kleinhirnstiel

51

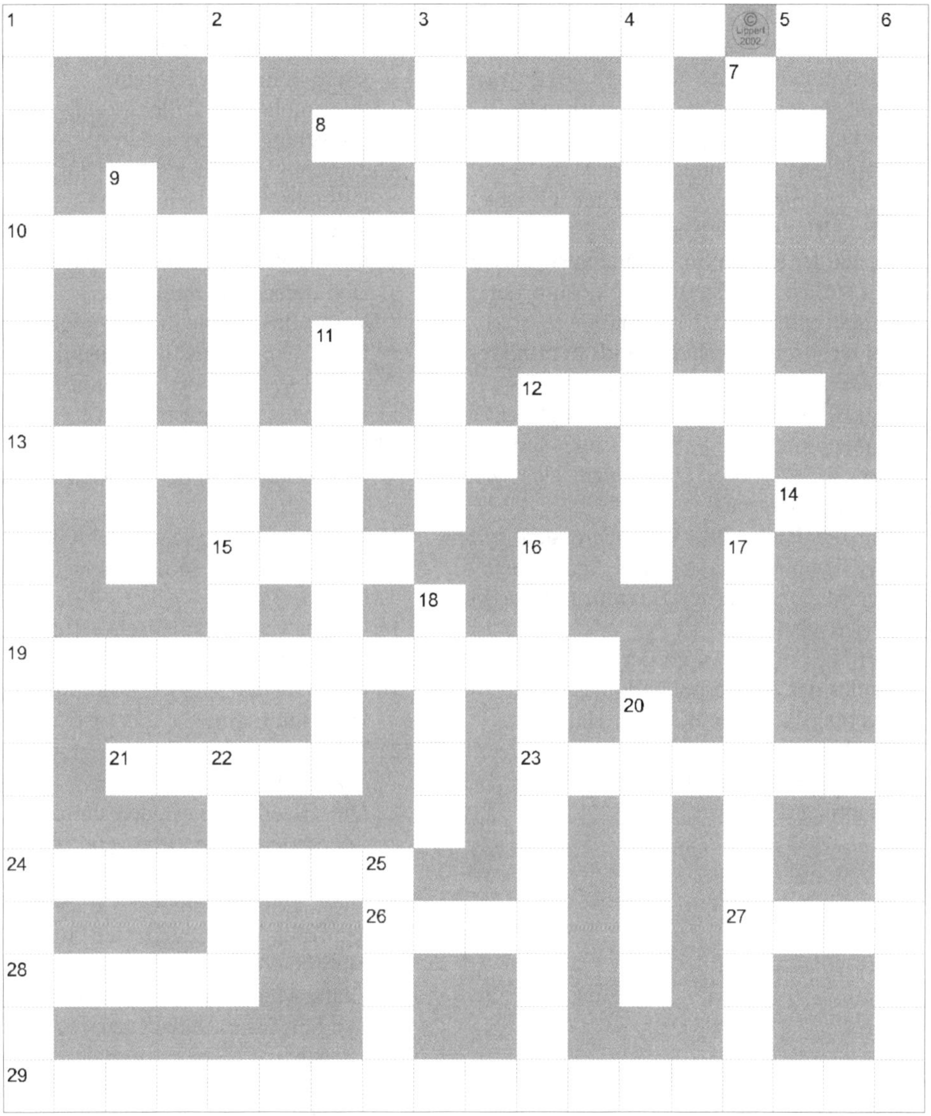
1
2
3
4
©
Lippert
2002
5
6
7
8
9
10
11
12
13
14
15
16
17
18
19
20
21
22
23
24
25
26
27
28
29

52

Waagerecht:

1 Der M. levator ani gehört zu ihm

6 In den kurzen und ... Knochen des Erwachsenen ist rotes Knochenmark vorhanden

8 Die Tuba auditiva [auditoria] hat enge topographische Beziehungen zur A. ...

9 Die Columnae anales enthalten Gefäße, die mit ... Blut gefüllt sind

10 Ist mit der Ringknorpelplatte verwachsen

12 Die Zellen des Stratum spinosum der Epidermis enthalten ...filamente

13 Sekretorische Granula sind lichtmikroskopisch in ...-Zellen nachweisbar

16 Am Hilum der rechten Lunge liegt der Oberlappenbronchus ...halb der Lungenarterie

17 Der N. ... gehört zum Inhalt des Meatus acusticus internus

19 Die die Blutgefäße innervierenden sympathischen Nervenfasern sind ...ganglionär

20 Der M. ... ist an der Begrenzung der Fossa poplitea beteiligt

21 Der N. ... tritt etwa an der Mitte des Hinterrandes des M. sternocleidomastoideus durch das oberflächliche Blatt der Halsfaszie

27 Die Wurzel des ...colon transversum verläuft über die Pars descendens duodeni

28 Ursprung der A. ovarica

Senkrecht:

1 Die Gallenblase füllt sich, wenn sich die Galle in ihm zurückstaut

2 Die amöboide Zellbewegung gewinnt die notwendige Energie durch ...-Spaltung

3 Training der Muskulatur, z.B. durch Bodybuilding, führt dazu

4 Die Linsenfasern gehen aus ihm hervor

5 Die endokrinen Zellen des Nebennierenmarks sind deren Abkömmlinge

7 Der Anulus inguinalis profundus nimmt beim Mann den Ductus deferens, die Vasa ... und den R. genitalis des N. genitofemoralis auf

11 Ein Zytoskelettprotein

14 Das primäre kortikale Projektionsareal für den ...sinn ist in der Nähe des Sulcus lateralis lokalisiert

15 Der Ausführungsgang der Glandula parotidea durchbohrt in der Tiefe der Regio buccalis den M. ...

17 Glattes endoplasmatisches Retikulum ist an der ...synthese beteiligt

18 Der Tractus spinocerebellaris anterior verläuft durch ihn

21 Der Saccus lacrimalis liegt ihrer medialen Wand an

22 Die Glandula parotidea enthält ...zellen im interstitiellen Bindegewebe, die Immunglobuline bilden

23 Die ...zyten machen etwa 25–40 % der Gesamtzahl der Leukozyten im Differentialblutbild eines gesunden Erwachsenen aus

24 Glatte Muskelzellen enthalten ...filamente

25 Die Schwann-Zellen entwickeln sich aus der ...leiste

26 Der Sinus ... steht unmittelbar mit dem Confluens sinuum in Verbindung

52

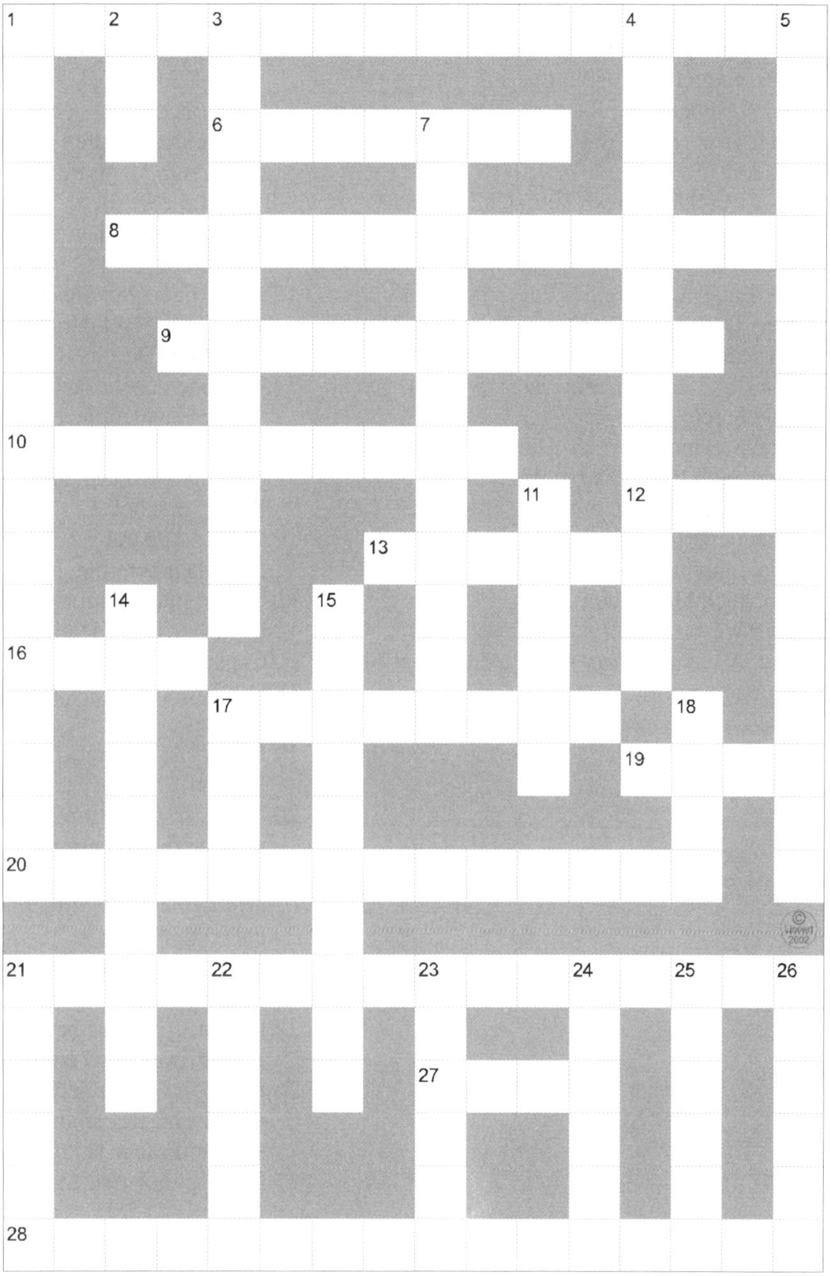

53

Waagerecht:

1 Die Aa. pancreaticoduodenales superiores entspringen im Regelfall aus der A. ...
6 Die V. subclavia bildet mit der V. jugularis interna in Höhe des ...gelenks den Venenwinkel
8 Das Zwerchfell entwickelt sich u.a. aus Myoblasten von ...myotomen
13 Das Lig. ... ist an der statischen Sicherung der Längswölbung des Fußes beteiligt
14 Der Ösophagus enthält ... in der Tunica muscularis quergestreifte Muskulatur
15 Die ... Leistenhernie ist erworben (nicht angeboren)
16 Die Melanozyten der Haut geben den von ihnen gebildeten Farbstoff an diese ab
17 Er befindet sich etwa in Höhe des 1.–2. Lendenwirbels
22 Die Lamina ... der Magenschleimhaut enthält auch Mastzellen
24 Hier wird Aldosteron synthetisiert
25 Der Arcus palmaris superficialis liegt unter (dorsal von) ihr
29 Die Cellulae mastoideae sind dies
30 Sie bilden die Markscheiden im Zentralnervensystem

Senkrecht:

1 Die Chorda tympani innerviert sensorisch die ... des Zungenrückens
2 Der N. medianus zieht im Regelfall zwischen den beiden Köpfen des M. pronator ... hindurch zum Unterarm
3 Berührt die seitliche Beckenwand in der Einsenkung zwischen den Aa. iliaca externa und interna
4 Der N. pudendus innerviert sensorisch („sensibel“) die Haut darum
5 Schicht der Dermis [Corium]
7 Die 1. meiotische Teilung der ...zyte wird erst vor der Ovulation vollendet
9 Bei Genu valgum und varum ist der Mittelpunkt des Kniegelenks relativ zur ...linie des Beins verschoben
10 Der ...-Apparat ist an der Sulfatierung von Proteinen beteiligt
11 Gehört zum Neurocranium (Os ...)
12 Der Nucleus lentiformis grenzt an die Capsula ...
18 Die V. cava ... des Erwachsenen ist 4–6 cm lang
19 Die Prostata grenzt beiderseits an den M. levator ...
20 Das ... transversum wird arteriell von der A. mesenterica superior versorgt
21 Für die Zellen der Theca interna eines Tertiärfollikels sind Mitochondrien vom ...-Typ charakteristisch
23 Der Oesophagus liegt dem ... sinistrum von dorsal an
25 Der M. ...glossus beteiligt sich an Bewegungen des weichen Gaumens
26 Bei der Geschlechtszellenbildung findet genetische Rekombination nur während der ... meiotischen Teilung statt
27 Das Epithel der Lunge ist ...dermalen Ursprungs
28 Das Reticulum trabeculare liegt in welchem Organ?

53

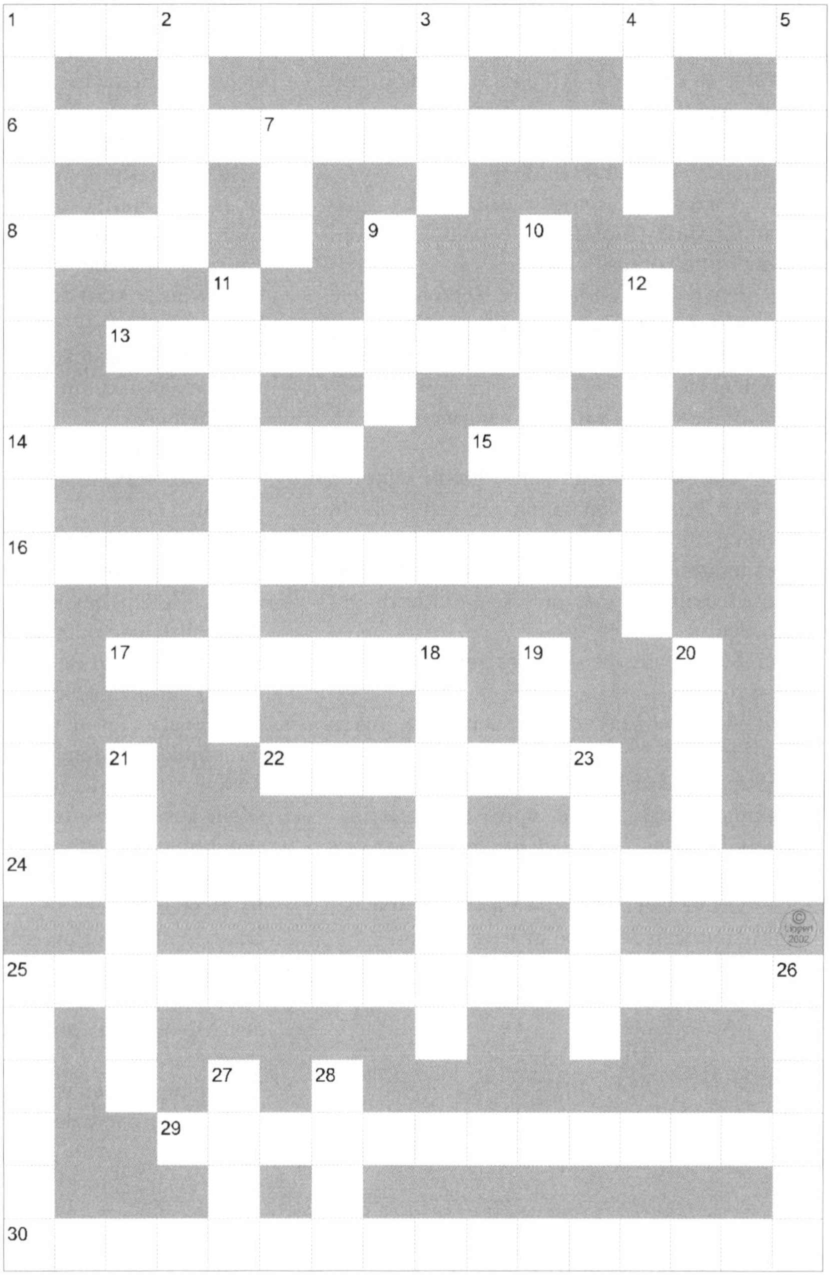

54

Waagerecht:

1 Der Lymphabfluss aus den Lungensegmenten erfolgt zu den Nodi lymphoidei intrapulmonales und ...

4 Dieser Teil des Zungenbeins entsteht aus dem 2. Branchialbogen (Hyoidbogen)

10 Der Abfall des ...spiegels geht der Desquamationsphase (Menstruationsphase) des Endometrium voraus

12 An den linken Vorhof des Herzens grenzt ...perikardial der Oesophagus

13 Die Mm. interossei der Hand strecken in den ...gelenken

14 Der N. laryngeus superior innerviert den M. ...thyroideus

16 Bei der Belichtung der Photorezeptoren müssen Lichtwellen durch die ...zellschicht hindurchtreten

17 Bei intramuskulären Injektionen in die Regio glutealis ist u.a. die A. ... inferior gefährdet

18 Der Sinus petrosus superior mündet in den ... sigmoideus

20 Der Aortenbogen verläuft über den linken ...bronchus

23 Die innere Bruchpforte des indirekten Leistenbruchs liegt ... der A. epigastrica inferior

25 Die Glandula ... mündet in die Cavitas oris propria

26 Die Orbita steht über die Fissura ... mit der mittleren Schädelgrube in Verbindung

Senkrecht:

1 Die Pulsationen der A. brachialis sind beim gesunden Erwachsenen im Sulcus ... sicher zu tasten

2 Die Azinuszellen des exokrinen Pancreas besitzen Rezeptoren dafür

3 Die auf das Hüftgelenk beim Stand auf einem Bein lastende Kraft hängt u.a. ab von der zur Aufrechterhaltung des Gleichgewichtes nötigen Muskelkraft der ...duktoren im Hüftgelenk

5 Ein Mesaxon entsteht während der ...bildung

6 Im Dünndarm kommen ...bildende endokrine Zellen vor

7 Das Endometrium lagert unter dem Einfluss von Progesteron Lipide und ... in die Stromazellen ein

8 Venöses Blut der Orbita fließt über die V. ... in den Sinus cavernosus ab

9 Welche Zellen beginnen am Ende der Embryonalperiode oder am Anfang der Fetalperiode in die erste Reifeteilung einzutreten?

11 In ihm befindet sich eine statische Macula

15 Die Belegzellen der Magendrüsen haben in ihrer apikalen Membran eine H^+/K^+-...ase

17 Zellen der G_1-Phase können in die ...-Phase (Zahl ausschreiben), ein sogenanntes Ruhestadium, eintreten

19 Typischer Resorptionsort für Vitamin B_{12} (Cobalamin)

21 Der ... pallidus ist ein Teil des Linsenkerns

22 Der Anulus inguinalis superficialis wird vom ... mediale und laterale der Aponeurose des M. obliquus abdominalis externus umfasst

24 Bewegungsarmut ist ein Symptom bei isolierten Läsionen des ...motorischen Cortex (Area 6)

54

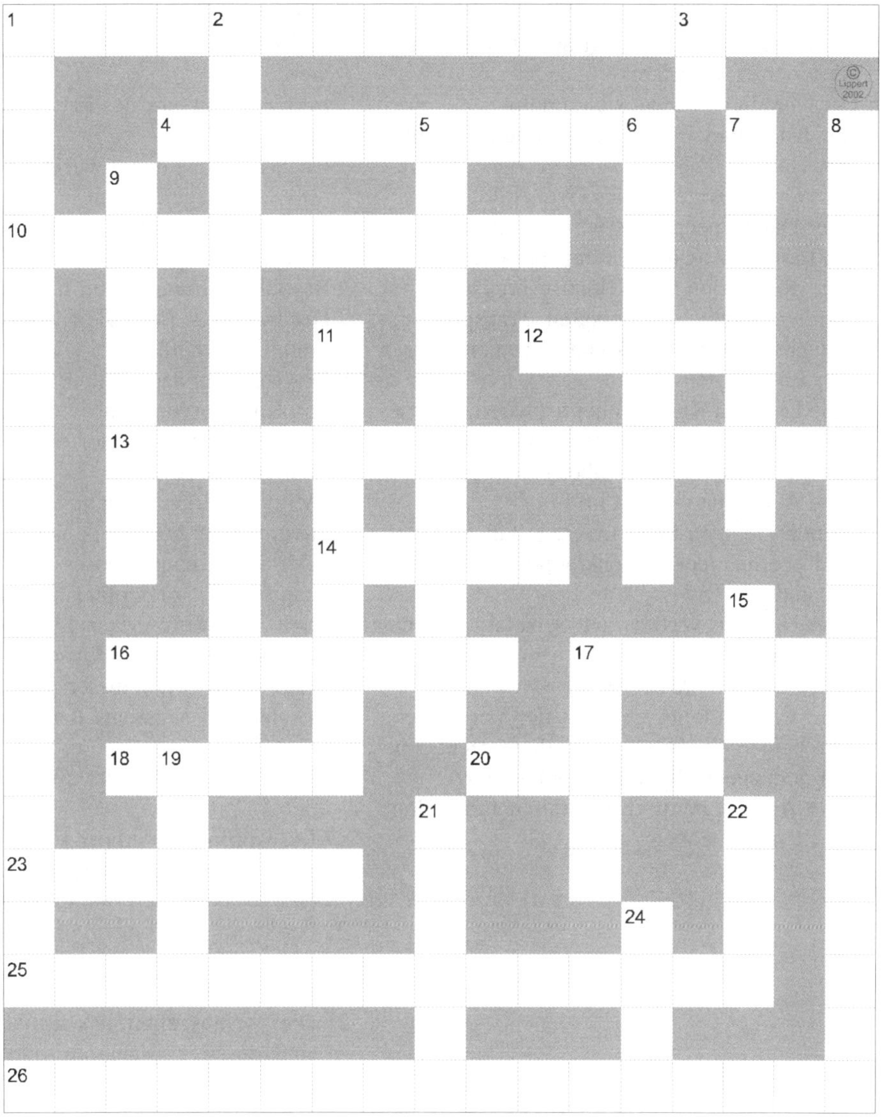
1
2
3
©
Lippert
2002
4
5
6
7
8
9
10
11
12
13
14
15
16
17
18
19
20
21
22
23
24
25
26

55

Waagerecht:

1 Ein Plexus choroideus befindet sich in der ... des vierten Ventrikels
5 Der N. radialis windet sich um ihn
8 Die Nn. supraclaviculares verlaufen ...kutan am Hals
10 Die Granulosazellen des Ovars bilden ihn
11 Der Ductus cochlearis wird durch die Lamina basilaris von der ... tympani getrennt
12 Die Resorption von Glucose im Dünndarm erfolgt durch ...gekoppelten Transport von Glucose an der apikalen Plasmamembran der Enterozyten
13 Die lateralen Kleinhirnhemisphären projizieren auf den Cortex im wesentlichen auf die Areae ... (Zahl ausschreiben) und 6
18 Die A. uterina verläuft im Lig. ...
20 Beide ... entspringen im Regelfall unmittelbar oberhalb der Aortenklappe aus der Aorta ascendens
22 Der N. vagus verlässt den Schädel durch das Foramen ...
24 Plasmazellen produzieren es
26 Die V. ... superior geht aus der Vereinigung der beiden Vv. brachiocephalicae rechts hinter dem ersten Rippenknorpel hervor
27 Die A. ... verläuft in der tiefen Beugerloge des Unterschenkels

Senkrecht:

1 Endothelzellen synthetisieren u.a. Leukozyten...
2 Im Knochenmark des Erwachsenen entstehen ...zyten
3 Der M. infraspinatus wirkt bei der ...duktion im Schultergelenk mit
4 Das Promontorium findet man am Paries ... der Cavitas tympani
6 Basophile Granulozyten sezernieren es
7 Der Ductus ... führt die Lymphe aus der unteren Körperhälfte
8 Das Kammerwasser fließt durch den ...-Kanal im Kammerwinkel ab
9 Die A. rectalis superior entspringt im Regelfall aus der A. ...
10 Mitochondrien enthalten in stoffwechselaktiven Zellen besonders viele
11 Der M. ...membranosus ist an der Begrenzung der Fossa poplitea beteiligt
14 Der Nachweis dieser Substanz eignet sich am besten für eine Entscheidung, ob nichtmuskuläre Zellen mesenchymaler Herkunft
15 Im Meatus acusticus internus liegt u.a. das Ganglion ...
16 Die A. ovarica bildet eine Anastomose mit der A. ...
17 Die Corpora cavernosa penis sind mit den ... penis beidseitig am Schambein befestigt
19 Herzmuskelzellen sind durch sie verbunden
21 Perikarya serotoninerger Neurone kommen im ...encephalon vor
23 Von der Placenta sezerniertes Hormon
25 Die Azinuszellen des exokrinen Pancreas sind durch ... Junctions funktionell gekoppelt

55

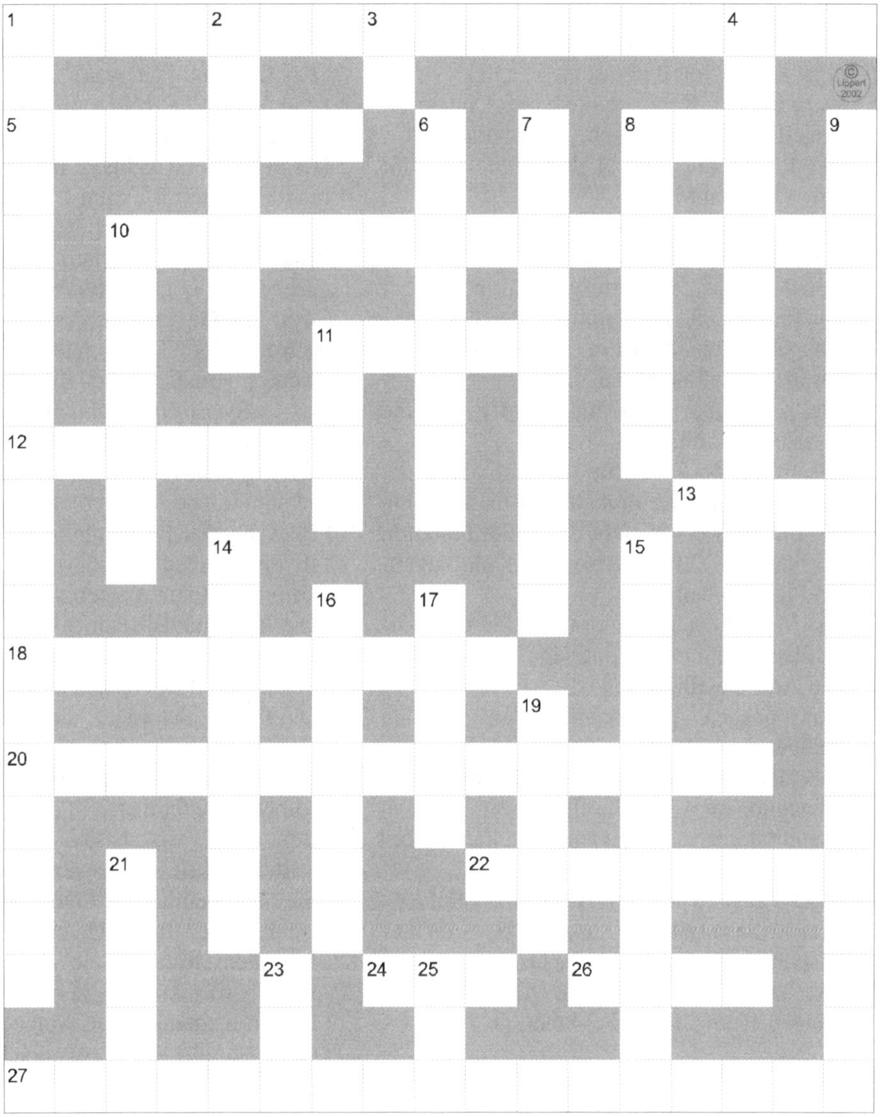
1
2
3
4
© Lippert 2002
5
6
7
8
9
10
11
12
13
14
15
16
17
18
19
20
21
22
23
24
25
26
27

56

Waagerecht:

1 Den Puls der A. tibialis posterior kann man dorsokaudal von ihm tasten

5 Der parietale Assoziationskortex integriert visuelle und ...sensorische Informationen

11 Der R. externus des N. laryngeus superior innerviert den M. ...

13 Die A. pudenda interna verläuft auf der ...seite des M. obturator internus

14 Von der Placenta sezerniertes Hormon

16 Zur funktionellen Ausstattung der Enterozyten gehört ein Natrium-...-Symport in der luminalen Zellmembran

17 Die A. uterina bildet mit ihrem R. ... eine Anastomose mit der A. ovarica

18 Die treibende Kraft für die Aufnahme der Glucose durch die apikale Plasmamembran der Enterozyten entsteht durch die Funktion der Natrium-Kalium-...ase an der basolateralen Plasmamembran

19 Der M. sphincter ... internus ist an der Aufrechterhaltung der Kontinenz von Rectum und Anus beteiligt

20 Makrophagen präsentieren den ...zellen Antigene

22 An der Innervation des Herzens sind ...ganglionäre sympathische Fasern aus dem Ganglion cervicothoracicum [stellatum] beteiligt

28 Der Plexus ... wird vom N. facialis gebildet

29 Die ... iliaca anterior superior ist beim Lebenden am Becken leicht zu tasten

30 Sie ist an der statischen Sicherung der Längswölbung des Fußes beteiligt

Senkrecht:

1 Welche größere Arterie (A. ...) hat direkten Kontakt zum Pancreas?

2 ...vakuoläre Fettzellen besitzen einen randständigen, abgeplatteten Kern

3 Der dritte Ventrikel liegt im ...encephalon

4 In der Epidermis kommen antigenpräsentierende ...-Zellen vor

6 Außer im Spinalganglien kommen Perikarya pseudounipolarer Nervenzellen typischerweise im Ganglion ... vor

7 Neurone des Globus pallidus, Pars interna, werden vom Corpus ... gehemmt

8 Das ...-Syndrom beruht auf einer nummerischen Chromosomen-Aberration

9 Das Lig. gastrocolicum ist entwicklungsgeschichtlich dessen Derivat

10 Ein typischer Bestandteil der Galle

12 In der weißen Substanz des Rückenmarks kommen ...dendrozyten vor

15 Die A. lingualis ist ein Ast der A. ...

20 Die Basilarmembran des Innenohrs trennt Scala ... und Ductus cochlearis

21 Die Fascia abdominis superficialis setzt sich in die Fascia spermatica ...terna fort

23 Die ...-Seite des Golgi-Apparats liefert lysosomale Membranen

24 Bei einer ...-Aphasie ist die Sprachgeschwindigkeit herabgesetzt

25 Sie beginnen bei der Ovogenese (Oogenese) während der Embryonalentwicklung

26 Der Mensch verfügt über so viel (Zahl ausschreiben) sakrale Spinalnervenpaare

27 Der N. ...cutaneus entspringt aus dem Fasciculus lateralis des Plexus brachialis

56

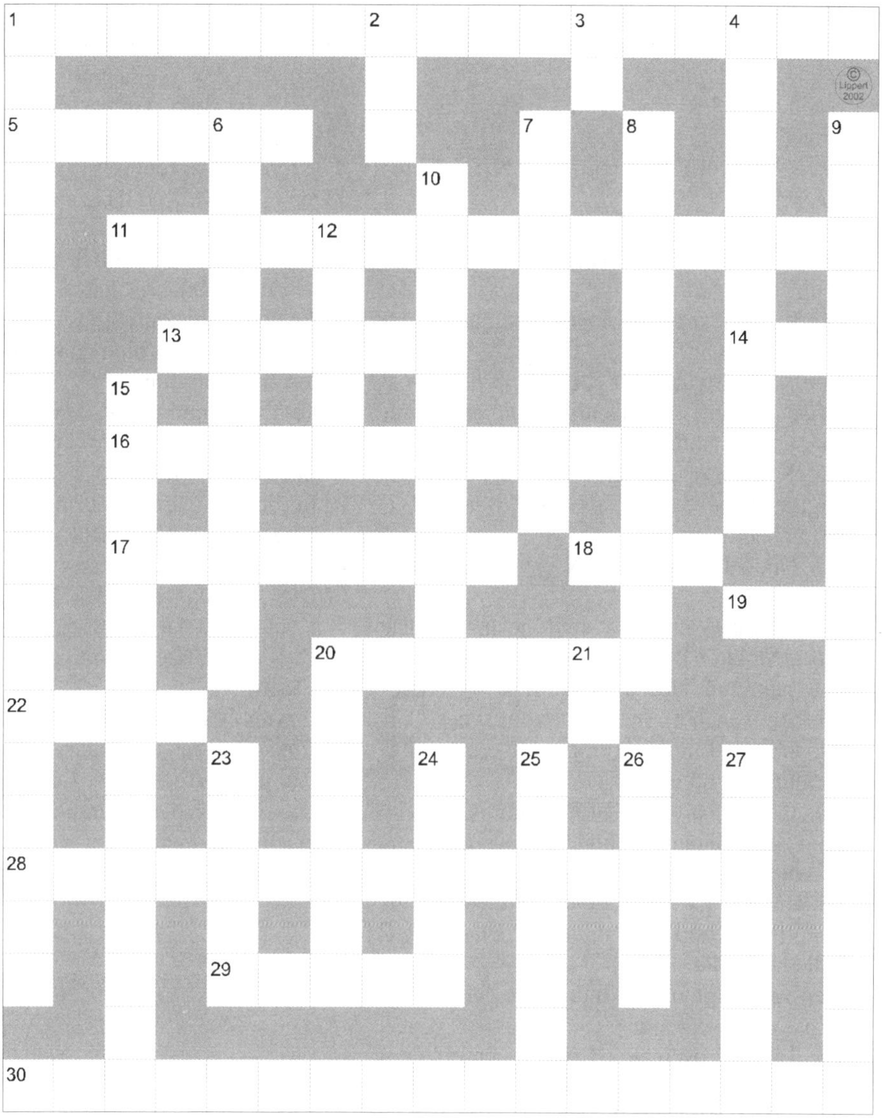
1 2 3 4
© Lippert 2002
5 6 7 8 9
10
11 12
13 14
15
16
17 18
19
20 21
22
23 24 25 26 27
28
29
30

57

Waagerecht:

1 Die V. brachiocephalica sinistra verläuft ventral des Truncus ...

6 Coated vesicles sind von einem ...mantel umgeben

9 Der M. ... superficialis wird vom N. medianus innerviert

11 Der N. cranialis ... (römische Ziffer) verläuft streckenweise im Spatium lateropharyngeum

13 Die V. cava superior liegt dorsoloateral der ... ascendens

14 Atrophien im Bereich der Zwischenräume zwischen den ... metacarpalia sprechen für eine Ulnarislähmung

15 Die Krümmungen der Wirbelsäule in der Sagittalebene werden als Kyphosen und ... bezeichnet

16 Der Nucleus ... trochlearis gehört zum Mittelhirn

19 Beim ...jährigen Kind sind normalerweise die 1. Molaren durchgebrochen

20 Die neuronale Kette Neocortex → Kleinhirnhemisphären → ... → motorischer Cortex trägt wesentlich zur Erstellung des Bewegungprogramms bei

21 Das Corpus callosum ist an seiner Oberseite von einer dünnen Schicht grauer Substanz (...) bedeckt

22 Dieses an der Regulation des Hungergefühls beteiligte Peptid wird in univakuolären Fettzellen gebildet

23 Der Sinus sigmoideus mündet in den Bulbus ... jugularis superior

25 Das Lig. sacrospinale ist zusammen mit dem Lig. sacrotuberale Bestandteil der Begrenzung des Foramen ischiadicum ...

26 Der M. ... posterior ist der einzige Öffner der gesamten Rima glottidis

Senkrecht:

1 Der N. ulnaris verläuft streckenweise gemeinsam mit der A. brachialis im Sulcus ...

2 Der mit dem Grenzstrang assoziierte R. communicans albus enthält überwiegend ...ferente Nervenfasern

3 Der N. ... wird im Trigonum submandibulare angetroffen

4 Die Prostata wird seitlich vom M. ... flankiert

5 Der N. trochlearis hat enge topographische Beziehungen zum Sinus ...

7 Ist definiert als Volumenanteil der Erythrozyten am Blutvolumen

8 Die Vv. ... und die V. azygos bzw. hemiazygos kommen als kavokavale venöse Anastomosen in Betracht

10 In der primären Sehrinde ist eine ...tope Gliederung nachweisbar

12 Die Granulosazellen des Ovars bilden sie

17 Die Macula lutea der Retina liegt in der ...achse des Auges

18 Das ... ciliare erhält auch sympathische Fasern

22 ...zyten bewegen sich amöboid

23 Eine Lamina muscularis mucosae gibt es u.a. in der Appendix ...formis

24 Die Milz hat topographische Beziehungen zur linken ...

57

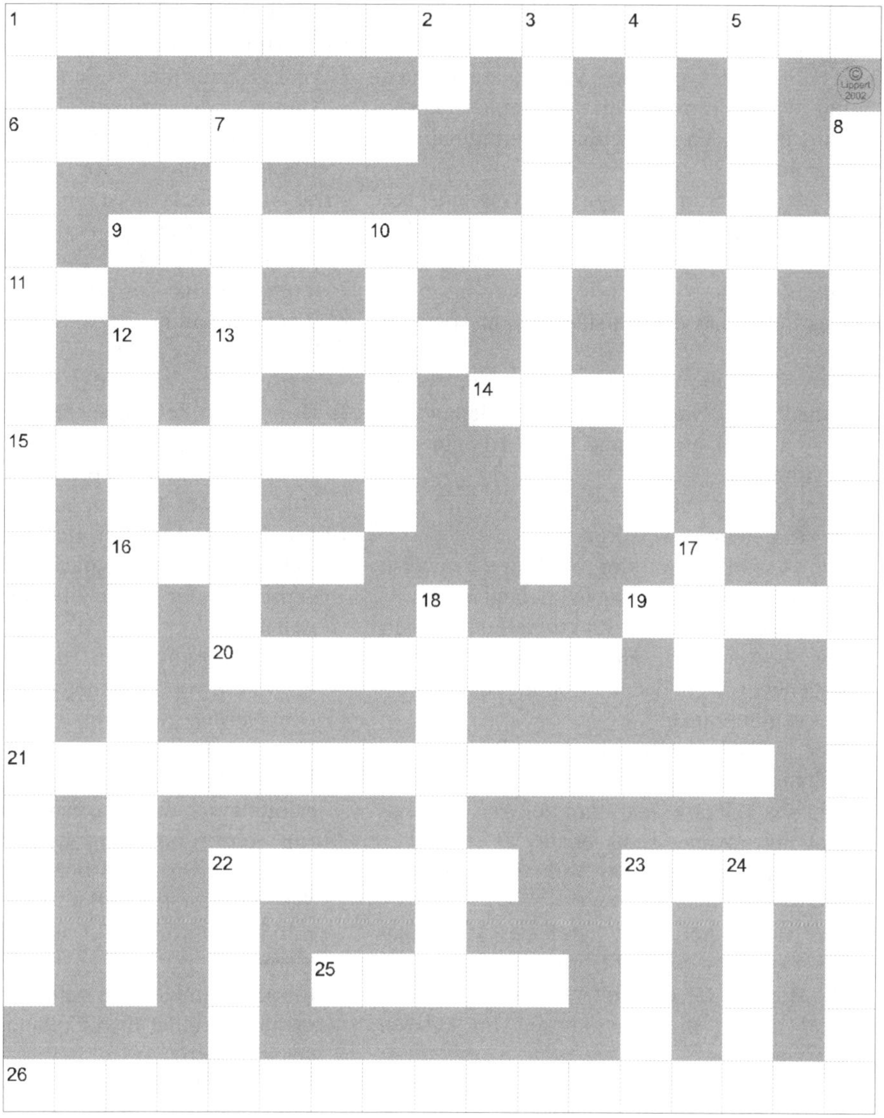
1
2
3
4
5
©
Lippert
2002
6
7
8
9
10
11
12
13
14
15
16
17
18
19
20
21
22
23
24
25
26

58

Waagerecht:

1 Die Milzsinus sind davon umgeben

6 Das Zusammenspiel des Vestibularapparates mit den Neuronen der Augenmuskelkerne wird durch den Fasciculus longitudinalis ... vermittelt

9 Bei der Differentialdiagnose lymphatischer Organe spricht Vorkommen von mehrschichtigem unverhorntem Plattenepithel für dieses Organ

13 Das tiefe Blatt der Halsfaszie liegt vor dem M. ... capitis

15 Ihre Richtung ist unter der Geburt beim Schädel des Nasciturus bei Schädellage an der Lage der großen und kleinen Fontanelle bestimmbar

16 Der primäre auditorische Cortex wird von der A. cerebri ... versorgt

19 Die A. tibialis anterior wird streckenweise vom N. fibularis [peroneus] ... begleitet

21 Das ...neurium grenzt funktionell das Milieu der Nervenfasern eines peripheren Nervs gegenüber dem der Umgebung ab („Blut-Nerven-Schranke")

22 Der äußere Mutter... ist vom Rectum aus palpatorisch zugänglich

25 Die Gallenblase hat unmittelbare Lagebeziehungen zum ... transversum

26 Pupillenverengung ist Teil der ...einstellungsreaktion

27 Der Herzbeutel bildet durch den Umschlag des parietalen Serosablatts auf das viszerale die Begrenzung des Sinus ... pericardii

28 Was zeigen die Osteoklasten im aktiven Zustand?

Senkrecht:

1 Die Mm. tarsales bestehen daraus

2 Das Lig. teres uteri verläuft vom ...winkel des Uterus zu den großen Labien

3 Das ...embryonale Zölom geht aus der Blastozysthöhle hervor

4 Die Ansa subclavia ist ein Teil von ihm

5 Das Os ... ist an der Artikulationsfläche des proximalen Handgelenks beteiligt

7 ...erge Neurone aus der Substantia nigra enden im Striatum

8 Die Fortsätze der Melanozyten schieben sich zwischen die Zellen des Stratum ...

10 Dort liegen Zellkörper präganglionärer sympathischer Fasern

11 Reicht apikal mit Fortsätzen zwischen die Außenglieder der Rezeptorzellen der Retina

12 Die Intermediärlinien der Markscheide entstehen durch Aneinanderlagerung der Außenseiten der Plasmamembranen von ...-Zellen

14 Zu den Funktionen des Golgi-Apparats gehört die von Proteinen

17 Die Hernia inguinalis indirecta wird vom Ductus ... begleitet

18 Die Synthese der Peptidketten des Collagens erfolgt am ... endoplasmatischen Retikulum

20 Hat enge topographische Beziehungen zur Pars cervicalis des Ösophagus

22 Sie führt zur Reduktion der Chromosomenzahl in Keimzellen auf die Hälfte der Zahl in Körperzellen

23 In der Lamina fibroreticularis der Basalmembran findet man Collagen Typ ... (Zahl ausschreiben)

24 Der mit dem Grenzstrang assoziierte R. communicans ... enthält überwiegend myelinisierte Nervenfasern

58

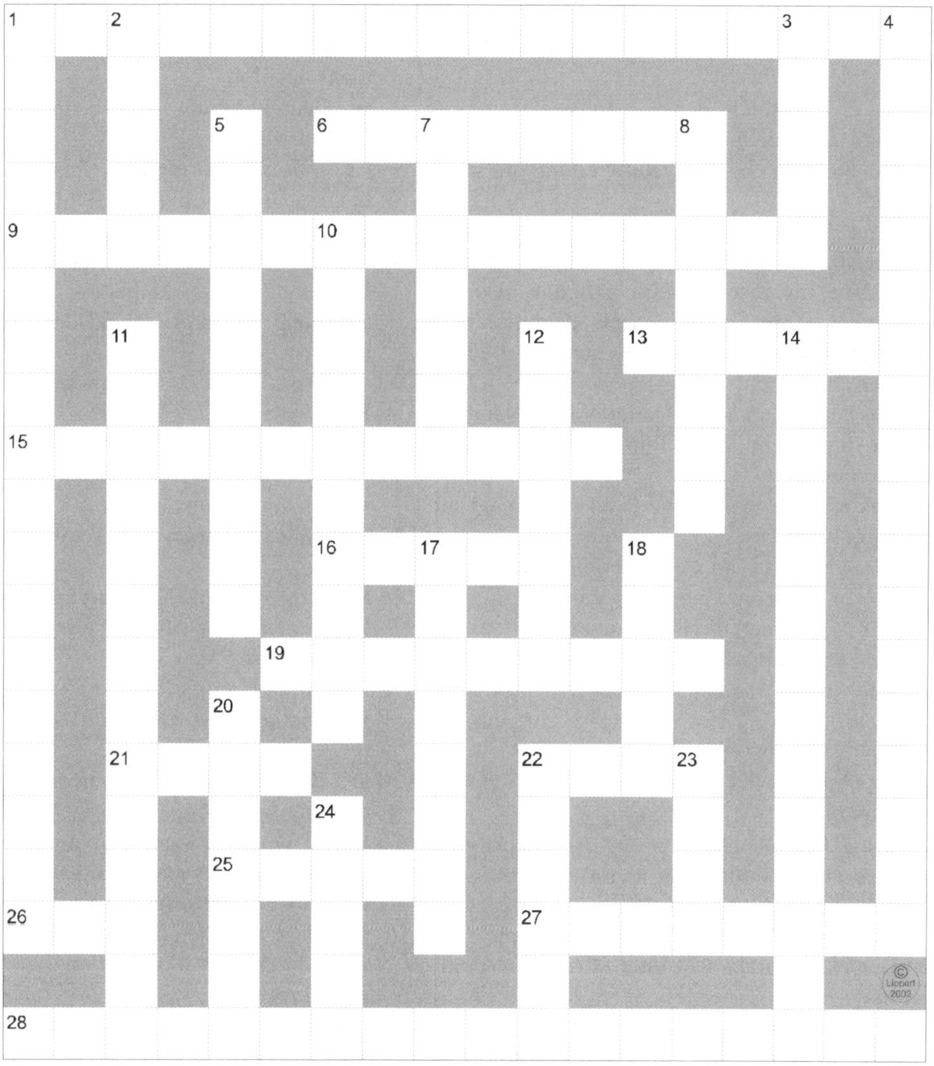

59

Waagerecht:

1 Liegt in der Lamina prevertebralis der Halsfaszie

3 Die Chromatiden der Metaphasechromosomen bleiben im Falle einer sekundären ...disjunction bei der Reifeteilung beisammen

4 Keimzellen können aus Blastomeren, Embryoblastzellen und Zellen in der ... entstehen

7 Zeichen für eine Druckschädigung des N. medianus im Canalis carpi (Karpaltunnelsyndrom) ist eine geschwächte ... des Daumens

14 Die Perikaryen der präganglionären Neurone für die ...stellung der Pupille liegen im Rückenmark

15 Das primäre motorische Rindenfeld liegt im ... precentralis

16 Die Chordae tendineae der Papillarmuskeln stehen mit den ...klappen in Verbindung

17 Der ... grenzt an die Bursa omentalis

19 Die für ihn zuständigen Pyramidenzellen sind an der medialen Fläche des primären motorischen Cortex (Area 4) zur Fissura longitudinalis cerebri lokalisiert

21 Bruchpforte der Schenkelhernie ist der ... femoralis

22 Die Hauptmenge der zur Großhirnrinde ziehenden cholinergen Fasern stammt aus dem Nucleus ... (Meynert-Kern)

23 Hormon des Hypophysenvorderlappens

24 Der N. femoralis tritt durch die ... musculorum

28 Die ... tympani ist ein Ast des N. facialis

29 Bei intramuskulären Injektionen in die Regio glutealis ist u.a. der N. ... gefährdet

30 Die A. ulnaris verläuft am Unterarm entlang dem M. ...

Senkrecht:

1 Der M. ... ist am Aufbau des weichen Gaumens beteiligt

2 Die Durchblutung des Nierenmarks ist ...glomerulär

5 Der N. fibularis communis umgreift die Fibula knapp unterhalb des ... fibulae

6 Mündet in den Meatus nasi inferior

8 Vordere Wurzeln der Rückenmarknerven können ... Fasern enthalten, die ohne Umschaltung bis in die Wand des Rectum ziehen

9 Im Corpus ... penis eingebettet verläuft die Harnröhre

10 Ein Zytoskelettprotein

11 Behinderung des Abstroms im Lymphgefäßsystem kann .. auslösen

12 Der Sinus cavernosus hat Verbindung zum Sinus ...

13 Wo findet man Kapillarendothelien vom kontinuierlichen (lückenlosen, nicht fenestrierten) Typ?

18 Für die Neurone der Pars compacta der Substantia ... ist Dopamin als Transmitter typisch

20 Der Recessus pharyngeus liegt in der Pars ... pharyngis

25 Ein ...-Divertikel entsteht am Abgang des Ductus vitellinus am Scheitel der embryonalen Nabelschleife des Darms

26 Die Pars intermembranacea der Stimmritze wird durch den M. ...arytenoideus lateralis geschlossen

27 Der vordere Teil der ... glottidis wird beiderseits von den Plicae vocales begrenzt

59

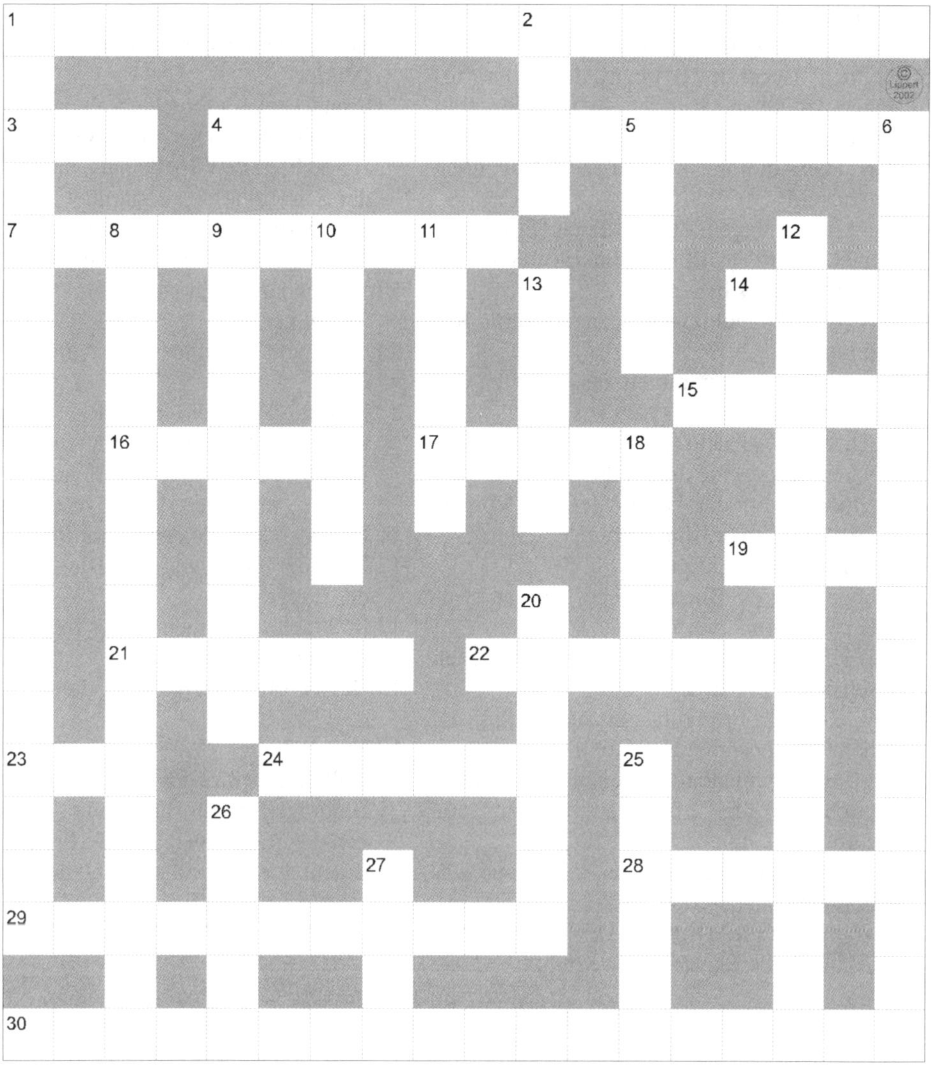

1
2
© Lippert 2002
3
4
5
6
7
8
9
10
11
12
13
14
15
16
17
18
19
20
21
22
23
24
25
26
27
28
29
30

60

Waagerecht:

1 Von der V. azygos aufgenommene Venen

5 Der M. ... ist an der Beugung des Unterarms gegen den Oberarm in der Articulatio cubiti beteiligt

10 Aus allen drei ... können sich Epithelien entwickeln

13 Die Linsenanlage induziert deren Bildung

14 Der N. ulnaris wird am Unterarm vom M. flexor ... ulnaris bedeckt

16 Basophile Granulozyten besitzen dafür Rezeptoren

17 In der Epidermis kommen zusätzlich zu den Keratinozyten auch ...zyten vor

18 Nach einer halbseitigen Durchtrennung des Rückenmarks sind unterhalb des verletzten Segmentes auf der kontralateralen Körperseite der Schmerzsinn und der ...sinn wesentlich beeinträchtigt

20 Spinozelluläres Bindegewebe kommt typischerweise im ... vor

22 Der N. femoralis gibt u.a. den sensorischen („sensiblen") N. ... ab

23 Das ...-Syndrom beruht auf einer nummerischen Chromosomenaberration

24 Im Corpus geniculatum mediale erfolgt eine Umschaltung der ...bahn auf das folgende Neuron

25 Wo durchsetzt der Ductus thoracicus das Zwerchfell?

26 Das pleurafreie Dreieck vor dem Herzen wird durch die Recessus ... begrenzt

Senkrecht:

1 Endothelzellen synthetisieren u.a. ... wirkende Peptide

2 Hirnnervenkern (Nucleus ...) in der Brücke

3 Ein ...duralraum ist beim Gesunden nur im Bereich des Wirbelkanals, nicht jedoch in der Schädelhöhle ausgebildet

4 Der Oesophagus hat eine enge Stelle in Nachbarschaft des ... aortae

6 Im Dickdarm kommen ...bildende endokrine Zellen vor

7 Das Omentum minus grenzt an die ... omentalis

8 Vordere Wurzeln der Rückenmarknerven können autonome Fasern enthalten, deren Zellkörper im Nucleus ... liegen

9 Der N. ... innerviert den M. rectus lateralis

11 Hemmende Zelle der Kleinhirnrinde

12 Eine der Schichten der Blut-Luft-Schranke der Lunge

13 In Trachealspangen findet man ... Knorpelgewebe

15 Der N. obturatorius zieht durch den Canalis ...

19 Den Puls der A. femoralis kann man unterhalb und medial der Leistenband... tasten

21 Blutungen nach intrakraniellen Verletzungen der A. meningea media breiten sich zwischen ... mater und Schädelknochen aus

60

1
2
3
4
©
Lippert
2002
5
6
7
8
9
10
11
12
13
14
15
16
17
18
19
20
21
22
23
24
25
26

61

Waagerecht:

1 Der M. ... profundus steht mit dem Corpus perineale [Centrum perinei] in Verbindung

3 Die sekretorische Innervation der Tränendrüse erfolgt über das Ganglion ...

6 Beim Erwachsenen werden täglich etwa 2×10^{11} ...zyten neu gebildet

7 Die Pars ... duodeni enthält die Mündung des Ductus pancreaticus

9 Der supplementärmotorische Cortex projiziert in einem ... Muster auf den primärmotorischen Cortex

16 Die Axone peripherer Nerven werden von ihnen umhüllt

17 Die Harnröhre einer erwachsenen Frau ist etwa ... (Zahl ausschreiben) cm lang

18 Beteiligt sich an den Artikulationsflächen des (zweikammrigen) unteren Sprunggelenks

21 Das Lig. gastrocolicum setzt sich nach ... in das Lig. gastrosplenicum [gastrolienale] fort

23 Die Wurzel des ...colon transversum verläuft über den Pankreaskopf

24 Der Sinus transversus steht unmittelbar mit dem Confluens ... in Verbindung

25 Mangel daran ist die Ursache für die Entwicklung eines Rigor mortis

26 Postganglionäre sympathische Nervenfasern der Grenzstrangganglien des Halses innervieren den M. ...

27 Im Epithel der Trachea und der großen Bronchien kommen 4 Zelltypen vor: Becherzelle, ... Zelle, Basalzelle und endokrine Zelle

Senkrecht:

1 Der Tractus spinocerebellaris dorsalis leitet Erregungen der ...

2 Das Epithel der Ziliarfortsätze gehört zur Pars ciliaris ...

4 Triiodthyronin entsteht hauptsächlich außerhalb der Schilddrüse durch Deiodierung von ...iodthyronin (Thyroxin)

5 Das Lig. gastrosplenicum [gastrolienale] entsteht daraus

8 Die Bewegung der Ventilebene in Richtung Herzspitze während der ... saugt Blut in die Vorhöfe an

10 Die V. cava superior wird vom rechten N. ... begleitet

11 Die des Innenohrs ist am Lig. spirale befestigt

12 Die neutrophilen Granulozyten können es

13 Die Portio ... der Cervix uteri trägt mehrschichtiges unverhorntes Plattenepithel

14 Heterochromatin enthält vorwiegend repetitive ...-Sequenzen

15 Am Hilum der linken Lunge liegt der Hauptbronchus ...halb der Lungenarterie

19 Zwischen den Lungensegmenten verlaufen Lungen...

20 Hydrolyse von Mukopolysacchariden ist eine Aufgabe der ...somen

22 Die Fascia transversalis setzt sich in die Fascia spermatica ... fort

61

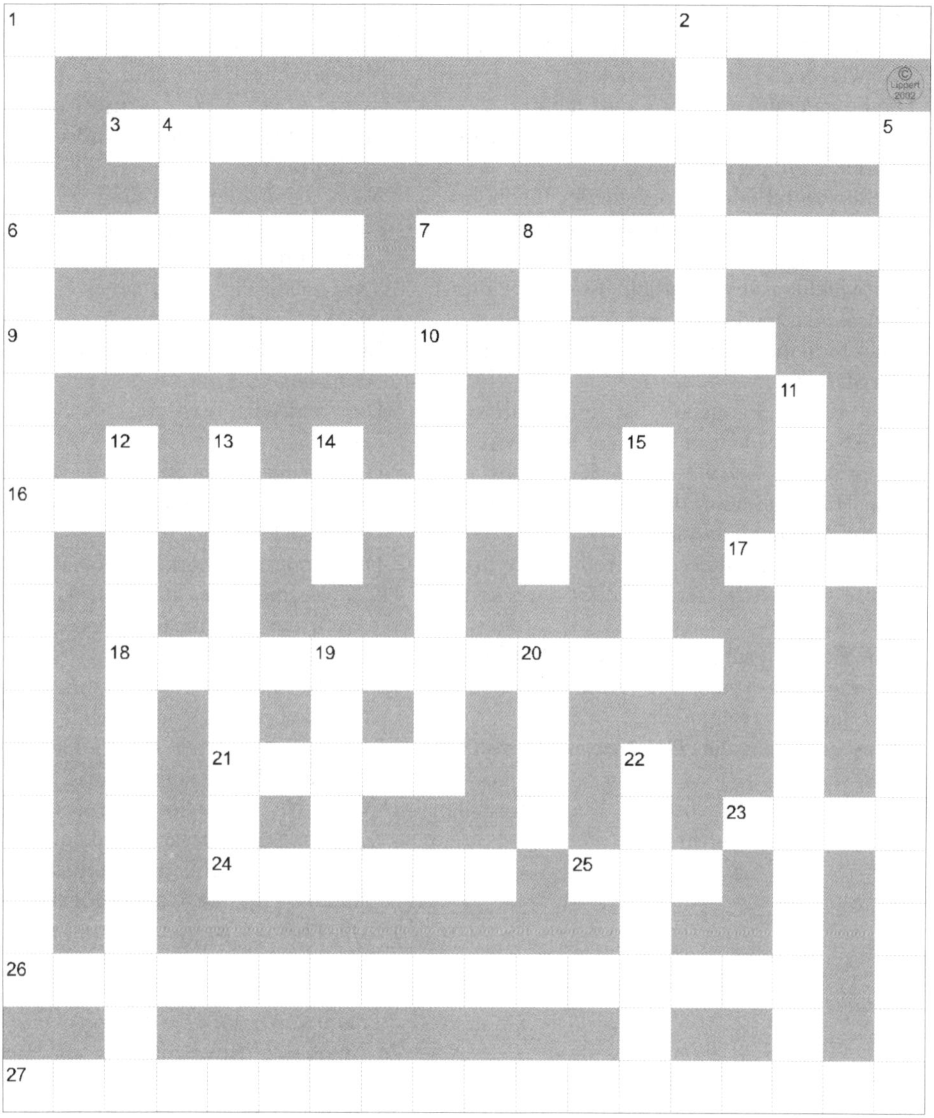
1
2
©
Lippert
2002
3
4
5
6
7
8
9
10
11
12
13
14
15
16
17
18
19
20
21
22
23
24
25
26
27

62

Waagerecht:

1 Der Lymphabfluss aus dem Hoden erfolgt vorwiegend in ... Lymphknoten

5 Die Fossa cranii anterior grenzt daran

9 Scala vestibuli und Scala tympani zählt man zu den ...lymphräumen

10 Gehört zum Endolymphraum des Innenohrs

13 Der N. ulnaris durchbohrt das Septum intermusculare ...

17 Entwicklungsgeschichtlich ist das Corpus pineale ein modifiziertes ...rezeptororgan

18 Die Meissner-Körperchen der Haut liegen im Stratum ...

20 Bei einer „Fallhand" ist ein kraftvoller Faustschluss in ...tionsstellung behindert

21 Hormon des Hypophysenvorderlappens

23 Das Infundibulum der Hypophyse durchbohrt das Diaphragma ...

25 Die Drüsenendstücke der weiblichen Brustdrüse geben Milchfett nach Art der ...krinen Sekretion ab

27 Die Erregungsübertragung vom Erregungsleitungssystem auf die Arbeitsmuskulatur die Herzens erfolgt über ...

29 Was erreichen die T-Helferzellen im Thymus?

31 Welcher Winkel beträgt beim normalen Femur etwa 120–130°?

Senkrecht:

1 Das Symptom eines Neglects auf der linken Körperseite (Ignorieren der linken Körperseite trotz intakter sensorischer Verarbeitung) ist typisch für eine Störung des rechten ... Cortex

2 Nach maximaler ...atmung ist die Differenz zwischen den Drücken im Alveolarraum und im Pleuraraum am geringsten

3 ...vakuoläre Fettzellen geben Fett auf hormonale Reize ab

4 Eine der Schichten der Blut-Luft-Schranke der Lunge

6 Die Drüsenzellen des Nebennierenmarks entstehen aus der ...leiste

7 Die Macula densa ist ein Plaque spezialisierter Zellen im Endabschnitt der Pars ... des distalen Tubulus

8 Die ...scheide gehört zum Kopfhaar

11 Die A. meningea media tritt normalerweise durch das Foramen ... in die Schädelhöhle ein

12 Der N. ulnaris verläuft in einem Kanal oberflächlich zum Retinaculum ...

14 Volumenzunahme eines Gewebes durch Zellvermehrung nennt man ...

15 Der N. musculocutaneus versorgt die ...gruppe der Oberarmmuskeln

16 Entlang dem Sulcus terminalis der Zunge sind die Papillae ... angeordnet

19 Die Prostata ist vom Rectum aus ... zugänglich

22 Herzmuskelzellen (Arbeitsmuskulatur) kommunizieren über ... Junctions

24 Amöboide Bewegung ist die Bewegungsform der ...zyten

26 Im Blut von Schwangeren lassen sich fetale Blutzellen nachweisen; der Übertritt dieser fetalen Zellen in das mütterliche Blut erfolgt durch kleine Defekte in ...kapillaren

28 Der Nucleus salivatorius inferior ist ein parasympathischer Kern des ...stamms

30 Der efferente Schenkel für die ...akkommodation läuft über Fasern des N. oculomotorius

62

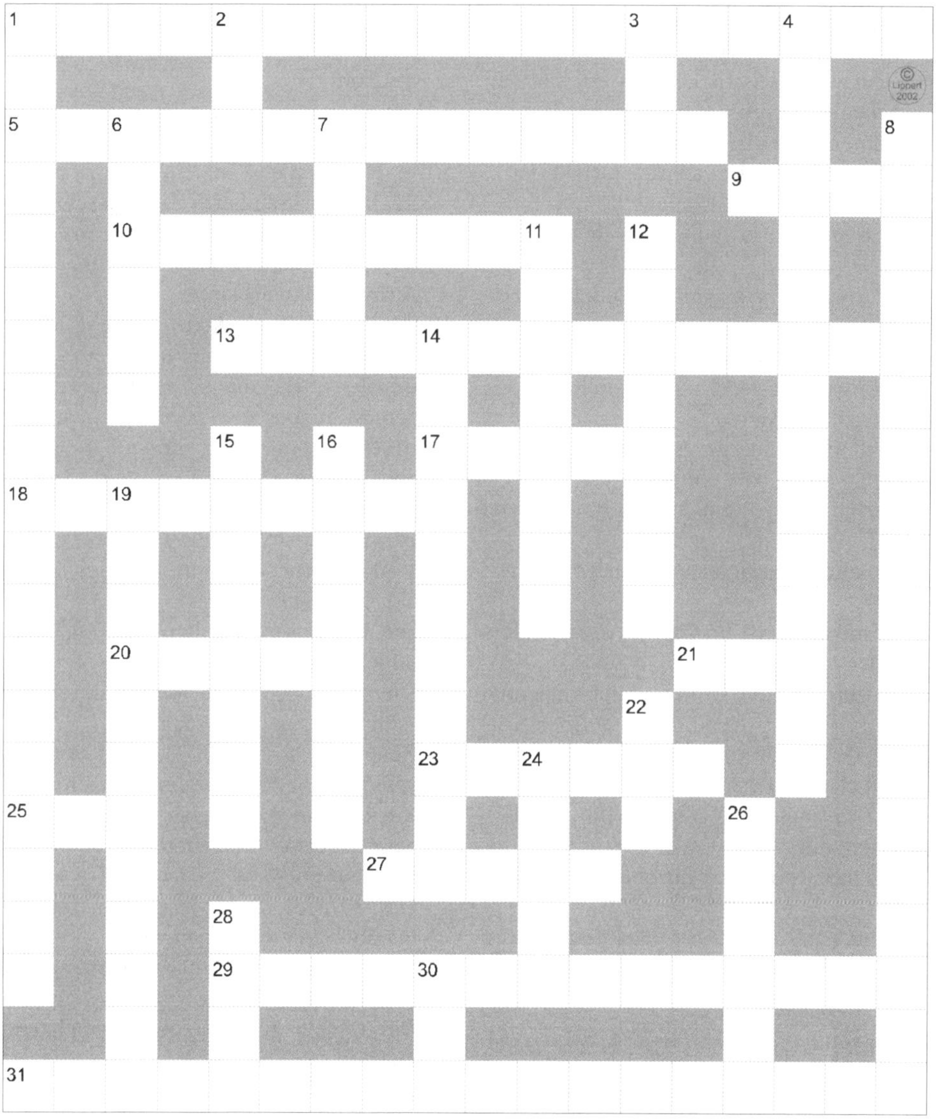

63

Waagerecht:

1 Der Sinus ... liegt zwischen den rechten und den linken Lungenvenen

4 Der N. cutaneus femoris lateralis erreicht den Oberschenkel durch deren lateralen Winkel (bzw. durch das Leistenband)

7 Bei einem gesunden Erwachsenen steht der ... Knöchel höher als der fibulare

8 Der Sinus maxillaris mündet in den Meatus nasi ...

11 Der N. hypoglossus verläuft streckenweise im dorsalen Teil des Spatium ...

13 Der venöse Abfluss aus den weiblichen Genitalorganen erfolgt u.a. über die Vv. ... in die V. iliaca externa

15 Es erhält dopaminerge Afferenzen aus der Substantia nigra, pars compacta

17 Die rechte Lunge gliedert sich in soviel Lappen

18 Die Canaliculi lacrimales gehen von den ... aus

21 Der N. medianus ist im Canalis ... besonders gefährdet

22 Die viszerokutanen Reflex... der unpaaren Bauchorgane nach Head liegen auf der Körperseite des betroffenen Organs

23 Der Nucleus intermediolateralis des Rückenmarks enthält ... Neurone für die Gefäßmuskulatur

24 Die Ampulla ductus ... liegt der Harnblase dorsal an

26 Im Lemniscus lateralis verlaufen Fasern zum ...

Senkrecht:

1 Der Sinus cavernosus nimmt die V. ... auf

2 Schaltlamellen sind als ... von Osteonen anzusehen

3 Der M. latissimus ... befestigt sich an der Fascia thoracolumbalis

5 Der N. phrenicus bezieht Fasern aus diesem Rückenmarksegment (Zahl ausschreiben)

6 Die A. colica sinistra entspringt aus der A. ...

9 Das Herzskelett liegt in der Eingangs... der Atrioventrikularklappen

10 Die Schallleitungskette umfasst Membrana tympani → Malleus → Incus → ...

12 Der M. psoas major setzt zusammen mit dem M. iliacus am Trochanter ... an

14 Bruchsacklumen der direkten Leistenhernie und Tunica vaginalis ... sind voneinander getrennt

15 Für diese histologische Diagnose spricht das Vorkommen von zentroazinären Zellen bei einer rein serösen Drüse

16 Die Melanozyten geben das von ihnen gebildete ... an die Keratinozyten ab

19 Die der Bogengänge werden durch Drehbeschleunigungen ausgelenkt

20 Eine Durchtrennung des rechten Tractus spinothalamicus lateralis im oberen Teil des Rückenmarks hat eine aufgehobene bzw. herabgesetzte Schmerzempfindung im ... Bein zur Folge

21 Die Wurzel des Mesocolon transversum verläuft über das ... pancreatis

22 Skelettmuskelfasern können mehrere ...meter lang sein

25 Der Globus pallidus ist ...enzephaler Herkunft

63

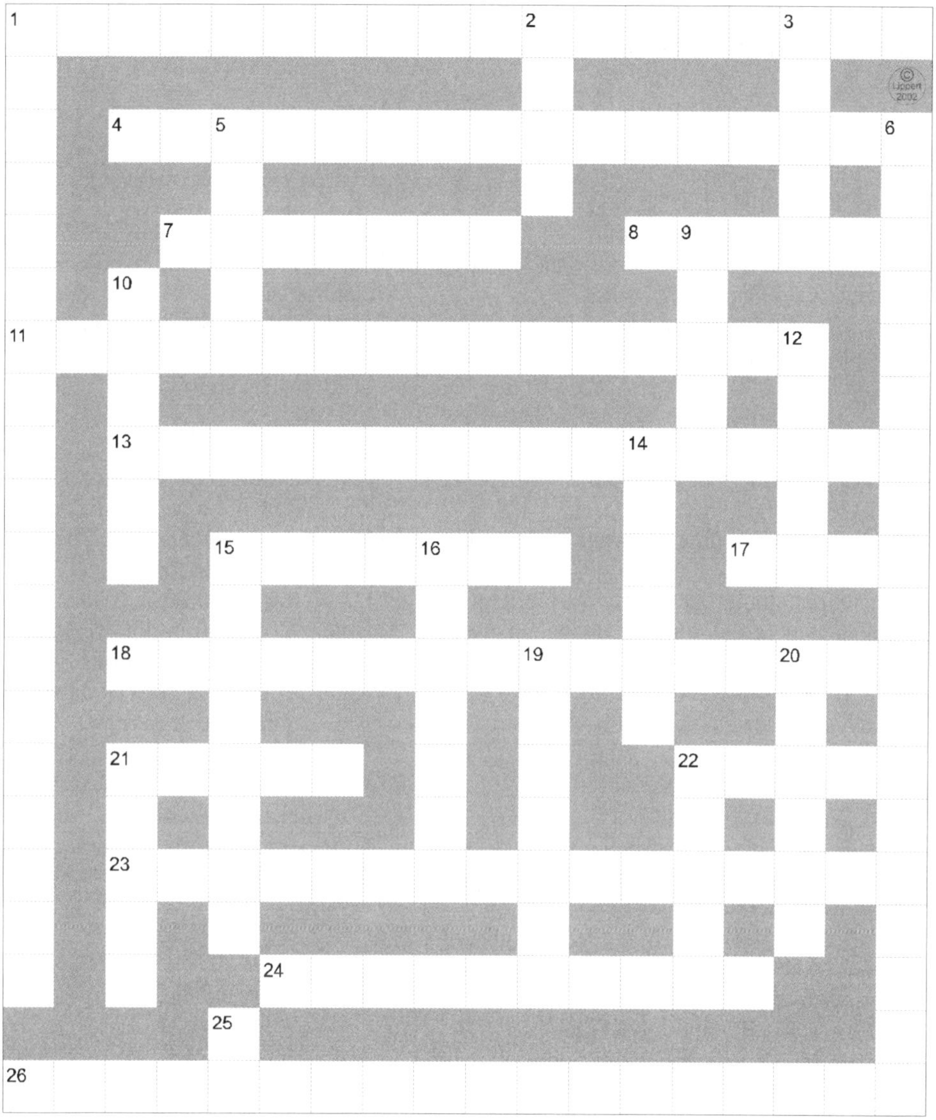
1
2
3
© Lippert 2002
4
5
6
7
8
9
10
11
12
13
14
15
16
17
18
19
20
21
22
23
24
25
26

64

Waagerecht:

1 Das Lig. iliofemorale ist am Femur u.a. entlang der Linea ... befestigt

4 Die A. ... superficialis ist ein Ast der A. carotis externa

6 Die Flüssigkeitsmenge im Interpleuralspalt einer Pleurahöhle beträgt normalerweise etwa ... (Zahl ausschreiben) ml

8 Welche größere Vene (V. ...) hat direkten Kontakt zum Pancreas?

10 Bei der Regeneration von durchtrennten peripheren Nerven spielen ...-Zellen die führende Rolle

12 Die postganglionären sympathischen Neurone entstehen daraus

13 Der N. ulnaris geht aus dem Fasciculus ... des Plexus brachialis ab

14 Die neutrophilen Granulozyten bilden bakteri... Substanzen

15 In Beugestellung der Finger verhindern die gespannten ... der Fingergrundgelenke eine Spreizung

18 Die Tuba auditiva [auditoria] hat enge topographische Beziehungen zum M. tensor ...

19 Die untere ... der Speiseröhre liegt am Durchtritt durch das Zwerchfell

20 Der ...-Kanal ist ein venöser Sinus

21 Der M. levator ... entspringt u.a. von einem Sehnenstreifen, der in die Faszie des M. obturatorius internus eingewoben ist

23 Der Verlust der Milz (Splen, ...) im jugendlichen Alter führt zu einer Abnahme der Immunabwehr

24 Ein typischer Bestandteil der Galle

28 Der Nucleus gracilis ist Endstation von Neuronen mit Perikarya im ...

29 Der Nucleus suprachiasmaticus spielt eine wichtige Rolle in ihrer Regulation

Senkrecht:

1 Die A. radialis tritt zwischen den beiden Köpfen des M. ... I in die Hohlhand über

2 Der M. supraspinatus wirkt bei der ...duktion im Schultergelenk mit

3 Der Sinus maxillaris grenzt an den Canalis ...

5 Die A. pancreaticoduodenalis inferior entspringt im Regelfall aus der A. ...

7 Die Lungensegmente werden unvollständig dadurch begrenzt

9 Ein Proband blicke zuerst in die Ferne, dann in die Nähe (z.B. um zu lesen); beim Blick in die Nähe kontrahieren sich u.a. die Mm. ...

11 Im Colliculus inferior erfolgt eine Umschaltung der ...bahn auf das folgende Neuron

13 Die ...-Zellen der Retina sind keine Neurone

16 Die Menisci verlagern sich bei starker ... im Kniegelenk nach dorsal

17 Die V. subclavia verläuft über der ersten ...

22 Unter Corpus rubrum versteht man den Vorläufer des reifen Corpus ...

25 Kann im Harn zum Schwangerschaftsnachweis herangezogen werden

26 Die V. ... inferior ist in die Leber eingebettet

27 Der dominierende Neurotransmitter der neuronalen Verschaltung von Zellen des Globus pallidus, Pars interna, zu Zellen des Thalamus

64

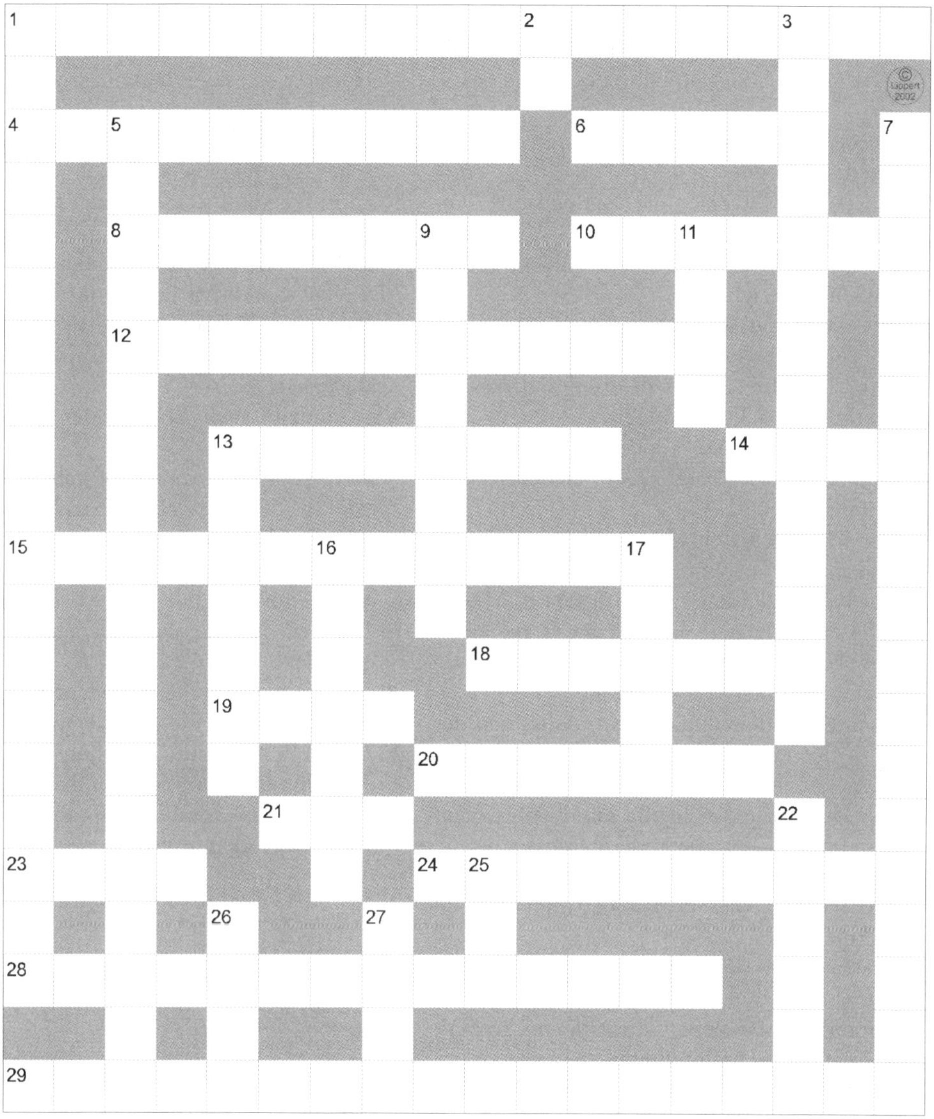
1
2
3
© Lippert 2002
4
5
6
7
8
9
10
11
12
13
14
15
16
17
18
19
20
21
22
23
24
25
26
27
28
29

65

Waagerecht:

1 Das Lig. ... plantare ist an der statischen Sicherung der Längswölbung des Fußes beteiligt

5 Äste des N. infraorbitalis verlaufen zu Zähnen des ...kiefers

6 Der ...körper ist einer der Bildungsorte von Progesteron

10 Der M. ... wirkt mit bei der Außenrotation im Schultergelenk

12 Bei einem von der rechten Seite her auf das Chiasma opticum drückenden Tumor beginnt die auftretende Sehstörung mit Ausfällen im ... Gesichtsfeld rechts

13 Zellen der G_1-Phase können in ein Ruhestadium, die G...-Phase (Zahl ausschreiben), eintreten

15 Der M. buccinator steht vorn mit dem M. orbicularis ... in Verbindung

16 Der bei ...frakturen am häufigsten in Mitleidenschaft gezogene Nerv ist der N. radialis

19 Der N. glossopharyngeus versorgt sensorisch („sensibel“) Teile von ihr

21 Nach Durchtrennung des N. ... sind u.a. der M. rectus medialis, superior und inferior gelähmt

22 Die Hinterhauptfontanelle des Kopfes beim Säugling ist ... als die vordere Fontanelle

23 Die Markstrahlen der Nierenrinde enthalten u.a. Partes ... der proximalen und distalen Tubuli

24 Die Excavatio rectovesicalis ist ein Teil des ...

26 Ventral des Nucleus ... trochlearis verläuft der Fasciculus longitudinalis medialis

27 Der physiologische Nabelbruch bei Embryonen der 8 Woche enthält deren Dünndarm- und Dickdarmschenkel

28 Aus seinem Zellmaterial entstehen die Follikelzellen der Schilddrüse

Senkrecht:

1 Welches in der Schwangerschaft gebildete Hormon ist dem luteinisierenden Hormon (LH) funktionell am ähnlichsten?

2 Die Hinterwand des Magens hat topographische Beziehungen zur linken ...

3 Die Eminentia medialis findet man am Boden des ... Ventrikels

4 Die linke Nierenvene überkreuzt sie

7 Die Tuba auditiva [auditoria] mündet in die Pars ... des Rachens

8 Der N. cutaneus antebrachii medialis verläuft im Sulcus ...

9 Sie enthält auch Sekrete der Gallenblasenschleimhaut

11 Der N. musculocutaneus geht aus dem ... lateralis des Plexus brachialis hervor

14 Die V. subclavia ist an der Fascia ... fixiert

17 Eine Lähmung der Radix motoria des N. trigeminus trifft auch den M. ...hyoideus

18 Die fetale Seite der Placenta wird davon gebildet

20 Die Blutversorgung des Magens erfolgt u.a. über Gefäße im Lig. ...colicum

22 Endo... Zellen des Nebennierenmarks sind Abkömmlinge von Sympathikoblasten

25 Der Tractus ...cerebellaris anterior verläuft im oberen Kleinhirnstiel

65

1
2
3
4
© Lippert 2002
5
6
7
8
9
10
11
12
13
14
15
16
17
18
19
20
21
22
23
24
25
26
27
28

66

Waagerecht:

1 Die volle Kraft für den Faustschluss kann nur bei ... Hand entwickelt werden

4 Kapillaren mit ... Endothel (nichtfenestrierte Kapillaren) sind z.B. für die Lunge typisch

7 Die Zona ... der Nebennierenrinde bildet Mineralocorticoide

11 Der Nucleus cuneatus ist Schaltstation einer Bahn, die im ... des Rückenmarks verläuft

12 Ist bei einer Broca-Aphasie mühevoll

14 Das Platysma inseriert wo?

16 Mitochondrien enthalten die Enzyme des ...zyklus

18 Das ...-Organ befindet sich im Ductus cochlearis

20 Die Articulatio sacroiliaca ist eine

21 Der N. pudendus innerviert sensorisch („sensibel") die Haut darum

23 Das Epithel des sekundären Dottersacks ist ...dermalen Ursprungs

24 Die Tonsilla lingualis liegt am Zungen...

27 Der R. ... des N. glossopharyngeus enthält viszeroafferente Fasern, die Informationen über die Höhe des pO_2 des Blutes leiten

28 Das Corpus ... ist eine Station der Hörbahn

Senkrecht:

1 Er mündet in die Pars prostatica der Urethra masculina

2 Das Lig. ovarii proprium [Lig. uteroovaricum] wölbt das Peritoneum an der dorsalen Fläche des Lig. ... uteri vor

3 Die V. azygos verläuft im Mediastinum hinter dem ...en Lungenhilum

5 Die Proteinanteile der Milch werden vorwiegend durch ...zytose sezerniert

6 In dieses wächst das Pancreas bei seiner Entwicklung

8 Der Truncus coeliacus entlässt die A. ...

9 Die proximalen Tubuli der Niere entstehen aus dem ... Blastem

10 Seine vermehrte Ausschüttung erhöht die Enzymkonzentration des Pankreassafts

13 Der N. laryngeus recurrens innerviert in seinem aufsteigenden Verlauf ... und Oesophagus

15 Die Macula lutea der Retina beinhaltet die ... centralis

16 Der N. laryngeus recurrens innerviert den M. ...arytenoideus posterior

17 Als Lig. ... uteri werden Faserzüge vom Tubenwinkel in die große Schamlippe bezeichnet

19 Er verbindet Hippocampus und Corpora mammillaria

22 Der ... Herzton wird durch den Schluss der Taschenklappen verursacht

25 Ribosomen bilden - aufgereiht auf eine ...- ein Polysom

26 Die Gallenblase füllt sich bei ... im Ductus choledochus

66

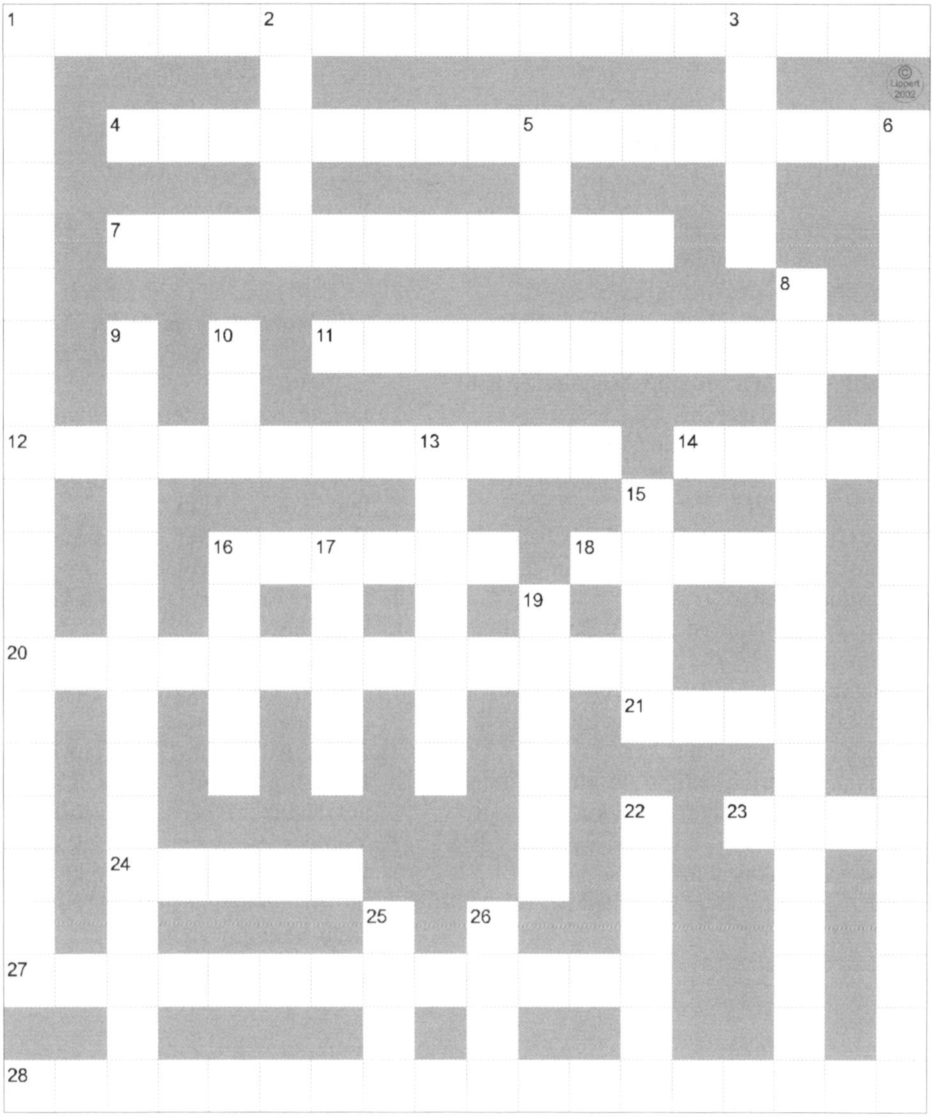

1
2
3
©
Lippert
2002
4
5
6
7
8
9
10
11
12
13
14
15
16
17
18
19
20
21
22
23
24
25
26
27
28

67

Waagerecht:

1 In der Wand des Ösophagus gibt es eine Lamina ...

4 Ihre Ausschüttung aus der Nebenniere wird durch präganglionäre sympathische Neurone gesteuert

7 Dem Phänomen des „nässenden Nabels“ bei Neugeborenen kann eine Fistel zwischen Nabel und Harnblase infolge mangelnder Rückbildung des ... zugrunde liegen

8 Bei Abbau von Erythrozyten („Blutmauserung“) freigesetzte Bestandteile des Hämoglobins können als glukuronidiertes Bilirubin mit ihr ausgeschieden werden

9 Sie enthalten H_2O_2-produzierende Oxidasen

10 Die Chorda ... legt sich von hinten her dem N. lingualis an

12 Die Glandula parotidea liegt mit Teilen ihres Drüsenkörpers hinter dem ... in der Fossa retromandibularis

15 Die ...muskulatur ist dem 3. Branchialbogen zuzuordnen

16 Die Schenkelhernie tritt durch die Lacuna ...

18 Ein Plexus choroideus befindet sich im ...horn des Seitenventrikels

20 Das ...-Syndrom beruht auf einer nummerischen Chromosomenaberration

23 Die Trabecula ... enthält Fasern des Erregungsleitungssystems

25 Der N. radialis liegt zwischen M. brachialis und M. ...

Senkrecht:

1 Wo verläuft die A. colica media?

2 Eine statische Macula befindet sich im ...

3 Der hintere Teil der Rima glottidis wird beiderseits von den ... begrenzt

5 Der N. laryngeus recurrens verläuft links dorsal des ... aortae

6 Der N. ulnaris zieht mit dem M. ... am Unterarm nach distal

9 Die Pars flaccida (= Shrapnell-Membran) der Membrana tympani bildet eine Grenze des Recessus membranae tympani superior (= ...-Raum)

11 Der M. pronator teres wird vom N. ... innerviert

13 Vor der Ovulation treten Oozyten (Ovozyten) in die ... II ein

14 Die Sertoli-Zellen produzieren ... (androgenbindendes Protein)

17 Bei der Erstellung eines Karyogramms zählt man die Chromosomen in der ...phase der Mitose

19 Die V. cava superior grenzt ... an die A. pulmonalis dextra

21 In der Area 4 im Gyrus precentralis ist die Lamina granularis interna [Lamina ... (Zahl ausschreiben)] gering ausgebildet

22 Vordere Wurzeln der Rückenmarknerven können efferente Fasern enthalten, die über die Rr. communicantes ... zu einem Grenzstrangganglion ziehen

24 Die ... serrata grenzt nach vorne an das Corpus ciliare

67

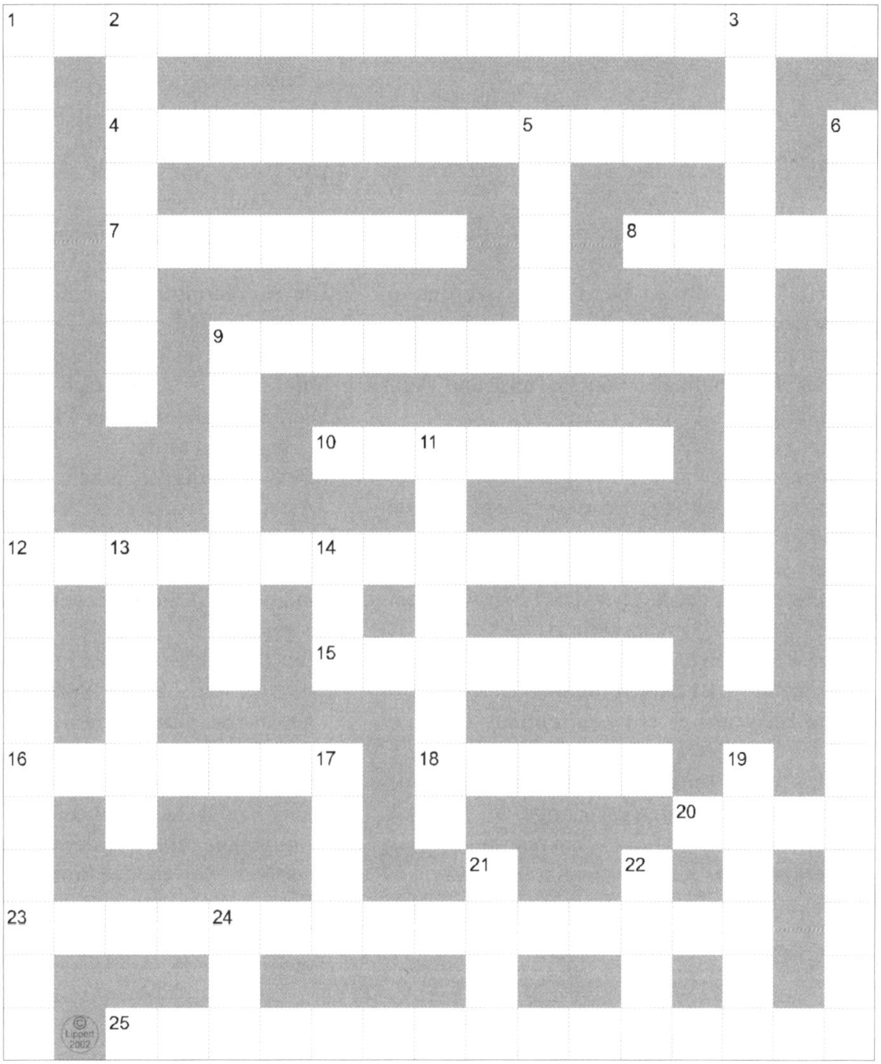
1
2
3
4
5
6
7
8
9
10
11
12
13
14
15
16
17
18
19
20
21
22
23
24
25
© Lippert 2002

68

Waagerecht:

1 Die Zona glomerulosa der Nebennierenrinde sezerniert sie
7 Die A. ovarica ist (im Regelfall) ihr direkter Ast
10 Das Ovar steht über das Lig. ... ovarii mit der Beckenwand in Verbindung
11 Der N. obturatorius entspringt aus dem Plexus ...
12 Der Plexus pulmonalis enthält viszeromotorische Fasern aus dem N. ...
14 Der M. levator ... ist an der Aufrechterhaltung der Kontinenz von Rectum und Anus beteiligt
15 Die Fascia thoracolumbalis umhüllt die ... Rückenmuskulatur
17 Im Tractus opticus ist eine ...tope Gliederung nachweisbar
19 Der M. ... major entspringt u.a. von der Seitenfläche der Körper des 12 Brustwirbels und des 1.–4. Lendenwirbels
20 Diese proteinhaltigen Polysaccharide sind Bestandteil der extrazellulären Matrix
23 Die Hauptmenge der neutrophilen Granulozyten befindet sich dort
27 Sie führt sensorische Fasern von Geschmacksrezeptoren der Zunge
28 Gallensäuren werden in ihm resorbiert
29 Dort wird das Kammerwasser gebildet

Senkrecht:

1 Gehört zum Kopfhaar
2 Die Paraganglienzellen stammen aus ihr
3 Die Basophilie von Zellen ist gewöhnlich mit ...reichtum verbunden
4 Die Fascia spermatica ... ist die Fortsetzung der Fascia transversalis
5 Liegt am Übergang des Aortenbogens zur Pars thoracica aortae [Aorta thoracica]
6 Die Hernia inguinalis indirecta tritt durch die ... inguinalis lateralis
8 Der Meniscus medialis des Kniegelenks ist mit dem Lig. ... verwachsen
9 Die maternale Seite der Placenta wird von der ... basalis gebildet
13 Der N. radialis enthält Fasern aus den ... Ästen der Trunci des Plexus brachialis
16 Die Osteoklasten leiten sich von ...zyten ab
18 Der Halsteil des Truncus sympathicus liegt in/auf der Lamina ...vertebralis der Fascia cervicalis
21 Bei Plantarflexion des Fußes ist der Gelenkschluss im oberen Sprunggelenk weniger fest als bei Dorsalextension, weil der hintere Teil der ... tali schmäler ist als der vordere
22 Bei ...bewegungen ist die Bewegungsrichtung beider Augäpfel gegensinnig
24 Blutgefäße fehlen in der Regel in ...klappen
25 Die V. ... verläuft im hinteren Mediastinum
26 Eine Arterie im Lig. capitis femoris zur Versorgung des ... femoris beim Kind entspringt aus der A. obturatoria

68

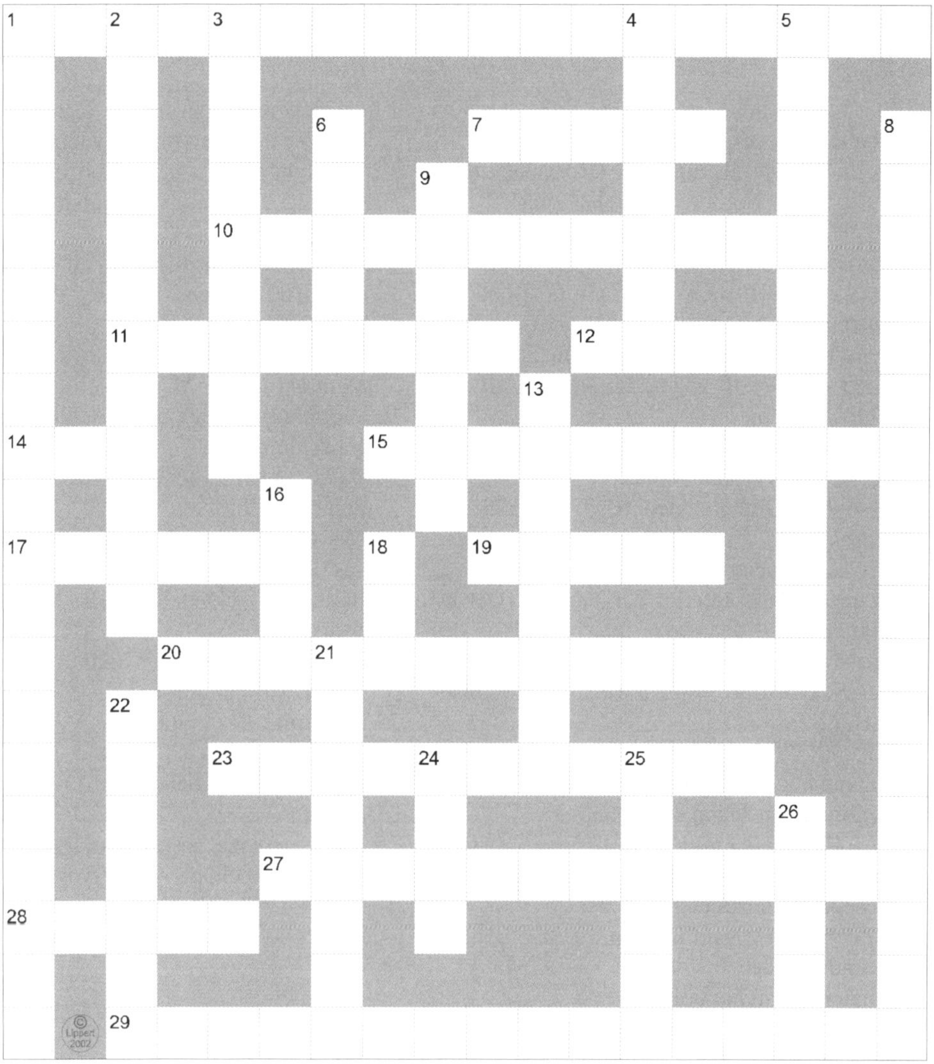
1
2
3
4
5
6
7
8
9
10
11
12
13
14
15
16
17
18
19
20
21
22
23
24
25
26
27
28
29
© Lippert 2002

69

Waagerecht:

1 Die A. vertebralis durchbohrt die Membrana ... posterior

4 Das Corpus luteum graviditatis wird durch es erhalten und stimuliert

6 Das hintere Hornhautepithel (Hornhaut...thel) grenzt an die vordere Augenkammer

7 Der Herzbeutel besteht aus Pericardium fibrosum und Pericardium ...

11 Das Platysma liegt auf dem ... Blatt der Halsfaszie

14 Der Ductus nasolacrimalis kann zum Zeitpunkt der Geburt gegen die Nasen... zu verschlossen sein

16 Der Nucleus ... gehört zu den großzelligen Kernen des Hypothalamus

17 Basophile Granulozyten besitzen dafür Rezeptoren

19 Das Lig. cruciatum anterius verbindet die ... intercondylaris anterior der Tibia mit der lateralen Wand der Fossa intercondylaris des Femur

20 Der N. glossopharyngeus versorgt sie sensorisch („sensibel")

21 Ein XYY-Karyotyp als Folge von ...disjunction kann nur in der 2. meiotischen Teilung beim Mann entstehen

23 Die Chromatiden der Metaphase-Chromosomen sind durch ...-Replikation in der Synthesephase entstanden

24 Mitochondrien sind Hauptort dessen Synthese in der Zelle

26 Inhalt der Amnionhöhle

28 Der M. flexor ... radialis wird vom N. medianus innerviert

29 Die Befeuchtung des vorderen Kornealepithels ist bei Lähmung des M. ... gefährdet

Senkrecht:

1 Welcher Reflex prüft die Segmenthöhe S_1–S_2?

2 In welchem Organ ist die Ruhedurchblutung bezogen auf das Organgewicht am größten?

3 B-Lymphozyten sind wo konzentriert?

5 Der N. ... führt die parasympathischen Fasern für die Parotis

8 Bei vollständiger Unterbrechung des N. laryngeus recurrens ist die ...bildung beeinträchtigt

9 Die Tuba auditiva [auditoria] kann durch Kontraktion des M. ... geöffnet werden

10 Peptidhormon aus den G-Zellen in der Magenschleimhaut

12 Das Foramen ... (cordis) wird perinatal funktionell geschlossen

13 Das Corpus pineale wird sympathisch über das Ganglion cervicale ... innerviert

15 Beim Schluckakt wird die ... Muskulatur kontrahiert

18 Die Hernia inguinalis indirecta liegt ... der A. epigastrica inferior

22 Hyperplasie beruht auf Vermehrung der Zell...

23 Der fibulare Knöchel reicht weiter ... als der tibiale

25 Das ... minus (ossis hyoidei) entsteht aus dem 2. Branchialbogen (Hyoidbogen)

27 Der Plexus lumbalis wird von den ... anteriores des 1.–4. Lumbalnervs gebildet

69

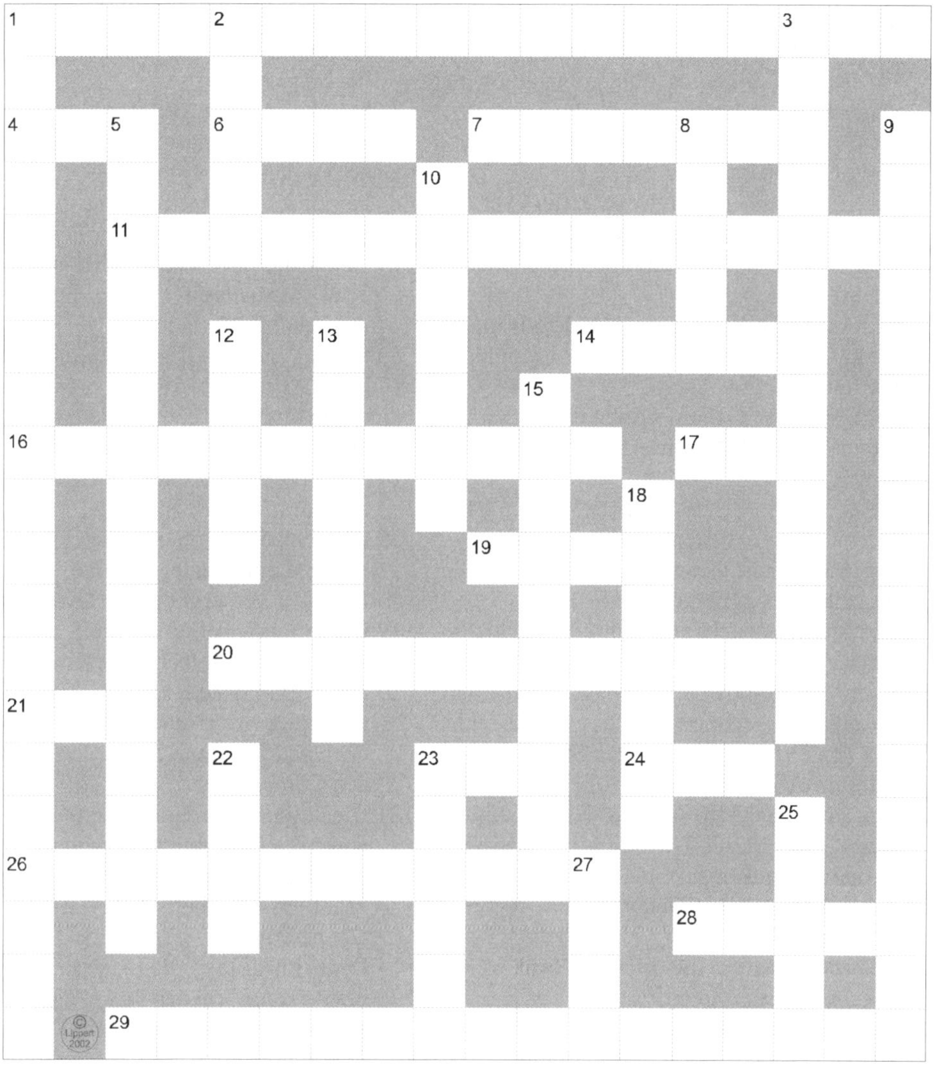
1
2
3
4
5
6
7
8
9
10
11
12
13
14
15
16
17
18
19
20
21
22
23
24
25
26
27
28
29
© Lippert 2002

70

Waagerecht:

1 Ihre Pars prostatica durchbohrt die Prostata

5 Wo liegen Zellkörper der präganglionären sympathischen Fasern

6 Das Corpus geniculatum laterale ist ein Teil des ...encephalon

7 Der N. cranialis ... (römische Ziffer) verläuft streckenweise im Spatium lateropharyngeum [pharyngeum laterale] [parapharyngeum]

9 Die Antikörperbildung durch Plasmazellen findet hauptsächlich wo in den Lymphknoten statt?

12 Kurz vor dem Ostium urethrae externum ist die männliche Harnröhre zur Fossa ... erweitert

13 Er ist ein Bereich im Zellkern, in dem Ribosomen-Untereinheiten gebildet werden

17 Die Membrana tectoria liegt über den Sinneszellen des ...-Organs

18 Der Stapes entsteht aus dem 2. Branchialbogen (...)

21 Nach der Desquamationsphase (Menstruationsphase) regeneriert sich das Uterusepithel aus den Drüsenstümpfen des Stratum ... des Endometrium

22 Bei einer Schädigung des N. radialis im Bereich der Axilla ist die aktive Streckung in den ...gelenken gestört

25 Im Kehlkopfskelett findet man ... Knorpelgewebe

26 Zentriolen haben die gleiche Struktur wie die ...körper der Zilien

28 Der Mensch verfügt über so viel (Zahl ausschreiben) zervikale Spinalnervenpaare

29 Teile der Formatio reticularis werden im ...encephalon angetroffen

30 Endothelzellen synthetisieren u.a. Stickstoffmonoxid (...) (chemische Formel)

31 Die Mundschleimhaut besitzt ein mehrschichtiges

32 Hirnstruktur, für die Noradrenalin als Transmitter typisch ist

Senkrecht:

1 Aus ihm entstehen vermutlich die C-Zellen der Schilddrüse

2 Die Azinuszellen des ... Pancreas sind reich an rauem endoplasmatischen Retikulum

3 Die Trennung der homologen Chromosomen bei der Keimzellbildung findet in der ...phase der 1. meiotischen Teilung statt

4 Der für die Synthese von Thyroxin benötigte Stoff wird durch aktiven Transport in die Zelle aufgenommen

8 Der M. ... ist ein Öffner im Kiefergelenk

10 Die Pars triangularis des ... frontalis inferior wird von der A. cerebri media versorgt

11 Die Sertoli-Zellen besitzen Rezeptoren dafür

14 ... corporis [Processus uncinati] sind Merkmale des 3.–6. Halswirbels

15 Die einzelnen markhaltigen Nervenfasern besitzen eine bindegewebige ...neuralhülle

16 Der N. ... versorgt den M. levator scapulae

19 Der Sinus cavernosus steht mit der V. ... superior unmittelbar in Verbindung

20 Die Purkinje-Zellen der lateralen Kleinhirnhemisphären (Neocerebellum) projizieren über den Nucleus ... und den Thalamus auf den Cortex cerebri

21 Die ...ophilen Granulozyten machen im normalen Differentialblutbild 0,5–1 % aus

23 Der definitive Aortenbogen geht aus dem ... (Zahl ausschreiben) embryonalen Aortenbogen hervor

24 Dem Phänomen des „nässenden Nabels" beim Neugeborenen kann eine Fistel zwischen Nabel und Darm infolge mangelnder Rückbildung des Ductus ... zugrunde liegen

27 Der M. ... quadratus wird vom N. medianus innerviert

70

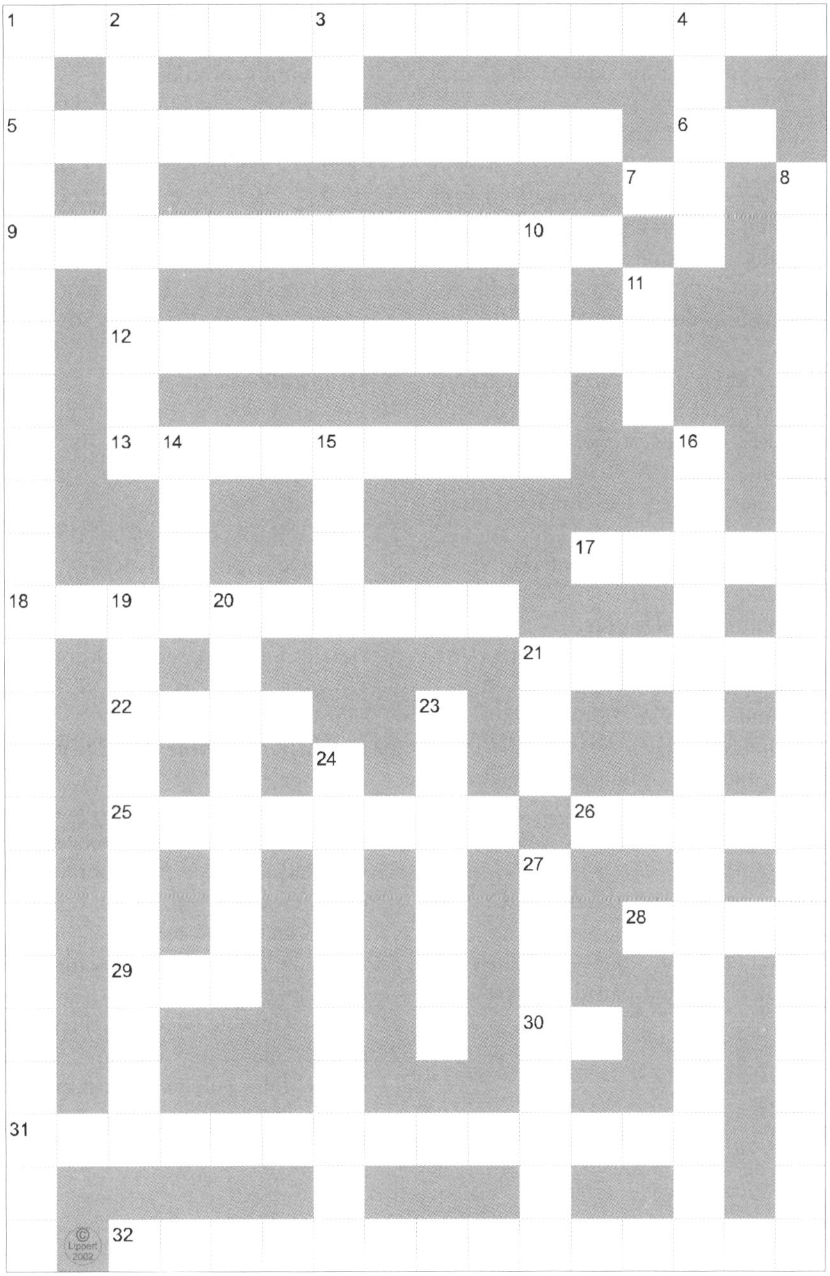
1
2
3
4
5
6
7
8
9
10
11
12
13
14
15
16
17
18
19
20
21
22
23
24
25
26
27
28
29
30
31
32
© Lippert 2002

71

Waagerecht:

1 Der N. ... hat enge topographische Beziehungen zur Schilddrüse

4 Der Ductus ... mündet in den Meatus nasi inferior

8 Der M. ...radialis wird vom N. radialis versorgt

9 Die Mm. interossei der Hand beugen in welchen Gelenken (internationale Abkürzung)?

11 Die ...drehung während der intrauterinen Entwicklung ist durch ein unterschiedliches Längenwachstum der Darmabschnitte bedingt

13 Die Endothelporen der glomerulären Kapillaren der Niere sind frei von ...

14 Spinozelluläres Bindegewebe kommt typischerweise im ... vor

16 Der N. ... ist an der Geschmacksleitung beteiligt

18 Aufgabe der Oligodendroglia ist die Markscheidenbildung im ...

20 Das Duodenum hat ...-Drüsen

21 Das Corpus geniculatum laterale hat Verbindung mit dem Colliculus ...

22 Plakoden sind für die Entwicklung von ...organen wichtig

24 Beide Vv. ... münden in den rechten Vorhof des Herzens

25 Im ... Knochenmark werden u.a. Lymphozyten gebildet

28 Der N. medianus verläuft durch den Canalis carpi („...“)

29 Die präganglionären parasympathischen Fasern für die Glandula parotidea verlaufen im N. ...

Senkrecht:

1 Im Fasciculus ... verlaufen Fasern, die die Kerne des Hypothalamus mit Kernen im Hirnstamm verbinden

2 Das Stratum ... ist eine Schicht der Epidermis

3 Vervielfachung des diploiden Chromosomensatzes ist Folgeerscheinung einer ...mitose

5 Die A. ... zieht durch die Lücke zwischen M. scalenus anterior und M. scalenus medius

6 Der N. fibularis communis geht in variabler Höhe zwischen Regio glutea und Regio poplitea aus dem N. ... hervor

7 Die A. ulnaris bildet (im Regelfall) den Hauptzufluss zum Arcus ...

10 Im Zuge der Wahrnehmung eines Gegenstands durch Ertasten mit der Hand (Mechanorezeption) erfolgt eine synaptische Umschaltung im Nucleus ...

12 Der Golgi-Apparat ist an der Modifikation der Glyco...proteine beteiligt

15 In den Nuclei tractus solitarii enden ... Nervenfasern

17 Bei intramuskulären Injektionen in die Regio glutealis ist u.a. der N. ... superior gefährdet

19 Die Zellerneuerung der Darmepithelien geht von ihnen aus

20 Die Meiose II in der Ovogenese des Menschen wird erst nach ihr beendet

21 Die Pulsation des frühembryonalen Herzens des Menschen wird durch bestimmte Zellen im ... venosus gesteuert

23 Die ...zellen der Magenschleimhaut bilden Pepsinogen

26 ...phile Granulozyten sezernieren Histamin

27 Durch die im Centrum tendineum des Zwerchfells gelegene Öffnung zieht die V. ... inferior

71

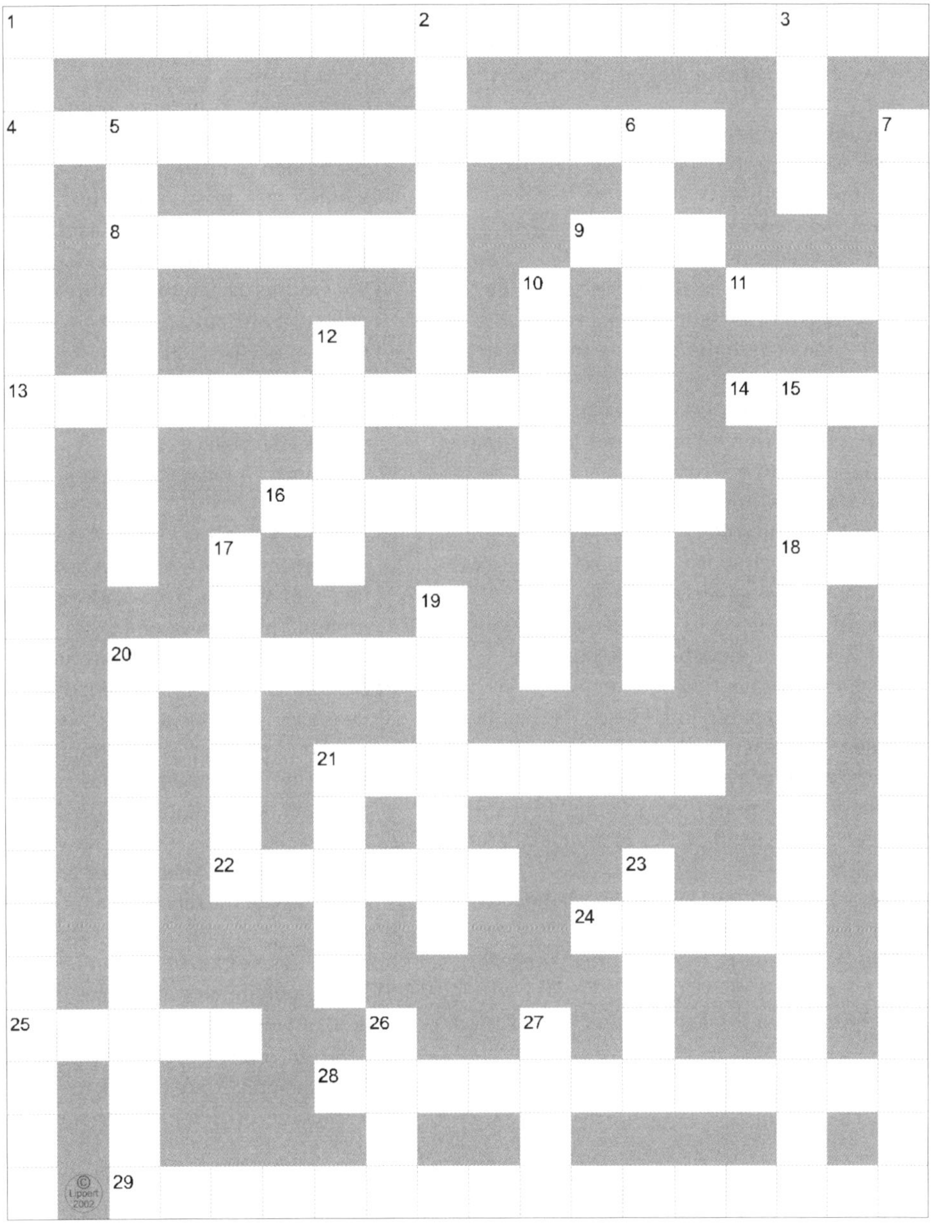

72

Waagerecht:

1 Der N. ... entspringt aus dem Plexus lumbalis
5 In welchem Hirnteil liegen die Seitenventrikel?
10 An das Zwerchfell angrenzender Organteil
12 Der N. infraorbitalis versorgt die Gesichtshaut unterhalb des ...
14 Der Sinus cavernosus liegt zwischen Fossa hypophysialis und Cavum ...
15 Mangel an ATP ist die Ursache für die Entwicklung eines Rigor mortis (Toten...)
16 Der Sinus sagittalis inferior mündet in den Sinus ...
18 Die Lamina choroidocapillaris wird aus den Aa. ... posteriores breves und longae mit arteriellem Blut versorgt
21 Microtubuli entstehen durch Aggregation von Alpha- und Beta-...
23 Der N. ...occipitalis gehört zu den dorsalen Ästen der Spinalnerven
24 Die Macula densa ist ein Plaque spezialisierter Zellen im Endabschnitt der Pars ... des distalen Tubulus
25 Axone peripherer markloser Nervenfasern leiten Aktionspotentiale langsamer als ... Nervenfasern
26 Eine Überlappung von ...- und Myosinfilamenten findet sich in der Herzmuskulatur im A-Streifen
31 Die Leydig-Zwischenzellen haben Mitochondrien vom ...typ
33 Die A. femoralis ist die Fortsetzung der A. ...
34 Gehört zur Fallot-Tetralogie (Fallot-Tetrade)

Senkrecht:

1 Der R. ... ist im Regelfall ein Ast der A. coronaria sinistra
2 In Astrozyten kommen ...filamente vor
3 Der M. rectus superior schwenkt die ...achse nach oben (Blickhebung)
4 Gehört zum embryonalen Herzschlauch
6 Das Ovar hat als hauptsächliche regionäre Lymphknotenstation die ... Lymphknoten
7 Das Corpus striatum hat direkte Verbindungen zur Substantia ...
8 Der Fundusbereich der Gallenblase hat ...schichtiges Epithel
9 Das Ostium ... gehört zur Pars nasalis pharyngis (Epipharynx)
11 Das Innervationsgebiet eines Spinalnervs an der Haut
13 Das Vorkommen von ... Muskulatur ist ein wichtiges diagnostisches Merkmal von Prostata und Glandula vesiculosa [Glandula seminalis] [Vesicula seminalis]
17 Es stimuliert die Säuresekretion im Magen
19 Sie sind in Zilien vorhanden
20 Das Lig. ... anterius und posterius sind an der Federung der Malleolengabel beteiligt
22 Das Lig. cruciatum anterius begrenzt das Ausmaß der ...rotation
27 Akrosomen sind ...somenäquivalente
28 Im proximalen Tubulus der Niere findet man durchlässige ... Junctions
29 Der M. quadratus ... wirkt bei der Außenrotation des Femur im Hüftgelenk mit
30 Im Knochenmark des Erwachsenen entstehen ...zyten
32 Mit der Abfaltung des Embryos von der Keimscheibe beginnt die Trennung der intraembryonalen ...anlage vom Dottersack

72

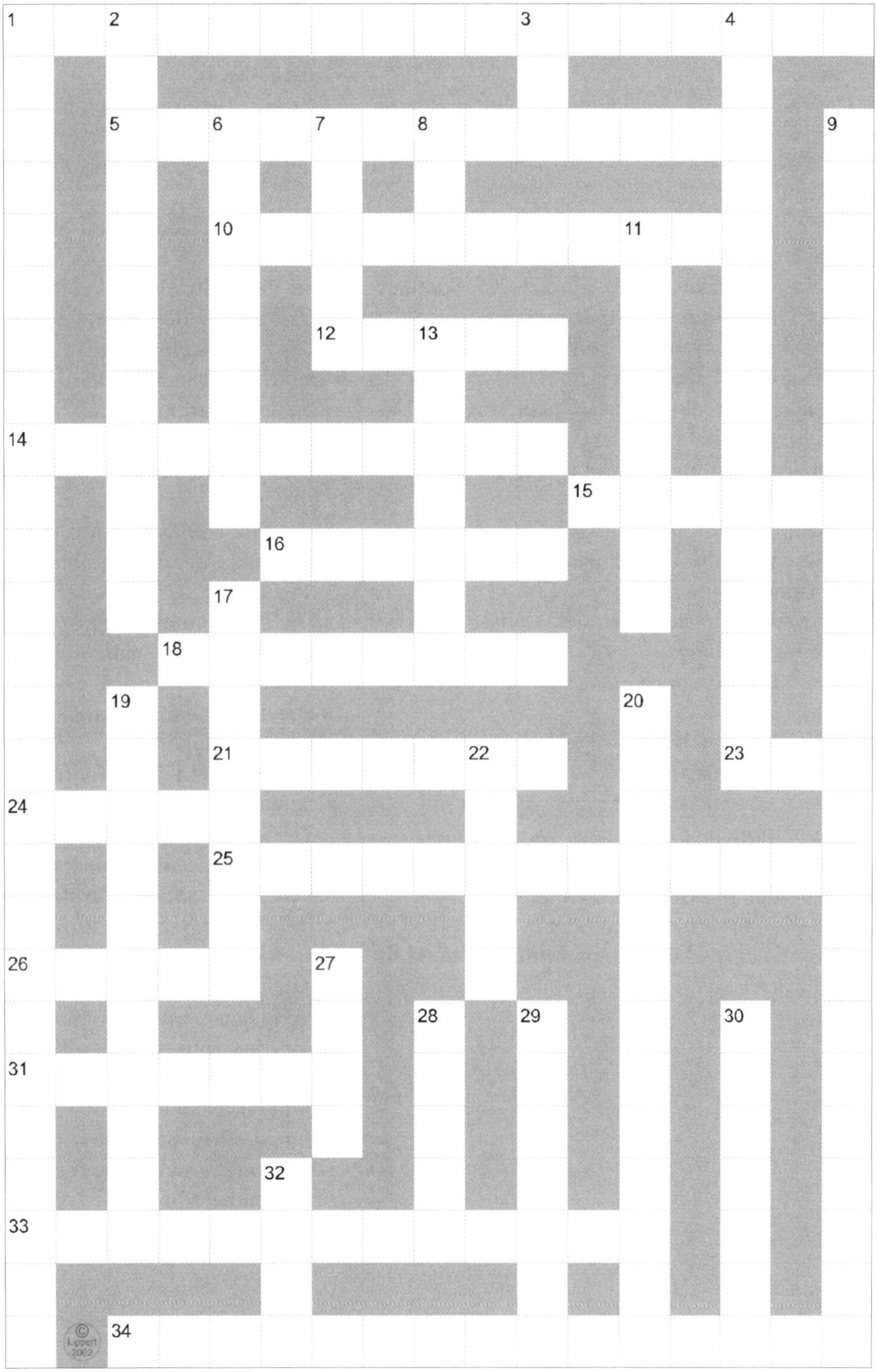
1 2 3 4
5 6 7 8 9
10 11
12 13
14
15
16
17
18
19 20
21 22 23
24
25
26 27
28 29 30
31
32
33
34
© Lippert 2002

73

Waagerecht:

1 Der N. oculomotorius verlässt den Hirnstamm in der Fossa ...

3 Die autochthone Rückenmuskulatur wird im Brust- und Lendenbereich von der Fascia ... umfasst

6 Für die Pars compacta der Substantia nigra typischer Transmitter

8 Eine Basallamina fehlt bei den ...sinusoiden

10 Beim Lebenden ist im Bereich der Schulter das Tuberculum ... tastbar

12 Das Lig. ... verläuft vom Tubenwinkel zu den großen Labien

13 Zeichen für eine Druckschädigung des N. medianus im Canalis ... (Karpaltunnelsyndrom) ist eine Atrophie des Daumenballens

14 Atrophien im Bereich der Zwischenräume zwischen den Ossa metacarpalia sprechen für eine ...lähmung

16 Chiasmata entstehen in der ...phase der ersten Reifeteilung

20 Der M. sartorius ist ein ...rotator im Kniegelenk

21 Alveolarepithelzellen Typ II bilden und sezernieren es

22 Die V. splenica gehört zum ...system

24 Ihre Hormone erhöhen die Thermogenese

26 Die Perikaryen der primären Neurone der Nozizeption liegen im ...ganglion

30 Das Colon sigmoideum liegt ...

31 Der Ductus choledochus [biliaris] verläuft im Lig. ...

Senkrecht:

1 Der R. ... ist im Regelfall ein Ast der A. coronaria dextra

2 Der N. ... innerviert den M. obliquus superior

4 Die V. subclavia ist in ihrem Verlauf unter der Clavicula fest mit der Faszie des M. ... verwachsen

5 Hier finden sich Synapsen im visuellen System

6 Die Vaginalwand ist frei davon

7 Die Pars ... des Kammerseptums grenzt an das „Herzskelett" an

9 Der Canalis neurentericus (Axialkanal) verbindet (vorübergehend) ihn mit der Amnionhöhle

11 Ribosomen sind in ... Zellen besonders häufig

13 Die Gallenblase ist mit ihrem ... der Facies visceralis der Leber ohne trennende Serosa angelagert

15 Die Fossa cranii anterior grenzt daran

17 Lymphknoten haben wo ihre T-Zell-Regionen?

18 Der Leistenkanal enthält u.a. den R. ... des N. genitofemoralis

19 ...iodthyronin entsteht hauptsächlich außerhalb der Schilddrüse durch Deiodierung von Tetraiodthyronin (Thyroxin)

23 Der Plexus pulmonalis enthält efferente Sympathikusfasern für die ...konstriktion

25 Behinderung des Abstroms im Lymphgefäßsystem kann .. auslösen

27 Am Verschluss des Afters wirkt der M. sphincter ... internus mit

28 An der Innervation des Herzens nehmen ...ganglionäre parasympathische Fasern aus dem Hirnstamm teil

29 Am Aufbau der Filtrationsbarriere im Nierenglomerulus sind die Fußfortsätze der ...zyten beteiligt

73

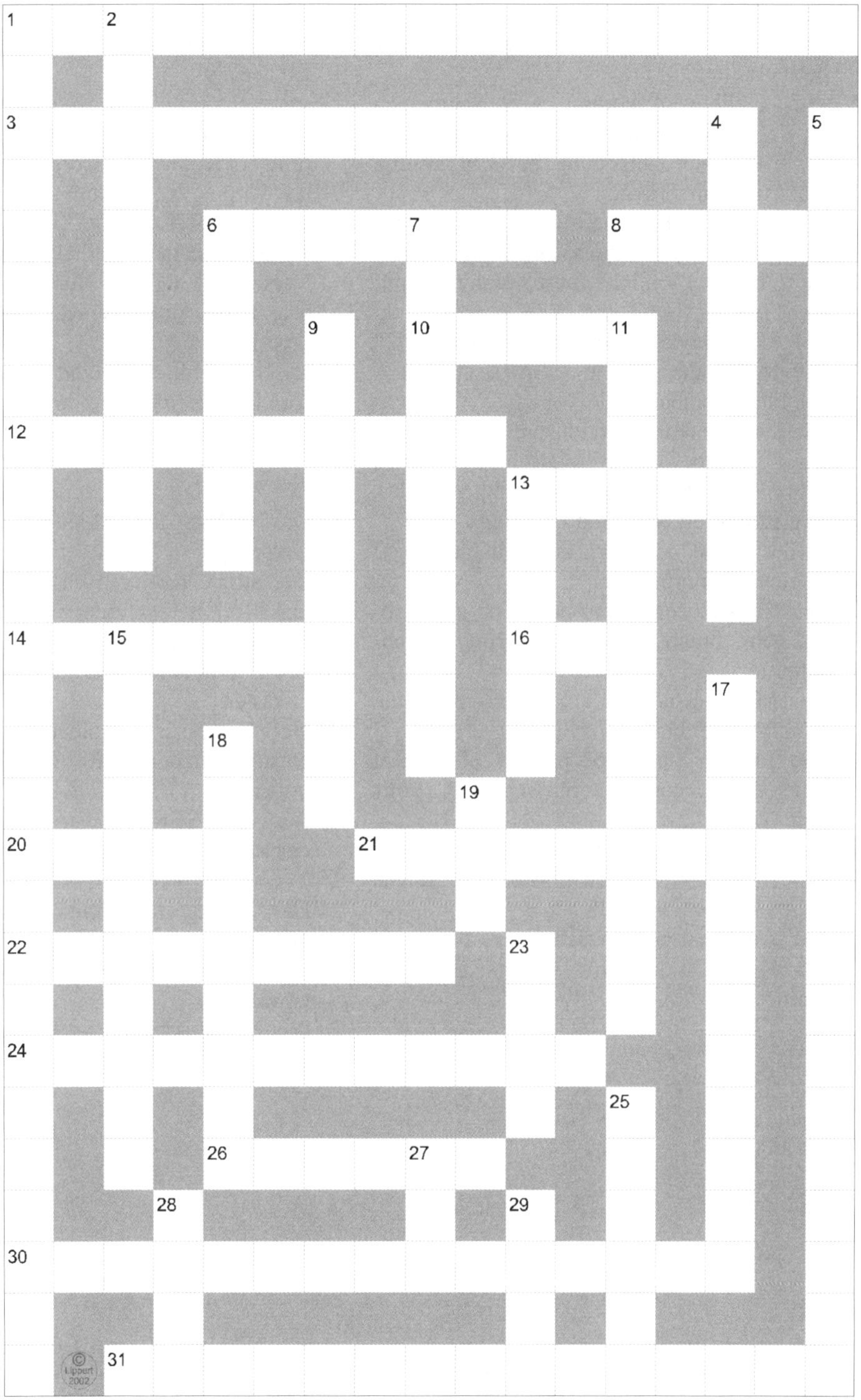
1
2
3
4
5
6
7
8
9
10
11
12
13
14
15
16
17
18
19
20
21
22
23
24
25
26
27
28
29
30
31
© Lippert 2002

74

Waagerecht:

1 Dort finden Rotationsbewegungen der Wirbelsäule statt

5 Beim „...ellbogen" kommt es zu Schmerzen im Bereich des Epicondylus lateralis (humeri) und seiner Umgebung bei Überlastung von Muskelursprüngen

7 Die Wand der Pars nasalis pharyngis wird u.a. durch die ... pharyngobasilaris gebildet

9 Der Herzbeutel schließt ihren Anfangsteil mit ein

11 Die A. subclavia gibt die A. thoracica ... ab

13 Der N. radialis geht aus dem Fasciculus ... des Plexus brachialis hervor

15 Die Sympathikoblasten entstammen ihr

17 Die ... Zellbewegung spielt in der frühen Embryonalentwicklung eine wichtige Rolle

18 Skelettmuskelfasern sind ...kernig

19 In der Wand der Tuba auditiva [auditoria] kommt ... Knorpel vor

21 Die Omphalozele (Persistenz des physiologischen ...bruchs) enthält u.a. Dünndarmabschnitte

22 Der M. ... steht mit dem Corpus perineale [Centrum perinei] in Verbindung

26 Die linke V. brachiocephalica überkreuzt links die A. carotis communis und rechts den Truncus ...

27 Bei der angeborenen Leistenhernie befindet sich Bauchhöhleninhalt im (nicht ...) Saccus vaginalis des Bauchfells

31 Astrozyten entwickeln sich daraus

32 Der Nucleus salivatorius superior ist ein ... Kern

Senkrecht:

1 Die Langerhans-Zelle ist eine ... Zelle in der Epidermis

2 Fasern im Fasciculus ... medialis tragen zur reflektorischen Stabilisierung der Blickrichtung bei Kopf- bzw. Körperdrehung bei

3 Das Corpus spongiosum penis verdickt sich am vorderen Ende zur ... penis

4 Der M. buccinator erhält seine motorische Versorgung aus dem Nucleus ...

6 Die Pars pylorica des Magens liegt ...peritoneal

8 Zwischen ... nuclei caudati und Nucleus lentiformis liegt das Crus anterius der Capsula interna

10 Die A. ... ist ein Ast der A. carotis externa

12 Der N. ilioinguinalis verläuft dorsal von ihr

14 Das Epithel der Allantois ist ...dermalen Ursprungs

16 Der atriale natriuretische Faktor (Atriopeptin) wird bei vermehrter Herzvorhof... ins Blut abgegeben

20 Die ... ischiadica sind beim Lebenden leicht zu tasten

23 Der Processus styloideus (... temporalis) entsteht aus dem 2. Branchialbogen (Hyoidbogen)

24 Wie viele Schichten hat das Pigmentepithel der Retina?

25 T_4 wird nur in der ...drüse gebildet

28 Das Lig. gastrocolicum grenzt an die ... omentalis

29 Ein ... (Gap Junction) lässt die Passage von Glucose zu

30 Das Pigmentepithel der Retina des Erwachsenen ist fest mit der ...-Membran verbunden

74

1
2
3
4
5
6
7
8
9
10
11
12
13
14
15
16
17
18
19
20
21
22
23
24
25
26
27
28
29
30
31
32
© Lippert 2002

75

Waagerecht:

1 Der N. ... entspringt aus dem R. posterior eines Spinalnervs

5 Die Interlobärspalten der Lungen sind von ihr ausgekleidet

8 Die Pars descendens duodeni liegt ...peritoneal

9 Die Cellulae ethmoidales anteriores münden meist ...halb der mittleren Nasenmuschel

13 Osteo... sind lysosomenreich

14 ...phile Granulozyten sind im Differentialblutbild die am seltensten vorkommenden reifen Granulozyten

15 Die äußere Kernmembran ist Teil des endoplasmatischen Retikulums und kann womit besetzt sein?

17 Der primäre motorische Cortex für den Kopfbereich wird von der A. cerebri ... versorgt

18 Die Glandulae ... münden in die Cavitas oris propria

20 Das Pigmentepithel setzt sich bis auf die Hinterfläche der ... fort

21 Astrozyten können es

23 Der M. splenius cervicis wird von ... Ästen der Spinalnerven versorgt

24 Am Lungen... gehen Pleura parietalis und Pleura visceralis ineinander über

29 Die sensorische Versorgung im Bereich des Sulcus terminalis linguae obliegt Ästen des N. ...

30 In ihm kann bei Ruptur eines Aneurysmas am Anfangsabschnitt der A. cerebri media Blut nachgewiesen werden

Senkrecht:

1 Der M. ... tritt durch eine Öffnung der Beckenwand

2 Der Arcus palmaris profundus liegt zwischen ... transversum des M. adductor pollicis und den Mittelhandknochen

3 Oberlid und Unterlid enthalten ihn

4 In die Bursa omentalis gelangt man u.a. nach seiner Durchtrennung

6 Die Lamina visceralis und die Lamina parietalis des Pericardium ... gehen im Bereich der großen Gefäße ineinander über

7 Durchtrittsstelle der Schenkelhernie

10 Die Tonsillarbucht leitet sich embryonal aus der ... Schlundtasche her

11 Beginnt mit der Abfaltung des Embryos von der Keimscheibe

12 Muskelspindeln enthalten keine ...dendritischen Synapsen

16 Als „...“ wird eine vom Organ zur Bauchwand ziehende Bauchfellduplikatur bezeichnet

19 Osteozyten kommunizieren über ... Junctions

22 Ein Patient, der einen Myokardinfarkt erleidet, verspürt intensive Schmerzen an der Innenseite des linken Oberarmes; die Schmerzlokalisation am Oberarm entspricht einer ...-Zone

25 Das Ganglion cochleare [spirale cochleae] ist eine Station der ...bahn

26 Bei Ausfall des N. phrenicus kommt es auf derselben Seite zu einem Zwerchfell...stand

27 Das Trigonum nervi ... findet man am Boden des vierten Ventrikels

28 Das klassische Leberläppchen hat im histologischen Schnitt eine annähernd ...gonale Form

75

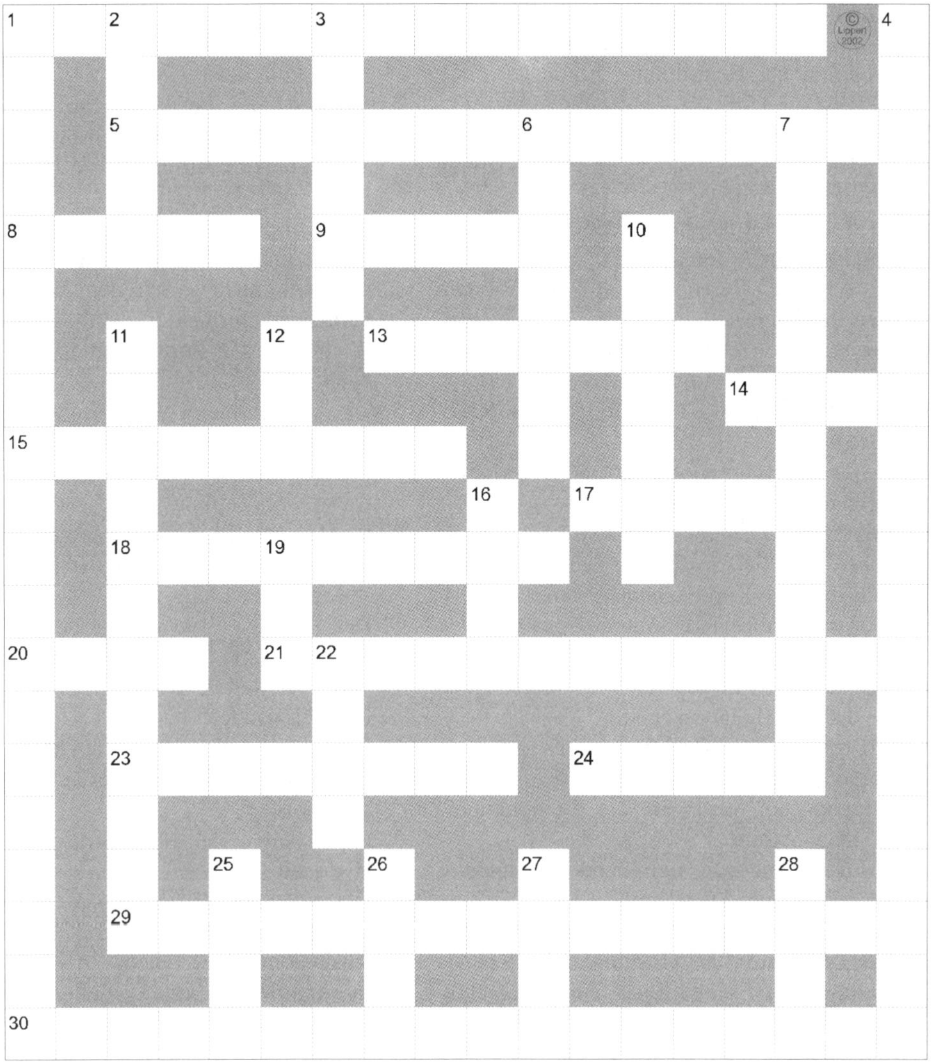
1
2
3
4
5
6
7
8
9
10
11
12
13
14
15
16
17
18
19
20
21
22
23
24
25
26
27
28
29
30

76

Waagerecht:

1 Die der embryonalen Zellen wird bei der Induktion der Neuralplatte zugunsten einer spezifischen Differenzierung eingeschränkt
6 Für die zytogenetische pränatale Diagnostik werden Zellen u.a. aus den Chorionzotten (...zellen) verwendet
8 Der M. adductor magnus bildet den ... für den Durchtritt der A. femoralis
9 Der typische Resorptionsort für Vitamin B_{12} (Cobalamin)
12 Der M. biceps femoris ist an der Begrenzung der ... poplitea beteiligt
13 Es gibt viel mehr ... als reife Oozyten (Ovozyten)
14 Die Trunci ... anterior et posterior verlaufen durch den Hiatus oesophageus
15 Bei einem gesunden Erwachsenen ist die Achse des Schenkelhalses gegenüber der transversalen Kondylenachse um etwa 10° nach vorne torquiert (Antetorsionswinkel = ...-Winkel)
16 Der Arcus ... wird im Regelfall überwiegend aus der A. radialis gespeist
17 Die Raphekerne des Hirnstamms enthalten ...erge Neurone
18 Lymphozyten verlassen die Lymphknoten mit dem ...strom
20 Aus der Schilddrüse stammendes Hormon
23 Bei einseitiger Zerstörung eines Gleichgewichtsorgans kommt es zu ...schwindel
25 Aus quergestreifter Muskulatur bestehende Trennwand zwischen Brust- und Bauchhöhle
26 Mangelnde ...duktion des Daumens kommt bei Schädigung des N. ulnaris vor
28 Sie phagozytieren Staubteilchen in den Lungenbläschen

Senkrecht:

1 Der oberflächliche Teil der Glandula parotidea liegt in der Regio ...
2 Bewegung des Fußes, die bei einer Schädigung des N. fibularis [peroneus] communis am Fibulakopf ausgefallen oder geschwächt ist
3 Eine Atrophie des Thenar kann u.a. durch eine Kompression des N. medianus bei seinem Durchtritt durch den M. pronator ... verursacht werden
4 Sie dienen der Fortbewegung des Darminhalts
5 Von der Spermatogonienteilung bis zur Einlagerung befruchtungsfähiger Spermatozoen im Speicher des Nebenhodens vergehen etwa so viel (Zahl ausschreiben) Tage
7 Der M. ... strahlt in den M. orbicularis oris ein
10 Der N. medianus liegt in der Fossa cubitalis ... der A. brachialis
11 Der Ductus nasolacrimalis besitzt an seiner Mündung eine ...artige Schleimhautfalte
16 Die ...-Zellen sind die größten Zellen der Kleinhirnrinde
19 Die Substantia ... gehört zum Mittelhirn
21 Der Ductus thoracicus verläuft ... vom Oesophagus
22 Die ...zellen der Magendrüsen sezernieren H^+-Ionen
24 Der adäquate Reiz für die Erregung der ...zellen des Gleichgewichtsorgans ist eine Auslenkung ihrer Zilien
27 Es stimuliert die Leydig-Zellen

76

1
2
3
4
5
6
7
8
9
10
11
12
13
14
15
16
17
18
19
20
21
22
23
24
25
26
27
28
© Liperi 2002

77

Waagerecht:

2 Die Segmenta ... 6–10 werden den Lobi inferiores der Lungen zugeordnet

6 Die V. subclavia wird von der A. subclavia durch den M. ... getrennt

7 Von der Placenta sezerniertes Hormon

8 In Epiphysenfugen findet man ... Knorpelgewebe

11 Die Pituizyten werden zu ihr gerechnet

12 Die Cellulae ethmoidales grenzen an sie

17 Im Antrum des Magens kommen ...bildende endokrine Zellen vor

18 Das ...-Organ dient der akustischen Rezeption

19 Die Oliven stehen mit dem Tractus tegmentalis centralis (zentrale ...) in Verbindung

20 Die Macula ... der Retina befindet sich temporal vom „blinden Fleck“

23 Das Endometrium der zweiten Zyklushälfte enthält ...arterien

24 Der N. ... wird im Trigonum submandibulare angetroffen

25 Der Ductus thoracicus tritt im Hiatus ... durch das Zwerchfell

27 Welche Zellen beginnen in der Pubertät in die erste Reifeteilung einzutreten?

28 Das Blut fließt aus dem Pancreas u.a. über die V. ... ab

Senkrecht:

1 Ist mit seiner Radix entlang dem Margo anterior des Corpus pancreatis fixiert

2 Die V. ... entsteht aus der Vereinigung von V. subclavia und V. jugularis interna

3 Der N. mandibularis verlässt durch das Foramen ... die Schädelhöhle

4 In der Epidermis kommen mechanorezeptive ...-Zellen vor

5 Bestandteil des „Herzskeletts“

7 Das Corpus luteum graviditatis wird durch es erhalten und stimuliert

9 Der N. glossopharyngeus führt u.a. motorische Fasern aus dem Nucleus ...

10 Der Steigbügel liegt dem Paries ... der Paukenhöhle an

13 Die aktive Bewegung von Makrophagen und Granulozyten wird durch ...- und Myosinfilamente bewirkt

14 Die Blutversorgung des Magens erfolgt u.a. über Gefäße in der ... gastropancreatica

15 Die mittlere Hämoglobinmasse in einem Erythrozyten (...) ist bei langjährigem Mangel an Cobalaminen erhöht

16 Die sensible Innervation der Cornea erfolgt über die Nn. ... aus dem N. nasociliaris

21 Bei intramuskulären Injektionen in die Regio glutealis ist u.a. die A. ... superior gefährdet

22 Die Prostata liegt ... dem Rectum

24 Ein Ring aus ...tubuli ist ein typisches Strukturmerkmal von Thrombozyten

26 Die ...-Phase (Zahl ausschreiben) beginnt direkt im Anschluss an die Zellteilung

77

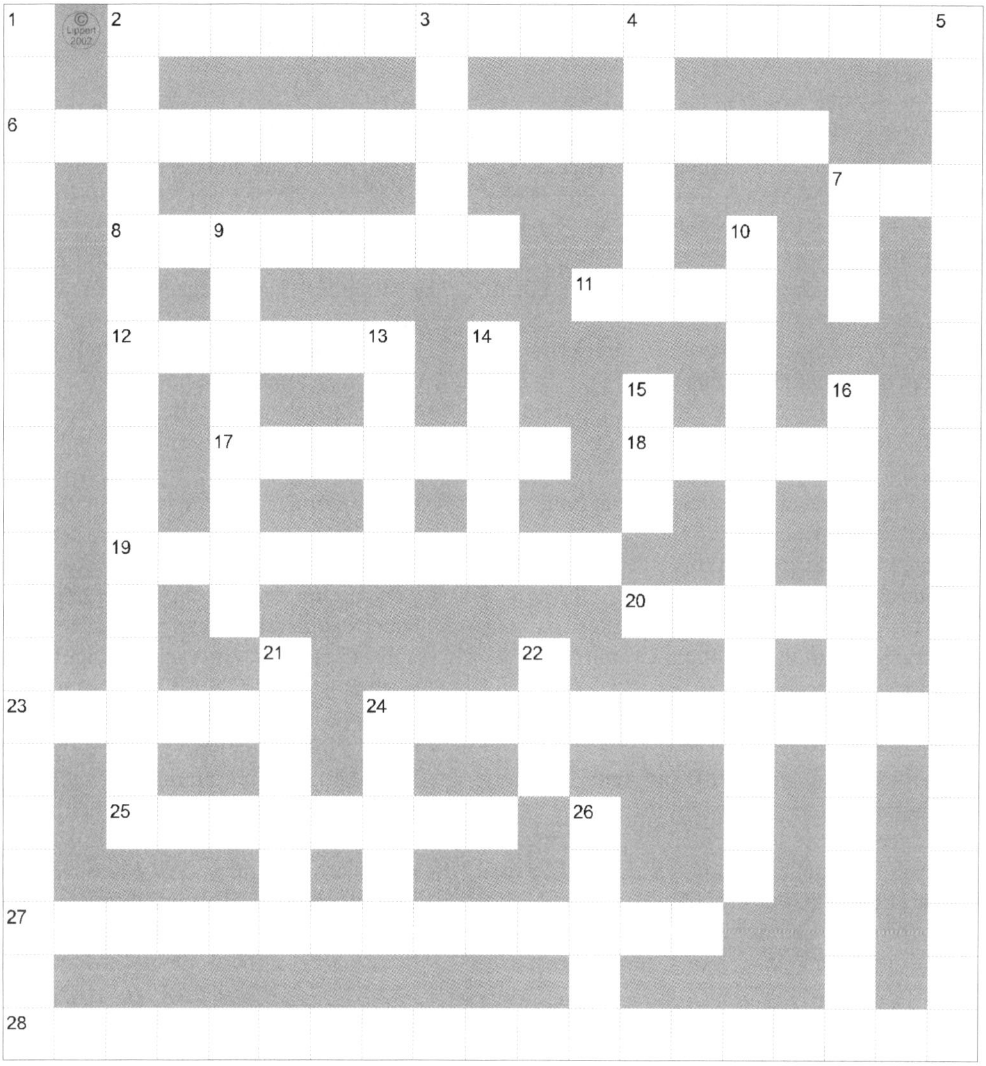
1
©
Lippert
2002
2
3
4
5
6
7
8
9
10
11
12
13
14
15
16
17
18
19
20
21
22
23
24
25
26
27
28

78

Waagerecht:

1 Am Augenhintergrund ist er beim Lebenden zu sehen

5 Schaltlamellen fehlen in diesem Knochentyp

6 Die Efferenzen verlassen das Kleinhirn vorwiegend über den Pedunculus cerebellaris ...

8 Die Sehnen des M. extensor digitorum haben im Bereich der ...gelenke keine Sehnenscheiden

10 Die Hepatozyten sind von einem ...fasergerüst umgeben

11 Der N. trochlearis verläuft streckenweise in/an der Wand des Sinus ...

13 Die Aponeurose des M. obliquus abdominis ...ternus bildet die Vorderwand des Leistenkanals

15 Der Sinus cavernosus hat Verbindung zum Sinus ... inferior

16 Das Lig. falciforme führt in seinem freien unteren (hinteren) Rand das Lig. ... hepatis

18 Bei Ausfall der ...-Sprachregion ist die Sprachgestaltung (Syntax, Grammatik) gestört

20 Das ... liegt zwischen rechter und linker Pleurahöhle

21 Vergrößerung des Zellkerns kann Folgeerscheinung einer ...mitose sein

22 Die Oozyten (Ovozyten) des Menschen verbleiben im Zeitraum vor der Geburt bis zur Pubertät in der Prophase der ... I

23 In der Pars anterior pontis werden Bahnen aus dem Frontalhirn zum ...hirn umgeschaltet

24 Eine Unterbrechung eines Tractus opticus verursacht diese

Senkrecht:

1 Seine Bruchpforte ist die Fossa inguinalis medialis

2 Der Ductus thoracicus mündet in den Winkel, der aus dem Zusammenfluss der linken V. jugularis interna und der V. ... entsteht

3 Der N. ... innerviert die Mm. adductor longus und brevis

4 Amöboide Bewegung wird durch sie bewirkt

5 Es stimuliert die Belegzellen der Magendrüsen

7 Der N. trigeminus tritt im seitlichen Bereich des ... aus dem Hirnstamm aus

9 Die Schleimhaut im Bereich der Tonsilla palatina wird sensorisch („sensibel“) vom N. ... innerviert

10 Das Stratum ... ist eine Schicht der Epidermis

12 Das Lig. ...spinale begrenzt das Foramen ischiadicum majus nach kaudal hin

14 Die Degeneration der ...ergen Neurone der Substantia nigra führt in der Regel zum Ruhetremor

15 Das Ovar ist damit überzogen

17 Die ...schleimhaut besitzt ein Epithel, das im Vergleich zur Epidermis schnell regeneriert

18 Melanozyten liegen im Stratum ... der Epidermis

19 Die Chromosomen des Menschen lassen sich aufgrund ihrer ...muster unterscheiden

78

1
2
3
©
Lippert
2002
4
5
6
7
8
9
10
11
12
13
14
15
16
17
18
19
20
21
22
23
24

79

Waagerecht:

2 Der N. glossopharyngeus verläuft u.a. im Spatium ...

5 Bei Abbau von Erythrozyten („Blutmauserung“) freigesetzte Bestandteile des Hämoglobins können als Eisen-...-Komplex das Knochenmark erreichen

8 Die V. cava superior nimmt die V. ... auf

10 Beteiligt sich an den Artikulationsflächen des (zweikammrigen) unteren Sprunggelenks

11 In somanahen Abschnitten von Dendriten kommt ...-Substanz vor

13 Das Foramen ... (cordis) entsteht durch Degeneration im Septum primum

14 Der Puls der A. radialis kann im Bereich des ... zwischen den Sehnen des M. extensor pollicis brevis und des M. extensor pollicis longus getastet werden

15 Die Allantois entsteht aus kaudalem ...derm

16 Das Lig. falciforme ist eine ...fellduplikatur

18 Ein Meckel-Divertikel liegt in seinem Bereich

19 Der M. ... inferior schwenkt die Sehachse nach oben (Blickhebung)

20 Beim Stillen führt das Saugen an der Brustwarze in der Hypophyse der Mutter zu vermehrter Sekretion von Prolactin und ...

21 Collagenfibrillen vom Typ I sind Bestandteil von ihnen

23 Prolactin aktiviert ihre Sekretsynthese

27 Die ... Pulpa der Milz enthält Makrophagen

29 Das Stratum ... der Haut hat einen hohen Mitoseindex

31 Der Torus ... gehört zur Pars nasalis pharyngis (Epipharynx)

32 Die Mm. interossei der Hand werden vom R. profundus des N. ... innerviert

33 Die Cisterna cerebellomedullaris ist eine Erweiterung von ihm

Senkrecht:

1 Der N. musculocutaneus gibt den N. cutaneus ... ab

3 Das Lig. ... ist an der Lagefixierung der Milz beteiligt

4 Entsteht entwicklungsgeschichtlich aus dem Meso der Nabelschleife

6 Umgeben die Hirnkapillaren

7 Die Hypophyse liegt in der Fossa hypophysialis der ... turcica

9 Die Erregungsausbreitung zwischen benachbarten Herzmuskelzellen erfolgt über ...

12 Die Glandula parotidea wird sympathisch über das Ganglion cervicale ... innerviert

17 Der proximale Tubulus ist in hohem Maße für ... permeabel

22 Das Zungenbein kann ... nach kranial bewegt werden

24 Im Hinterstrang des Rückenmarks verlaufen ...ferente Bahnen

25 Der M. sphincter ... externus ist an der Aufrechterhaltung der Kontinenz von Rectum und Anus beteiligt

26 Eine Zunahme der efferenten Aktivität der Nn. vagi führt zu einer ...nahme der Herzfrequenz

28 Bei einer ...-Aphasie sind Silbenbetonung und Satzintonation gestört

30 Im fetalen Kreislauf verbindet der Ductus arteriosus (Botalli) den Truncus pulmonalis mit ihr

79

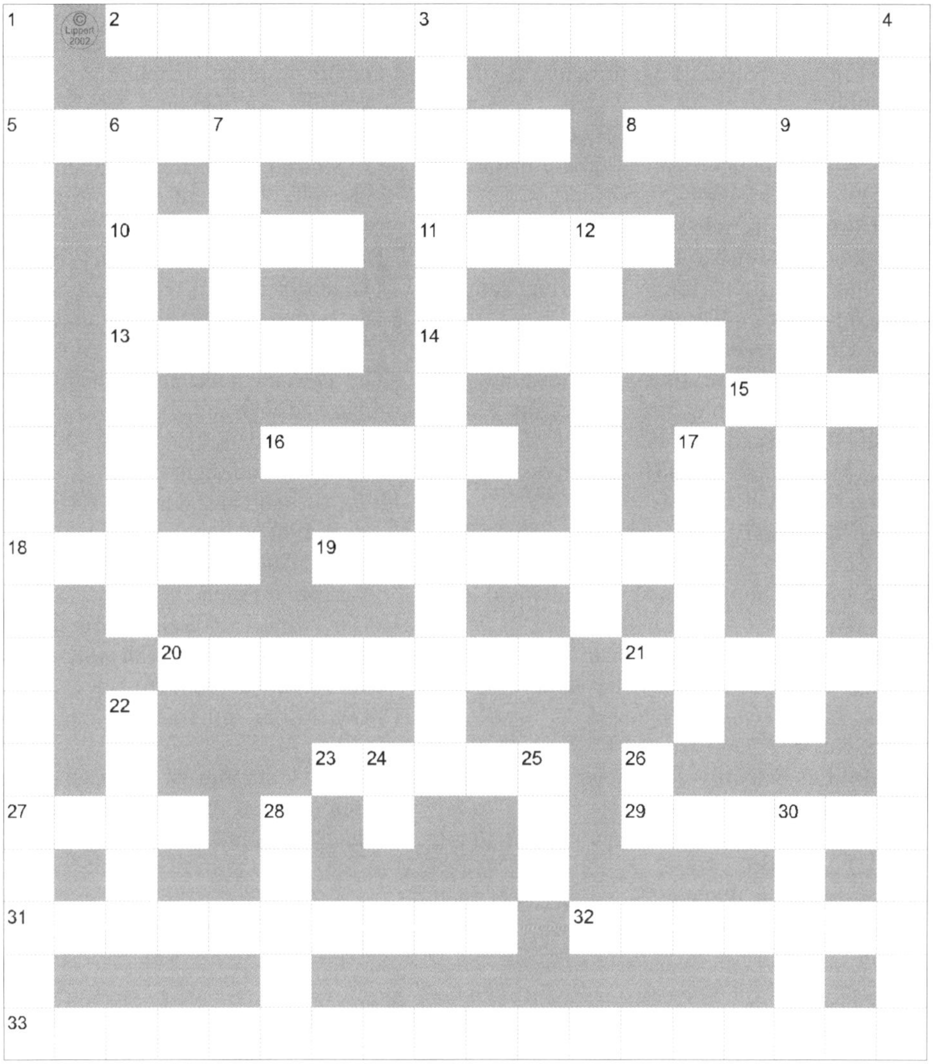
©
Lippert
2002
1
2
3
4
5
6
7
8
9
10
11
12
13
14
15
16
17
18
19
20
21
22
23
24
25
26
27
28
29
30
31
32
33

80

Waagerecht:

1 Die Sertoli-Zellen bilden ... Protein

5 Das Lig. ... ist an der Lagefixierung der Milz beteiligt

6 Woraus entstehen die Spinalganglienzellen?

7 Die Nissl-Schollen sind Zonen verstärkter ...philer Anfärbung in Nervenzellen

8 Im Corpus ... laterale ist eine retinotope Gliederung nachweisbar

10 Collagen Typ ... (römische Ziffer) kommt u.a. im hyalinen Knorpel vor

12 Die Oliven liegen lateral von ihnen

14 Eine weitgehende Inaktivierung eines X-Chromosoms erfolgt beim Mann mit einem Klinefelter-Syndrom (47, ...)

15 Der M. pronator ... bildet die ulnare Begrenzung der Fossa cubitalis

16 Der M. ...pharyngeus beteiligt sich an Bewegungen des weichen Gaumens

17 Das primäre somatosensible Rindenfeld liegt im Gyrus ...

19 Der supplementärmotorische Cortex liegt (ganz oder teilweise) in der Area ... (Zahl ausschreiben) nach Brodmann

20 Der Nucleus ... gehört zum Mesencephalon

21 Beim Lebenden ist im Bereich der Schulter der Processus ... tastbar

23 Der Ductus thoracicus zieht mit ihr durch das Zwerchfell

24 Innerhalb der Rektusscheide befindet sich die A. ...

Senkrecht:

1 Das Colon ascendens hat sie

2 Gehört zum Endolymphraum des Innenohrs

3 Das Lig. ...spinale liegt dem N. pudendus eng an

4 Das Stromgebiet der A. cerebri media steht über die A. ... mit dem Stromgebiet der A. vertebralis in Verbindung

7 Der N. tibialis verläuft in der tiefen ...loge des Unterschenkels

8 Die ...sinneszellen haben eine mittlere Lebensdauer von weniger als drei Wochen

9 Die Lamina muscularis mucosae des Dünndarms dringt in die Plicae ... ein

11 Sie enthält sekretorische Fasern für die Glandula sublingualis

12 Es entsteht aus dem inaktiven Pepsinogen im sauren Milieu des Magens

13 Die Zähne des Unterkiefers gehören zum Versorgungsgebiet der A. ...

15 Die ...linie des Beins wird durch Fehlstellungen im Knie (Genu valgum oder Genu varum) nicht verändert

18 Die Basilarmembran des Innenohrs trägt das ...-Organ

22 Ein ...duralraum ist beim Gesunden nur im Bereich des Wirbelkanals, nicht jedoch in der Schädelhöhle ausgebildet

80

1
2
3
4
5
6
7
8
9
10
11
12
13
14
15
16
17
18
19
20
21
22
23
24
© Lippert 2002

81

Waagerecht:

1 Wohin entsendet der Nucleus cuneatus Efferenzen?

7 Die Choanen verbinden die Nasenhöhlen mit der Pars ... pharyngis

8 Die Belegzellen der Magendrüsen besitzen ...ase

10 Für den Locus coeruleus typischer Transmitter

13 Der M. flexor ... longus wird vom N. medianus innerviert

15 Dieser Hirnventrikel (römische Ziffer) grenzt an Thalamus, Hypothalamus und Lamina terminalis

16 Die Lage von Organen zum Peritoneum kann sich während der ...genese ändern

18 Die Purkinje-Zellen des Kleinhirns werden von ...fasern erregt

20 Bei der Phagozytose eines Bakteriums durch einen neutrophilen Granulozyten kommt es zur Fusion des Phagosoms mit ... Granula

21 ...zyten des Herzvorhofs sezernieren ein natriuretisch wirkendes Hormon

22 Der Ursprung der A. mesenterica ...erior befindet sich etwa in Höhe des 1.–2. Lendenwirbels

24 Ein Teil des M. ... kann den Unterkiefer nach hinten bewegen

26 Die unterschiedliche Pigmentierung der Haut bei Europäern und Afrikanern beruht nicht auf einer unterschiedlichen Zahl der ...zyten, sondern auf deren unterschiedlicher Intensität der Pigmentbildung

28 Die A. ovarica beteiligt sich an der Blutversorgung der ...

29 Die Hinterwand des Magens grenzt daran

31 Im Corpus pineale fehlt die Blut-...-Schranke

32 Die Ursprungsperikarya des mit dem Grenzstrang assoziierten R. communicans albus liegen (überwiegend) im Nucleus ... des Rückenmarks

Senkrecht:

1 Das Corpus callosum liegt in der Tiefe der Fissura ...

2 Welche größere Vene (V. ...) hat direkten Kontakt zum Pancreas?

3 Die ...-Seite des Golgi-Apparats wird durch Membranen des endoplasmatischen Retikulums ergänzt

4 Unter ...stimulation steigt die HCO_3-Konzentration des Pankreassafts an

5 Das Lig. ... entsteht aus dem 2. Branchialbogen (Hyoidbogen)

6 Der Penisteil der Urethra masculina verläuft in ihm

9 Die Glandula parotidea mündet in das Vestibulum ...

11 Die Mm. levatores ... umfassen das Rectum von hinten

12 Das Lig. ... enthält die A. gastroomentalis dextra

13 Eines der Hormone der Nebennierenrinde

14 Univakuoläre Fettzellen sind metabolisch ...

17 Die Formatio reticularis ist ein Teil des ... mesencephali

19 Schaltlamellen enthalten Collagen Typ ... (Zahl ausschreiben)

23 Die ...muskulatur ist dem 1. Branchialbogen zuzuordnen

25 Die A. cerebri anterior liegt mit ihren kortikalen Ästen auf der ...seite der Hemisphären

27 ...zyten enthalten GFAP (glial fibrillary acidic protein)

30 Alle Spinalnerven von C_2–S_4 enthalten Fasern der gemeinsamen motorischen ...strecke

81

1
2
3
4
5
©
Lippert
2002
6
7
8
9
10
11
12
13
14
15
16
17
18
19
20
21
22
23
24
25
26
27
28
29
30
31
32

Lösungen 1–9

```
V E S T I B U L O C O C H L E A R I S
E       N                           U
N     S T E R O I D H O R M O N E   C
T   S   E       N         Y         C
R E C U R R E N T E S   P E R I N E I
I   H   N   N   E   Y     L     A   N
K   L   E   K   R   N   T   T   S   A
E   I   U   E   C   C   E   R   I   T
L A T E R O P H A R Y N G E U M     D
S   Z   O   H   L   T   M   N   T   E
E   M   N   A N A   I   E   C   A D H
P R E   E   L   T   U   N E U T R   Y
T   M   N   I I I   M   T   S   S   D
U   B       N     S     U N I   I   R
M A R K       Z O E L O M   N       O
D   A   C   E     R     P   F   H   G
E I N   H E P A T O D U O D E N A L E
F       O   I     S     N   R   F   N
E X P O R T   H A A R   T   I N T R A
K   R   D       T       I   O       S
T H O R A C O E P I G A S T R I C A E
```

1

```
O R B I T A L I S S U P E R I O R
B   L   H       E           L   E
L   U   Y   T   I   M   S   I   C
I N T E R V E N T R I C U L A R E
Q       O   M   E   T   S   C   S
U   T   H   P   N   O   P   A U S
U   A Z Y G O S   O S S E A     U
S   L   O   R   P   E   N   S   S
I N G U I N A L I S   C S E C H S
N       D   L   G   S   O   A   P
T   T I E F E   M B P   R   P   H
E   U   U       E   A   I   H   E
R I B O S O M E N   N E U R O   N
N   A       Y   T   N   M   I   O
U   R   E   O T I C U M     D   E
S   I   X   S   E   N   Z   E   T
A R A N T I I   R   G   W   U   H
B       E   N   T       E   M   M
D E X T R A   C E R E B R I     O
O       N   S   M   X   C   H   I
M E D I A L I S     T   H   I   D
I           G     P R O F U N D A
N A S A L E N       A   E   T   L
I   U       A   A       L   E   I
S U P R A C L A V I C U L A R E S
```

2

```
F L E X O R E S D I G I T O R U M
I       R       I   E   R   E   A
S T E I G B U E G E L   A   C   R
S       A   N   A   B   N   U   K
U N C I N A T U S   K   S   R   S
R   R   E   E   T   O   K   R   C
A N I   L   R   R   E   R I E C H
O   S   L   H   I   R   I   N   E
R   T   E X O   C   P   P   S   I
B   A   N   R   U   E K T O     D
I R I S     N   S   R   I   G   E
T   L   C               O   L   N
A D I U R E T I N   N O N   U   B
L   A   I   U       A   S   T   I
I   C   C   B   W   H     Z E L L
S   A   O R A L I S     H   A   D
S       I   A   L   L   E   S   U
U       D   U   L   I   X   U   N
P   G   E   D U E N N   A B P   G
E   E   A   I   B   S   G   E   I
R   B       T   R   E   O   R   M
I   U T E R I N A E   U N C I   Z
O   R       V   N       A   O   N
R E T R O M A N D I B U L A R I S
```

3

```
T U B E R C U L U M P U B I C U M
R   I   A       M       A   A   E
U   F   D   E M B R Y O N A L   M
N   U   I       I       D   C   B
C O R P U S C I L I A R E   A   R
U   C   S       I   K   N O N   A
S   A   K A U   C   I   M   E I N
B   T   O       A   N   U   U   A
R   I   P   M A L L E U S   S   I
A X O   F       I   S   T       N
C         M E T A M E R E N     T
H       I               R   P R E
I M M U N A B W E H R       U   R
O       D           A   H   B   O
C E R V I C A L E S U P E R I U S
E       R   K       E   A   C   S
P A L P E B R A L E M E D I A L E
H       K   O             L     A
A N G S T           B     I     C
L   A   E   E R S T E R M O L A R
I   L               I           U
C   T R U N C U S I N F E R I O R
U             N                 I
S U P R A C H I A S M A T I C U S
```

4

```
T I B I A L I S A N T E R I O R
R   A   D   G           E     A
A   S C H L A U C H S   V     P
B       E       O       E     H
E F F E R E N Z E N   G R A U E
C       E   E   L   K   S     P
U   O   N   U   I   O   I     T
L E V A T O R P A L P E B R A E
A   A   E   O   C   F   E     R
S E R O S A     U       L     Y
E           G A S T R O   S   G
P       A   E       N     E   O
T U B E R I S C H I A D I C U M
O       T   T             H   A
M   K R E M A S T E R     S   N
A       R   G                 D
R   T R I C E P S B R A C H I I
G       E   N       E     U   B
I   G A L L E N   H I L U M   U
N       L       A   F     O   L
A     R E I T E N D E A O R T A
L   I   M       A     L   A   R
I   G                 B   L   I
S T E R N O T H Y R O I D E U S
```

5

```
F O R A M E N V E N A E C A V A E
L       O       M       O   A   X
E   Z Y T E N   B   O   R   T   C
X       I       O   P R O T E   A
U M B I L I C A L I S   N   R   V
R       I       I   O R A   P   A
A   A S T R E I F E N   R   A   T
D   T   A       O   I   A   C   I
U H R Z E I G E R   E N D   I   O
O   O   T       M   R   I   N   R
D   P     A N T I   T   A N I   E
E   H   C   E   S   E   T       C
N   I   E   G         F A L L O T
O   E   R   A   S   S           O
J   R   E   T R A C T U S   H   V
E   T   B   I   K   R   H   A   E
J     P R E V E R T E B R A L I S
U   M   I   E   A   C   A   S   I
N   E   M   N   L   K   P       C
A U S S E N   A         N       A
L   O   D   T R A N S V E R S A L
I       I     E         L       I
S U P R A C L A V I C U L A R E S
```

6

```
T R A C T U S S O L I T A R I I
H   N                   U     N
R   A   W   B       T   T R A G
O   L V I E R   C   U   O     U
M   E   L   E   A   B   C     I
B A S A L E V O R D E R H I R N
O       E   E   U   R   T     A
Z   P U B I S   N   C   H     L
Y   R   R       C   U   O     I
T H O R A C I C U S L O N G U S
E       N       L   U   E     S
N   P U D E N D A   M         U
S   A                 L   S   P
P A R A S Y M P A T H I S C H E
E   A       E   N     D   A   R
I   T       H   S         L   F
C     C H O R D A T Y M P A N I
H C S                         C
E     S I N U S C A R O T I C I
R       I                     A
U   F L I M M E R E P I T H E L
N     O     B                 I
G L O S S O P H A R Y N G E U S
```

7

```
T R A N S V E R S U S C O L L I
R       P       C       M     N
I   K N I E   M H C   B E L E G
G       R   C   L       N     U
O M P H A L O Z E L E   T A L I
N       L   N   M       A     N
U   I L I O F E M O R A L E   A
M       S   L   K       I     L
F A S C I C U L A T A   S     I
I   T   E   E   N         C   S
B   E   R   N   A M B I G U U S
R   L   T   S   L         B   U
O   L     F         S     I   P
S T A P E S F U S S P L A T T E
U   T     H     Y   I     I   R
M   U   D   S   N   N   V     F
D   M   O C U L O M O T O R I I
E       R   B   V       R     C
X I     S       I     R   P   I
T   D I A P H R A G M A T I C A
R   U   L   I   L     P   T   L
U   R       R   I     H   U   I
M E A T U S N A S I M E D I U S
```

8

```
T I B I A L I S A N T E R I O R
E       O       U       U     E
M   P A R O T I S L O G E     T
P   A   T   R   S       C O L I
O M P H A L O Z E L E   K     K
R   I   T   P   N       E     U
A   L   H   H O R I Z O N T A L
L   L   O   O   O   E   M     A
I   A   R       T   N   A     E
S E R R A T U S A N T E R I O R
S   E   C       T   R   K     E
U       I   A   O   A     L O S
P A R S C E N T R A L I S     B
E   E   A   T           T A L I
R   C     K E I M   P   E     N
F   U   P   R   A   A   I     D
I   R   O   O E S T R O G E N E
C   R O T E     C   O   B     G
I   E   E   S H U N T   U     E
A   N   N       L   I G E     W
L Y S O Z Y M   I   D   G     E
I     R         N   E   E     B
S T R A T U M P A P I L L A R E
```

9

Lösungen 10–18

```
ANTRUMMASTOIDEUM
P   N   I   E  E
PARAT T G   N  I
O   E E M MEDIUS
SUPPRESSOR  R  S
I   H T I F I  N
T CHOROIDEA TUBE
I   R S E S I  R
O L N TRUNCUS  T
N I   E S I CAVA
E M AKRO  A H  S
L B N O  E  E  T
LEISTENKANAL U K
E S E    D   N O
S C R MOTORISCHE
W H I    D   I R
A E O  H E A   P
CENTRALISRETINAE
H   E  L M P   R
S I S  U    V  C
TELA SYMPATHISCH
U I     R   E  E
MYOEPITHELZELLEN
```

10

```
PTERYGOMANDIBULARIS
E       G I A   E I
RNA B O R ABSOLUTEN
M U R H A P I I R U
EXTRAKRANIELLEN O S
A O N M U D A K V S
B N C U L E R S E A
I O H S A S I R R G
LIMBISCHE ERSTE S I
I E A H R     C I T
T N L E E T K H O T
A     L S R L T N A
E A K     A L S   L
T R O P S N T   L I
S Y MALLEUS TOP E S
B T P E M V E A V S
ACETABULI E R L A U
R N K R N R F A T P
R O T A I S ASTRO E
I I E   F A S I R R
E DENSA E R E N A I
R E     R I R A N O
EPIGASTRICAINFERIOR
```

11

```
SHRAPNELLMEMBRAN
A A A   Y   I  E
C DESCENSUS C  U
R       O U A  T
OBLIQUUSSUPERIOR
I   U   O I B  O
LUMBALE M NEO  P
I Y D   E A N  H
APOKRINEN TRAG I
C   A U   O T  L
U OPTICUS R    E
M   U L      ZUG
I POSTERIUS G  R
N H   O     A  A
T R   L PLEXUS N
E E A U I   M  U
R N LYSOSOM E  L
O I C   I A N  O
S CHORDAFORTSATZ
S A C I O G E  Y
E E K A R O GALT
U       M   E  E
MYOEPITHELZELLEN
```

12

```
SYNZYTIOTROPHOBLAST
E       H       N R
K V C THYROXIN  U U
U E A   R   N V L N
NISSLSCHOLLEN A A C
D I C   T   E G R U
A CRICOARYTENOIDEUS
E A T   O     N R B
R E ORISPROPRIA A R
R   N   I       DNA
E  NIERENBECKEN I C
T   N U       I I H
R R   EISEN  MES  I
O H   C     S R   O
PROSPEKTIVEPOTENZ C
E M         M     E
RIBOSOMEN ANALIS  P
I   P I   K T M S H
TRAGLINIE THORACICA
O U E U   I     N L
N FENESTRAVESTIBULI
E   I   I E     S C
A   C   M         U
LUMBALESASCENDENTES
```

13

```
ILIOHYPOGASTRICUS
N     O     E   T
DIASTOLE MAST L E
I   R   P N I A R
R CHOLECYSTOKININ
E A M X R E U G O
K LUMBOSACRALIS C
T C E   M O A A L
EPIGLOTTIS  E M E
R U F   D DURAE I
L M ERSTEN  E R D
E   L   N   N   O
INSULIN  ATP DARM
S         R     A
TENDINEUSCOMMUNIS
E         P     T
N  SYNZYTIOTROPHO
B  E        R   I
R  HARNBLASENWAND
U D   U     A   E
C N   D         U
HIATUSADDUCTORIUS
```

14

```
VENAEBRONCHIALES
A         C    U
THYROIDEA SAMMEL
E    R  U   E  C
R N  I  T   N  U
PLEXUSCHOROIDEUS
A U       L E  C
CORPUSMAMMILLARE
I A   O   V    R
N L V DREIECKIGE
I   O U        B
KONTRALATERALE R
O A D I   I    I
E B E E T N  O L
R E R ROTUNDUM A
P L H T U E  O T
E S I   B   C  E
R CURVATURAMAJOR
C H N   L   R  A
HAND PERIKARDIAL
E U         I  I
NERVITROCHLEARIS
```

15

```
FOSSAINFRATEMPORALIS
U     A        E Y C
N MILCHFLECKEN CIS H
I       Y E    T O E
CRUCIATUMANTERIUS  I
U       P T  N M Z T
L HINTERHORN A   U E
U   E   K A   D  F L
S  PULMONALKREISLAUF
S U R   O I   K  E E
PERFORANTES MITRAL R
E E N   E  F  Y  L S
R T  SPINDELPROTEINE
M E A      I E   G N
AURICULARISMAGNUS  L
T   T  L   M I   P A
INGUINALIS EXOZYTOSE
C   N  O   R  Y  N N
U     A       T  T C
SCHILDDRUESENHORMONE
```

16

```
CELLULAEETHMOIDALES
E               O P
REISSNERMEMBRAN C I
E   C   Y C     U N
BRACHIOCEPHALICUS A
E   A   L     I   L
LECITHIN LUMBALIS G
L   T   H     I U A
ACHSELLUECKE HAUBEN
R   N   L   M R A G
INF S  VIERTE E R L
S  D  Z C   S   A I
I VISZEROMOTORISCHE
N  L  N T   C   H N
F PARAT RECTO H N Z
EF T  R E   L O O E
R  A  O M BRONCHIAL
I STIMM A E N H D L
O  O  E   I     A E
RETROGRADENAXONALEN
```

17

```
FASCICULUSPOSTERIOR
O           T X L E
SYMPATHISCH E P I T
S   M   U P R O O I
ANULOSPIRALEN R P C
I   E   A     T U U
N SUBICULUM R A B L
F P O   I A E B I U
R H I GASTROCOLICUM
A I D     K H E A T
T N END    STH    R
E C    I  L E V   A
MITOCHONDRIEN E C B
P E    G  N   S O E
O R D SUB G VATER C
R   E  I  U E I T U
ASCENDENS A R B I L
L   T  A GLIA U S A
I   I  L  I   L O R
SPHINCTERESPUPILLAE
```

18

Lösungen 19–27

L	E	V	A	T	O	R	V	E	L	I	P	A	L	A	T	I	N	I
I												F		N		L		N
Q		S	A	K	R	A	L	M	A	R	K			G		I		T
U				N			U							U		O		E
O	C	U	L	O	M	O	T	O	R	I	U	S		L		P		R
R				C			E						H	A	L	S		M
C		O	P	H	T	H	A	L	M	I	C	A		R		O		U
E		B		E										I		A		S
R	E	T	I	N	A	C	U	L	A	C	U	T	I	S		S		C
E		U		M														U
B	U	R	S	A		S	C	H	I	L	D	K	N	O	R	P	E	L
R		A		R				A			I					L		A
O		T		K			C	A	V	A	S	U	P	E	R	I	O	R
S		O				T		R			C					C		E
P	O	R	T	A	E	H	E	P	A	T	I	S		H		A		B
I		I		T		E		A						E				R
N		A		M		N		P		C	L	A	V	I	C	U	L	A
A	B			U		A		I						S				C
L		G	E	N	E	R	A	L			S	E	I	T	L	I	C	H
I				G				L						E				I
S	I	N	U	S	I	N	T	E	R	C	A	V	E	R	N	O	S	I

19

G	E	N	I	C	U	L	A	T	U	M	L	A	T	E	R	A	L	E
A				E				A				M		P		R		T
S	F	O	E	R	M	I	G	E	R			B		I		C		H
T				V				N		G		O		D		U		M
R	E	C	T	I	M	E	D	I	A	L	E	S		U		S		O
O		L		C				E		A		S	T	R	I	A		I
O	V	U	L	A	T	I	O	N		T				A		O		D
M		N		L						T				L		R		A
E		I		I		S	C	H	L	E	I	M	B	E	U	T	E	L
N		U		S												A		E
T		M			S	T	E	R	N	O	H	Y	O	I	D	E	U	S
A				A														A
L	A	B	Y	R	I	N	T	H	I	C	U	S		P	O	R	E	N
I				T									A					T
S	C	H	W	E	S	T	E	R		K	O	R	B	Z	E	L	L	E
D		Y		R					P									R
E		O		I		C	H	O	R	D	A	T	Y	M	P	A	N	I
X	I	I		O					A			S						O
T		D		L		M	E	S	E	N	C	H	Y	M	A	L	E	R
R				E		E												E
A	P	P	E	N	D	I	X	V	E	R	M	I	F	O	R	M	I	S

20

D	U	C	T	U	S	N	A	S	O	L	A	C	R	I	M	A	L	I	S
I												O				B			P
S		P	I	S	I	F	O	R	M	E		L	I	N	K	S			H
T		H		P								C				P			I
A		A		L			M	I	T	O	C	H	O	N	D	R	I	E	N
L		G		A								I		E		E			C
E		O		N		P	A	R	V	A		C	H	O	L	I	N		T
F		Z		C		S				U		I				Z			E
E	R	Y	T	H	R	O	P	O	E	T	I	N		U	R	E	T	E	R
M		T		N		A				O			G			N			A
U	T	E	R	I		S	U	P	I	N	A	T	O	R			M		N
R		N		C						O			N				H		I
E			V	I	S	Z	E	R	O	M	O	T	O	R	I	S	C	H	E
P					I					E		I		I		I			X
I	N	G	U	I	N	A	L	E		N		B		P	O	N	S		T
P					U				F			I		P		I			E
H	I	A	T	U	S	O	E	S	O	P	H	A	G	E	U	S			R
Y		C				N			L							T			N
S		H				T			I							R			U
E	X	T	E	N	S	O	R	C	A	R	P	I	U	L	N	A	R	I	S

21

M	O	T	O	R	I	S	C	H	E	E	I	N	H	E	I	T
E							A							X		R
R		B	O	G	E	N		Z	E	M	E	N	T			I
K		E		R				U					I			G
E	X	T	R	A	K	R	A	N	I	E	L	L	E	N		O
L		A		N				G		P			F			N
M			F	U	R	O	S	E	M	I	D		E			U
E				L				N					N			M
C	H	Y	L	O	M	I	K	R	O	N	E	N			F	C
H				S				U			I		T			O
A		H	Y	A	L	I	N	E	M	K	N	O	R	P	E	L
N								C			S		I			L
O		S	C	H	N	E	C	K	E						I	I
S			V					E		G				M		L
E	O	S	I	N	O			N		E		S		E		A
N			E				P			F		E		I		T
S	U	P	R	A	S	C	A	P	U	L	A	R	I	S		E
O							R			E		T		S		R
R	A	D	I	A	L	I	S			C		O		N		A
E										H		L		E		L
N	I	C	H	T	F	E	N	E	S	T	R	I	E	R	T	E

22

F	L	E	X	U	R	A	C	O	L	I	D	E	X	T	R	A
I		L												I		N
B	R	A	N	C	H	I	A	L				S		B		U
U		S		H		N				K	R	A	N	I	A	L
L		T		O		T						C		A		U
A	X	I	L	L	A	R	E	S	A	P	I	C	A	L	E	S
R		S		S		A				O		U		I		F
I		C		A				D		S		L		S		I
S	C	H	L	E	I	M	H	A	U	T		U				B
S		E		U		A		C				S	T	H		R
U				R		S		H		D				A		O
P	R	O	C	E	S	S	U	S	C	I	L	I	A	R	E	S
E						E				S				T		U
R		K		Z		T				T				E		S
F		O	B	E	R	E	N		S	A	P	H	E	N	U	S
I		R		N		R		X		L		Y				I
C		O		T				X				A				N
I		N	E	R	V	I	H	Y	P	O	G	L	O	S	S	I
A	L	A		A			O					I				S
L		R		L			D		P	R	O	N	I	E	R	T
I				E			E					E				E
S	P	L	A	N	C	H	N	I	C	U	S	M	A	J	O	R

23

H	A	E	M	A	T	O	P	O	E	T	I	S	C	H	E	N
Y																U
P		H		O	C	C	I	P	I	T	A	L	I	S		C
O		A		M				E			C			C		L
P	A	L	P	E	B	R	A	L	E	M	E	D	I	A	L	E
H		L		N				L			T			L		I
Y		U		T			S	U	R	F	A	C	T	A	N	T
S		C		A		S		C			B					R
E	P	I	G	L	O	T	T	I	S		U		A	V		A
N		S		I		E		D			L			E		C
V				S		R		A	K	T	I	V	E	N		T
O		S				N								U		U
R		T	H	O	R	A	C	O	L	U	M	B	A	L	I	S
D		A		V		L		R						E		S
E		P		A		R	U	B	E	R		A		N		O
R		E		L		A		I				X				L
L		S	T	E	R	N	O	T	H	Y	R	O	I	D	E	I
A			U			D		A				N				T
P			B							K			X			A
P	Y	R	A	M	I	D	E	N	Z	E	L	L	E	N		R
E				E						I			N			I
N	E	R	V	I	O	C	U	L	O	M	O	T	O	R	I	I

24

L	A	R	Y	N	G	E	U	S	S	U	P	E	R	I	O	R
O						I		E								A
N		I	M	M	U	N		C	C	K		Z				U
G				E				H				E		S		E
I		G	A	S	T	R	O	S	P	L	E	N	I	C	U	M
T				O				T				T		A		E
U		I		V			T	E	M	P	O	R	A	L	E	N
D		N		A		F		N		S		O		A		D
I	N	F	E	R	I	U	S		F	O	R	M	A	T	I	O
N		E		I		S				A		E		Y		P
A	T	R	I	U	M	S	I	N	I	S	T	R	U	M		L
L		I		M								E		P		A
I		O			H	O	E	R	B	A	H	N		A		S
S		R						O						N		M
M			A	O	R	T	A	T	H	O	R	A	C	I	C	A
E	F							U								T
D		M	E	M	B	R	A	N	A	T	Y	M	P	A	N	I
I				U				D				E				S
A			S	C	R	O	T	U	M			T		W		C
L	I	D		O				M			P	A	N	E	T	H
I				S										I		E
S	Y	M	P	A	T	H	I	K	O	B	L	A	S	T	E	N

25

V	E	S	T	I	B	U	L	O	C	O	C	H	L	E	A	R	I	S
E				P														P
N		B	A	S	A	L	M	E	M	B	R	A	N			S		A
A				I								L		F		C		T
E				L		B	I	C	E	P	S	B	R	A	C	H	I	I
J		G		A								I		C		W		U
U		L	A	T	U	M		J		E		C		I	L	E	U	M
G		O		E				U		I		A		A		I		S
U	E	B	E	R	T	R	A	G	E	N	E	N		L		S		U
L		O		A				U		E		S		I		S		B
A		S	K	L	E	R	A	L	E				F	S	H			A
R		U		E				A		E								R
I		S		N		C	O	R	O	N	A	R	A	D	I	A	T	A
S								I		D								C
S	Y	N	D	E	S	M	O	S	E			V		M		B		H
U					T					A		A		A		A		N
P	A	R	A	V	E	N	T	R	I	C	U	L	A	R	I	S		O
E		A			R					T		L		G		I		I
R	E	U	N	I	E	N	S			I		A		I		L		D
I		E			O			S	E	N	K	T		N		I		E
O												A		A		C		U
R	E	T	R	O	P	E	R	I	T	O	N	E	A	L	R	A	U	M

26

L	E	Y	D	I	G	Z	W	I	S	C	H	E	N	Z	E	L	L	E	N
O										O						A			E
N		K	O	M	M	I	S	S	U	R		S	E	H		B			U
G				I				C			G			E		Y			T
I		C	O	L	I		T	H	O	R	A	X	A	P	E	R	T	U	R
T		U		L				I			P			A		I			O
U		B		I	L	I	A	C	A			V		T	O	N	O		P
D		I		A				H		P		E		I		T			H
I	N	T	E	R	C	O	S	T	A	L	E	S		C		H	E	M	I
N		A		D				E		A		T		U		I			L
A		L		E	I	S	E	N		C		I		S					E
L		I								E		B			M	A	J	O	R
I	N	S	P	I	R	A	T	I	O	N		U		M					G
S										T		L		I		G			R
M	E	R	K	E	L		I	L	I	A	C	A	I	N	T	E	R	N	A
E												R		U		S			N
D	I	F	F	U	S	I	O	N		G	E	I	N	S		C			U
I		R								L		S				H			L
A	C	E	T	Y	L	C	H	O	L	I	N		B	L	Y	M	P	H	O
L		I				A				A		M				A			Z
I		E				V						E				C			Y
S	Y	N	O	V	I	A	L	F	L	U	E	S	S	I	G	K	E	I	T

27

Lösungen 28–36

28

```
ANTRUMMASTOIDEUM
U X N E
R BURSAOMENTALIS
I N O
CHOLESTERIN RING
U P A
LEMNISCIMEDIALIS
A D I Z T
R BLUTLUFT HYPER
I R G I
SPINALGANGLION U
P L S M
O ZWERCHFELL K V
S E A U E E
T BASILARMEMBRAN
E L Z R B N T
R L S A R
ILIOINGUINALIS A
O E E L
RECHTENEBENNIERE
```

29

```
COSTODIAPHRAGMATICUS
A E A V A
N MESOCOLON C K G L
A T D Y N E I
LATERALIS S OXID V
I R I E T T S A
CRICOARYTENOIDEUS T
U S L A D C N E O
L O NUCLEOLUS ULNAR
I M O G M S V N I
L INCUS D I GAS V U
A E U R T G R O S
C FLOCCULONODULARIS
R M I E S L M N U
I Y S E G T P
M OSTEONEN I A E E
A TURNER
LUMBOSACRALIS P I I
E N O O
SALIVATORIUSINFERIOR
```

30

```
CORACOBRACHIALIS
O D A
N LUFT BRONCHIAL
J U A I E I
UNCINATUS E R AV
N C R E A
CAROTISINTERNA T
T I R S O
I SPONGIOSUM C R
V N D L I
AORTATHORACICA U
E L C C R S
S TENSORTYMPANI
U I R H N
PROTONEN ZWOELF
E D P E W E
R INTRAALVEOLAER
I DI I L I L I
O C I B O
RECTALISSUPERIOR
```

31

```
CERVICOTHORACICUM
O F H O
SYNZYTIUM G O Y T
T A E M L O
O TRUNCUSINFERIOR
D I S U N I
I B FREIE V T MES
A I O T A A I C
PRAEVERTEBRALEN H
H E R U I O E
RADIALEN M SURAE
A N
GABAERGE HERZRAND
M S D P
A FOLLIKELEPITHEL
T B H A
INFERIOR GEKREUZT
C R L O T
U I N F E
SOMATOMOTORISCHEN
```

32

```
DUODENOJEJUNALIS
U R M U A
COCHLEARIS TRI L
T O S D I I
UTRICULUS E C V
S K A N ULNA
NIERE B R T L T
A R R I A A O
SCALENUSANTERIOR
O M S E U I I
LYSO ATP S S U
A W K S S
C BURSAOMENTALIS
R R H I H U
IV A Z L M P
M LUNGENSEGMENTE
A U O I R
LOCUSCOERULEUS I
I G S O
STERNOKLAVIKULAR
```

33

```
AUTOPHAGOLYSOSOMEN
B U
D TRIKUSPIDAL V C
U L E L
C DORSALAPONEUROSE
T U N Z I
O R A STAPES WEIT
R A C S A L T E R
PLEURAPARIETALIS A
O O I E X M G C
LATUM N N I M U T
L I I O P N U
I GLOSSOPHARYNGEUS
C H N U L A S
I T M I KERATINO
S B F C T L
LATEROPHARYNGEUM I
O U S E M T
N G S P V A A
G VENACAVASUPERIOR
U T G E I
SUSPENSORIUMOVARII
```

34

```
CENTRALISRETINAE
A N
L SUBCLAVIA HEAD
C I N O
ANTAGONISTISCH P
N Z L
ENDO STAERKER A
O V R Y S
N CHIASMAOPTICUM
A M L H A A
VORDER VOR U T
I N H S D I
CAROTISEXTERNA S
U I X N T C
LARYNGEA BRUCH
A I V S E
RETROPUBICUM N
E E B R
PRAEGANGLIONAERE
L L U T
A TRICEPSBRACHII
N A O H K
T S K U
A SCHUETZBUENDEL
R I U
ENDOTHELZELLEN M
```

35

```
ILIOHYPOGASTRICUS
N L O P
TECTUM FUNGI PERI
E A L C L S L N
R PTERYGOPALATINA
V U M S N C A I
E TSUPPRESSOR C L
N H A U I
THORACOLUMBALIS A
R P C I C
INSEL O PROSTATA
C A E A
U WACHSTUMSHORMON
L R E T
A ORIS METAPLASIE
R M R
INTRAALVEOLAERE I
S L O
PALPEBRALE P S R
O CORPUS
SAPHENUS K S I U
T A T R P
E HEPATODUODENALE
R C R L R
INDUKTOR BILIFERI
O I O O
REISSNERMEMBRAN R
```

36

```
INTERCARTILAGINEA
N C
FSH OCCIPITALE C
E V R R V I E
R BRACHIORADIALIS
I R L G E I S
O CRICO A L R O O
R H C C I I R
DORSALEXTENSION I
I O E I I G I
A M SPINDELN U N
P A A I E
HETEROCHROMATIN R
R O E A V
A L A F BOTALLI
G Y N R K I O
MUSCULOCUTANEUS C
A E D N P U
T LACTIFERI L
I A F A H J O
S CONFLUENSSINUUM
P E R C S G O
EMBRYO F H T U T
L S U META L O
VALLATAE N M A R
I E N I R I
SOMATOAFFERENTE I
```

Lösungen 37–45

```
BRONCHOARTERIELLE
R           N   R
OVOZYTE BRUST M Y
N       E   E A T
CONUSMEDULLARIS H
H       G   N T R
O   Z URETHRA O O
M G E   R    MILZ
ERYTHRO N  C  D Y
D R N      H  E T
I INTERVERTEBRALE
A   E    E M  E N
SPLENICA TROPO  S
T     H  R T L  E
INFRATEMPORALIS Q
N   V M    X V  U
ABDUKTOREN I O  E
L   N      S    S
I PROFUNDUS FEHLT
S E T      C    R
D STERNOTHYROIDEI
E   N      U    E
X M   Z    R    R
THYROCERVICALIS U
E L   H         N
RHOMBENCEPHALON G
```

37

```
ILIOINGUINALIS I
N              N
THYROIDEA  BRUST
U       B F A  E
MITOCHONDRIEN  R
E       U B V  V
STEROID CARPI  E
C       E O E  N
E BEWEGUNGSARMUT
N       S U    R
TREMOR    M F  I
I   V  T H  A  C
AORTATHORACICA U
L   R  P E  I  L
UTERINA  L MAGNA
M   C  M F  L  R
BURSAOMENTALIS I
O      D E  S  S
S K    I       A
ANAPHYLAKTISCHEN
C N     L N    T
RENSHAW E TWELLE
A       I R    R
LOBUSFRONTALIS I
I              O
SERRATUSANTERIOR
```

38

```
FORAMENJUGULARE
O   E         N
R GAMMA C F P D
N   B   I A A O
INTERZELLULAR P
X O A   I T O L
CORONARIADEXTRA
O U A   R N I S
N SECRETIN  D M
J   E   S   E A
U PLANTA GABA T
N O   R   M   I
CORTICOSPINALES
T E   P   I   C
INNENROTATOR  H
V   O     N M E
ARTERIOSUM  E S
E   A     S D R
SPINDELPROTEINE
U   R     Y I T
PARIES OVALE  I
E   N   A O   K
R     H G   V U
INTRAPERITONEAL
O     A N   R U
REITENDEAORTA M
```

39

```
CARDIACAEMINIMAE
O           N  P
R MEDIANA CFTR I
P   E   X   R  C
URACHUS IV MAKRO
S   N   L   F  N
GLOBUSPALLIDUS D
E   N   A   S  Y
N JUGULARIS A  L
IX    U I P L  U
C B CONUS I E  S
U I A A   N  V M
L PARATHYROIDEAE
A O O U   S  N D
T LATUM M I  T I
U A I   E   RIMA
MARKSCHEIDEN L L
L       S   G  I
ACHILLESSEHNEN S
T       N   L  H
EPENDYM E  ABBAU
R       R B E  M
ALVEOLAR SAKRALE
L         R    R
E TRICEPSBRACHII
```

40

```
TRACTUSSOLITARII
R           R  N
U  STRAFFES T  T
N P   N R   E  E
CEREBRIPOSTERIOR
U O     N   I  C
SINUUM  T H ONTO
B A   D A I S  S
R TONSILLARBUCHT
A O E K E N M  A
CORNU T   S  POL
H   T Y P T R  E
INTERLOBULARIS S
O H O S N M E  P
C Y P O C MES  O
E R H M T   E  S
PROLIFERATIONS T
H   L N        E
AORTEN SUPINATOR
L   N F  E     I
I     O  R  N  O
CORPUSSTRIATUM R
U     S     D  E
S BURSAOMENTALIS
```

41

```
TRACTUSSOLITARII
R M     X N    N
I B R KRYPTEN  F
G I E   T R    E
OBENTEMPORAL VOR
N N I   C      I
U SYNZYTIOTROPHO
M   A   N      R
FALL  V  TRACHEA
I   P O V      N
BASILARMEMBRAN T
R   A   L    A E
OMENTUMMINUS S R
S   Y       VAGI
U OESOPHAGUS L O
M   M A      I R
SUPRAORBITALIS C
I     I        E
N GLUTEASUPERIOR
I     T   H    E
SYNOVIAL MAST  B
T     L   G    E
RETINAE THORAKAL
U       R      L
MYELINISIERUNG I
```

42

```
GASTROSPLENICUM F
L             E O
A OPTICUS PEDIS R
T   R   A   O   A
T GLOMUSCAROTICUM
E   C   C   T   E
S V HISBUENDEL  N
E O L   L   R   I
NUCLEUSPULPOSUS N
D A A T S   A   T
O L R I  OTICUM E
P I I M K   K   R
LYSOSOMALEN     V
A       E   S L E
S INTERDIGITATION
M   H   N   M N T
ARCUATAE STRECKER
T   L T     N E I
I   A E D       C
SEMIMEMBRANOSUS U
C   U   E  V    L
H A S OPHTHALMICA
E D        L    R
SPHINCTERURETHRAE
```

43

```
ANTETORSIONSWINKEL
N   R            O
TALGAEHNLICHES N N
I   N E    A   I G
GLOSSOPHARYNGEUS I
E   V A T  D   S T
N L E R P    S L U
P A R I   D  C   D
ROTESKNOCHENMARK I
A E A   O T  P N N
E R LEBER R MUCOSA
S A E   N U  L C L
E L  BICEPSBRACHII
N I V   U O  E E S
T SPATIUM RNA  N P
I   L        K   O
E PALATOPHARYNGEUS
R   A        O   T
E LATERAL  ARTERIE
N   A    E D E   R
DIFFERENZIERUNGS I
E        N E     O
N OBLIQUUSINFERIOR
```

44

```
AKTIONSPOTENTIALE
P     H  I      O
PERONEUS E  SITUS
O     N  F  A E I
SOMATOTOPER T R N
I           E EXO
THYROCERVICALIS P
I   C       L H H
O MICROTUBULI E I
N   I B     T P L
E HEPATODUODENALE
L   I U I   N T G
L MATERNAL   VIER
E E A A P I B S A
STIEL T HINTER  N
W B I O Y C U   U
AXONSPROSSUNGEN L
C M   I E S E  NO
H  DURAE R   O  Z
S        A B C  Y
TUBERCULUMMAJUS T
U        U S L  E
M CHOLECYSTOKININ
```

45

Lösungen 46–54

```
KOMPLEMENTAERRAUM
L H X E
E P RAUEN NASI I
I U C P K D L S
N BRACHIORADIALIS
H I L A R T A N
I SECHS S P U R E
R I I U A S I R
NICHTVERBALE S T
B O C CA
RETINACULACUTIS S
U I A A P T
END N R VENEN L K
C Y O I E E O
K SOMATOAFFERENTE
E M I V I R
NIERE CAPUT I C P
W T U A E
I R KOMPLEMENT R
N I C
KREMASTERREFLEX H
E Y E E
L HODENKANAELCHEN
```

46

```
PHRENICOSPLENICUM
E Y A O
DIPLOID S T C V T
I A R T U I EXO
CAROTISCOMMUNIS R
U A S L G I I
L T P S E U K U
I A U S L E S
A PERIBRONCHIALEN
R O K H E
C ANTRUM W B B R
U M I T F A A A V
SINUSCAVERNOSUS I
V I N T N I A T
E O C T S L R
R N H D R I
T LEBERDAEMPFUNG
E M U T E
BULBOURETHRALES M
R A S O A I
A R A E T N
E PROFUNDABRACHII
```

47

```
POSTERIORNERVIVAGI
E U P F L
D P ILIACA P H I
U E D R OBER A
NERVIFACIALIS R C
C F D C T Z A
U I Y TROPHIE B A
L C M T R E N
U I I PHRENICUS T
S A D E Y O T E
COLLI PARACORTEX R
E I S I O L I
R S SCHICHTEN O O
E P A D Y N OVAR
BELEG R E P Z O S
E R D U O Y S U
LIPID I S D META P
L P SUB E E E
A H M TERESMINOR
R ZEHN M M L I
I R E I E O
S PETROSUSSUPERIOR
```

48

```
PROCESSUSSTYLOIDEUS
T E H K I
E CHOANEN E F CCK N
R B S L A R U
Y BULBUSOLFACTORIUS
G I E I N P
O A Q U F R A C E E
I R U N R L A N T
DUCTUSTHORACICUS R
E U S E N S D O
U S DRITTEN SACCUS
S E A U
L VAGINALISCERVICIS
A A I
TRAENEN KOLLAGENEN
E G I I F
R POSTGANGLIONAERE
A E P A R R
LUMBALIS CELLULAE I
I C L I O
S PARASYMPATHISCHER
```

49

```
KONTAKTINHIBITION H
I U P Y
E GLANS C G G SCALA
M R L L O A I L
EPENDYMZELLEN L I
N N O A O G GLATTEN
B Z S J L I L T E
O T O U ZIDE P S
G PETROSUS E R U K
E A R O N A R N
N N O H H M L K O
MESENTERICASUPERIOR
U A B S T N P
S E T O S J E
K PANCREAS MEIOSE L
U O M H Z G
LACRIMALIA PRIMAERE
A T N I I L W
TUBARIUS DOWN N L E
U D O E B
RANVIERSCHNUERRINGE
```

50

```
FLIMMEREPITHEL MHC
O E L L A A
R L DIAPHRAGMA R
A G A S S B U
MELANOSOMEN T I N
I U O O I G C
N T B A D S U U
A A L X I RECTUS L
TYMPANICUS H S A
R A S L M E MES
A T TELA F R G U
N E A I A L B
SPLENORENALE O L
V I T X A M I
E PSOAS R CONNEXIN
R V A E T R G
SERRATUS R R U U
A L PRAE U LATA
RAPHE I B M O L
I N R S I
ATLANTOOCCIPITALIS
```

51

```
DIAPHRAGMAPELVIS
U T Y I Y
C P PLATTEN N M
T E E S P
U CAROTISINTERNA
S T T N T
C ARTERIELLEM H
H O C P I
OESOPHAGUS I K
L H L D TONO
E I PANETH B
D G E B R S E L
OBER U I M L A
C S FACIALIS P S
H C E C N POST
U H T I N E
SEMITENDINOSUS N
A A
OCCIPITALISMINOR
R K L O Y Y E
B S A R MESO U C
I S P S R T
T M H I A U
AORTAABDOMINALIS
```

52

```
GASTRODUODENALIS
E E V N T
STERNOKLAVIKULAR
C E V R S A
HALS O T G T
M P R O I U
A PLANTARELONGUM
C R G G T R
KRANIAL DIREKTE
S E R T
KERATINOZYTEN I
N A A C
O PYLORUS A C U
S E U N O L
P T PROPRIA L A
E U E T O R
NEBENNIERENRINDE
U I I
PALMARAPONEUROSE
A U R M R
L S E A S
A PNEUMATISIERT
T D G E
OLIGODENDROZYTEN
```

53

```
BRONCHOPULMONALES
I H B
C CORNUMINUS G O
I O L A E L P
PROGESTERON R Y H
I G C K O K T
T O Y U S RETRO H
A N S T C O G A
L INTERPHALANGEAL
I E O I E I N M
S N K CRICO N I
M I U D A C
E GANGLIEN GLUTEA
D I U N P S
I SINUS HAUPT U
A L G L C P
LATERAL L L R E
I U O A U R
SUBMANDIBULARIS I
U M O
ORBITALISSUPERIOR
```

54

Lösungen 55–63

```
APERTURALATERALIS
D   H  D      A  
HUMERUS H T SUB M
A   O   I H C Y E
E CUMULUSOOPHORUS
S R B   T R L I E
I I O SCALA E N N
O S   E M C M T T
NATRIUM I I M H E
S A   I N C VIER
M E V     U V C I
O   I U C S E U C
LATUMUTERI  S S A
E   E E U N T   I
KORONARARTERIEN N
U   T I A X B   F
E R I N  JUGULARE
L H N A   S L   R
E O  H IGA CAVA I
  M  P  A   R   O
TIBIALISPOSTERIOR
```

55

```
MALLEOLUSMEDIALIS
E      N   I  A  
SOMATO I  S K N M
E   R   C T L G E
N CRICOTHYROIDEUS
T   G L O I N R O
E  MEDIAL A E HCG
R C M G S T F A A
I AMINOSAEURE N S
C R N   E M L S T
A OVARICUS ATP  R
S T L   R   E ANI
U I E THELFER   U
POST  Y    X    M
E E T M B M F M D
R X R P R E U U O
INTRAPAROTIDEUS R
O E N N C O N C S
R R SPINA S F U A
  N       E   L L
PLANTARAPONEUROSE
```

56

```
BRACHIOCEPHALICUS
I       F Y E A  
CLATHRIN  P V V L
I   A     O A E U
P FLEXORDIGITORUM
IX  M  E  L O N B
T C AORTA O R O A
A O T  I OSSA S L
LORDOSEN  S N U E
I O K  O  U I S S
S NERVI   S  S  A
M A I   G   SECHS
E R THALAMUS H  C
D A     N       E
INDUSIUMGRISEUM N
A I     L       D
L A LEPTIN  VENAE
I T E   O   E I N
S A U MINUS R E T
    K       M R E
CRICOARYTENOIDEUS
```

57

```
GITTERFASERGERUEST
L U            X R
A B T MEDIALIS T U
T E R   O    P R N
TONSILLAPALATINA C
E   Q U A    N   U
M P U M M S LONGUS
U I E B I C  S L S
SAGITTALNAHT U Y Y
K M R L   W  M K M
E E U MEDIA R  O P
L N M A E N A  S A
Z T  PROFUNDUS Y T
E E T K E   E  L H
L PERI  R MUND I I
L I A A E E  R E C
E T COLON I  E R U
NAH H B S OBLIQUUS
  E E U   S    N  
ZELLAUSSTUELPUNGEN
```

58

```
TRUNCUSSYMPATHICUS
E         O       
NON DOTTERSACKWAND
S         T A    U
OPPOSITION  P  P C
R A P U E L U WEIT
V R O B D U T  T U
E A N U E N  GYRUS
L SEGEL MAGEN  O N
I Y I I E E I  S A
P M O N     G FUSS
A P S     N R  S O
L ANULUS BASALIS C
A T M     S    U I
TSH  LACUNA M  P L
I I C     L E  E I
N S R  R  I CHORDA
ISCHIADICUS K  I R
  H C  M    E  O I
FLEXORCARPIULNARIS
```

59

```
VENAEOESOPHAGEALES
A E   P       R   
S R  BICEPSBRACHII
O V A   N  U  U  N
KEIMBLAETTERN S  T
O A D   E  S S K E
N B U HORNHAUT A R
S D C Y O    E P M
T U E A G  CARPI E
R C N L L O  N L D
IGE S I U B  Z L I
K N   N C T MELANO
T TEMPERATUR L R L
O I I S G R  L E A
R S T   OVAR E N T
I   T D N T    D E
SAPHENUS DOWN HOER
C     R   R    T A
HIATUSAORTICUS H L
          U    E I
COSTOMEDIASTINALES
```

60

```
TRANSVERSUSPERINEI
I            E    
E PTERYGOPALATINUM
F  E         I   E
ERYTHRO DESCENDENS
N  R      Y  A   O
SOMATOTOPISCHEN  G
E       H T    B A
N P V D R O U  A S
SCHWANNZELLEN  S T
I A G A N E T VIER
B G I   I   E  L I
I OSNAVICULARE A U
L Z A E U Y    R M
I Y LINKS S I  M D
T T I E   O N MESO
A I SINUUM ATP M R
E E         E  B S
TARSALISSUPERIOR A
  E         N  A L
KINOZILIENTRAGENDE
```

61

```
PARAAORTALELUMBALE
O   U       N  L  
SINUSFRONTALIS V B
T E   E       PERI
E UTRICULUS F  O N
R R   T   P L  L D
I A BRACHIIMEDIALE
O L     Y N X  R G
R   F V PHOTO  E E
PAPILLARE S R  P W
A A E L R U U  I E
R L X L P M M  T B
I PRONA L    FSH I
E A R T A   G  E G
T T E A SELLAE L E
APO N E I E P Z  W
L R    NEXUS  O  U
E I H     K   T  R
N S IMMUNKOMPETENZ
  C R   A     E  E
SCHENKELHALSWINKEL
```

62

```
OBLIQUUSPERICARDII
P         E    O  
H LACUNAMUSCULORUM
T   V     T    S E
H  TIBIALE  MEDIUS
A S E        B   E
LATEROPHARYNGEUM N
M A          N I T
I PUDENDAEEXTERNAE
C E         E  O R
A S PUTAMEN S DREI
S   A   E   T    C
U PUNCTALACRIMALIA
P   C   A U S  I I
E CARPI N P  ZONEN
R A E   I U  E K F
I PRAEGANGLIONAERE
O U S     A  T N R
R T  DEFERENTIS  I
    D            O
COLLICULUSINFERIOR
```

63

Lösungen 64–72

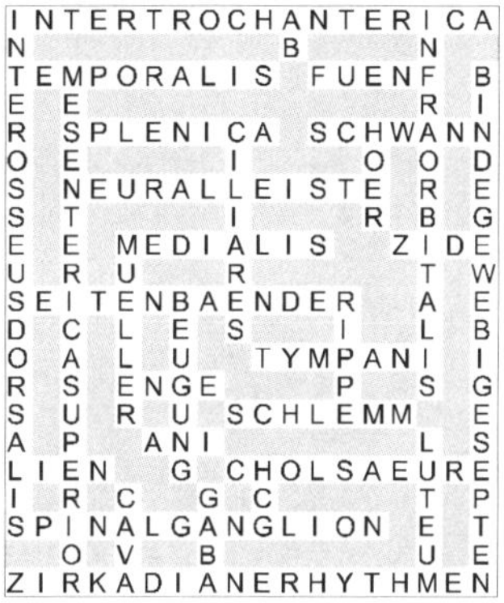

64

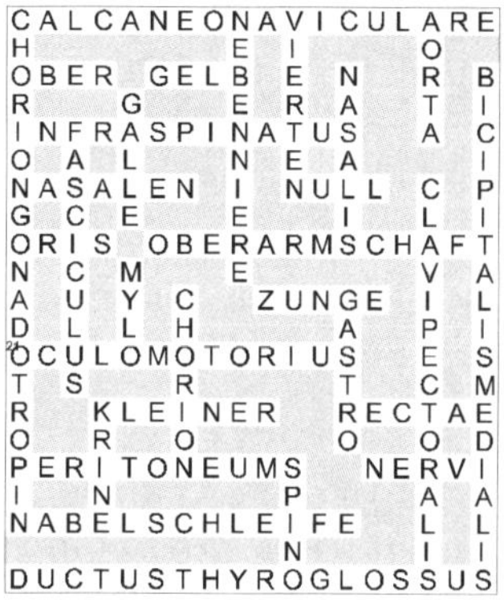

65

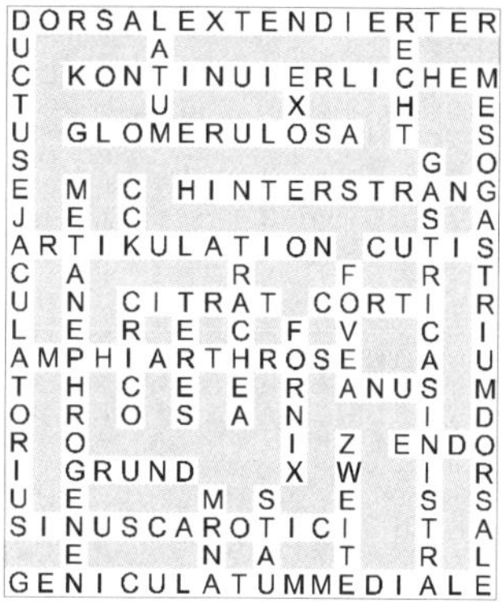

66

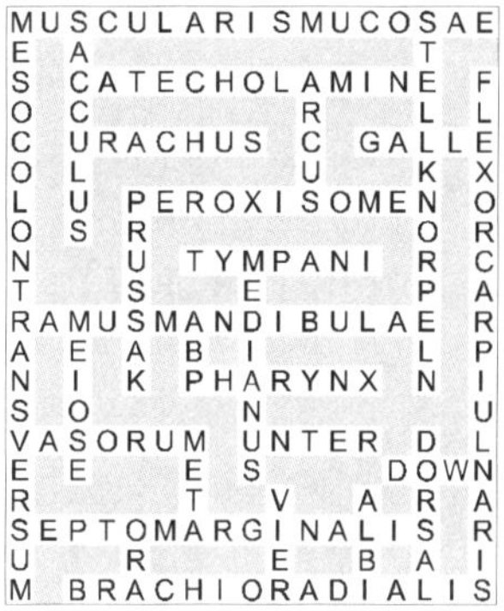

67

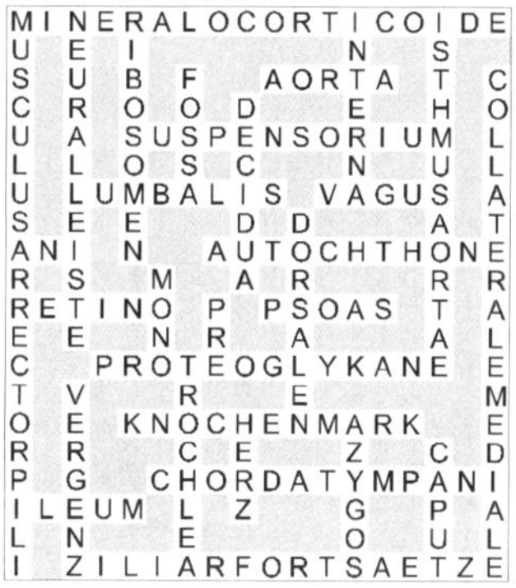

68

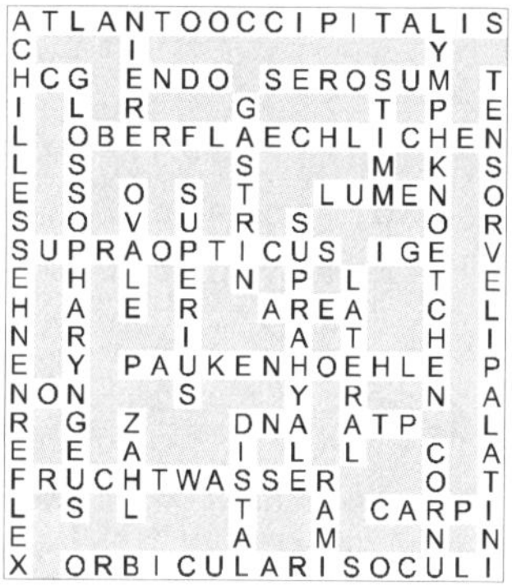

69

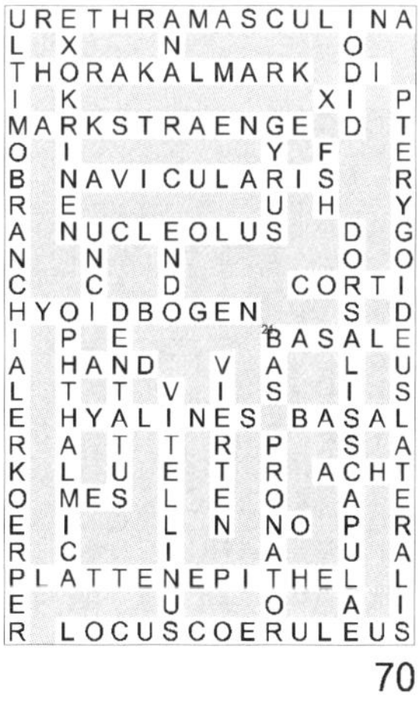

70

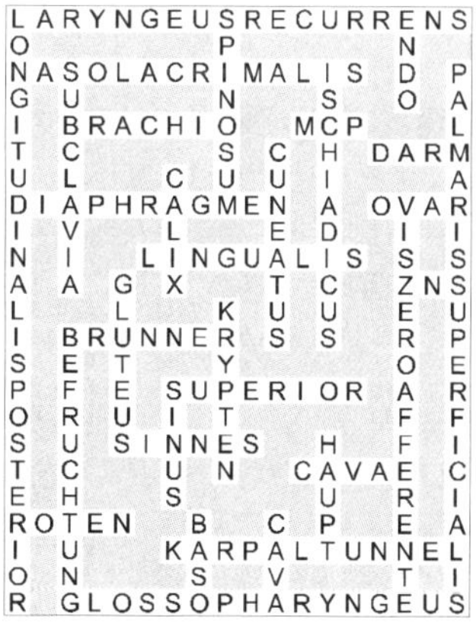

71

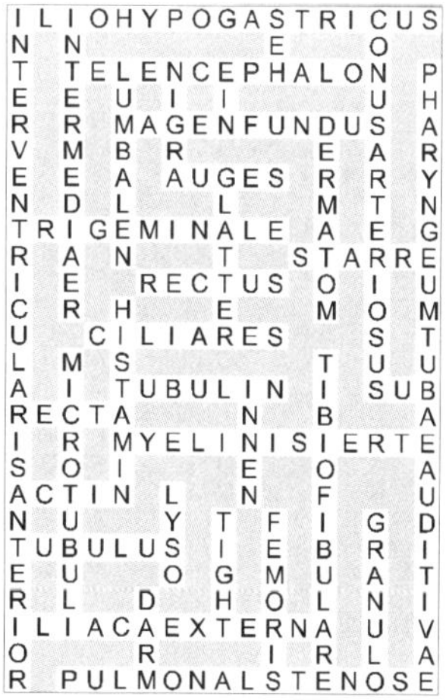

72

Lösungen 73–81

```
INTERPEDUNCULARIS
N R
THORACOLUMBALIS C
E C           U O
R H DOPAMIN LEBER
V L R   E     C P
E E U D MINUS L U
N A E O B   E A S
TERESUTERI  K V G
R I E T A CARPI E
I S N E N O E U N
C     R A R T S I
ULNARIS C PRO   C
L A   A E U R P U
A S G C A S I A L
R E E K  T  S R A
INNEN  SURFACTANT
S H I    I  H K U
PFORTADER V E O M
O E A     A N R L
SCHILDDRUESE  T A
T L I     O O I T
E E SPINAL  E K E
R  P    N P D A R
INTRAPERITONEAL A
O  A      D M   L
R HEPATODUODENALE
```

73

```
ATLANTOAXIALGELENKE
N O         L   E
TENNIS FASCIA AORTA
I G N     A N   V U
G INTERNA POSTERIOR
E T R  I  U   N F I
NEURALLEISTE  D A C
P D    R    D O C U
R I AMOEBOIDE  VIEL
A N         H   A A
ELASTISCHER NABEL R
S L U       U   I I
E I BULBOSPONGIOSUS
N S E       G  S  P
T   R  E S     S  O
I BRACHIOCEPHALICUS
E      N H     S  T
R OBLITERIERTEN B E
E  U     L    E R R
NEUROEKTODERM X U I
D  S          U C O
E PARASYMPATHISCHER
```

74

```
OCCIPITALISMAJOR M
B A   A          E
T PLEURAVISCERALIS
U U   S   E    A O
RETRO UNTER Z  C C
A     S   O W  U O
T N  A KLASTEN N L
O A  X    U I BASO
RIBOSOMEN M T  V N
I E      M MEDIA T
U LINGUALES N  S R
S B  A   S     O A
IRIS PHAGOZYTIEREN
N L   E        U S
T DORSALEN HILUM V
E U   D          E
R N H  H  V    H R
N GLOSSOPHARYNGEUS
U   E  C  G    X U
SUBARACHNOIDALRAUM
```

75

```
PROSPEKTIVEPOTENZ P
A   R  E          E
R A O TROPHOBLAST R
O C N  E    U     I
T HIATUSADDUCTORIUS
I T T       C     T
D Z ILEUM K I FOSSA
E I O  L  L N     L
OOGONIEN VAGALES AT
M      A  P T     I
A PALMARISPROFUNDUS
S U       E R     C
SEROTONIN N   LYMPH
E K         N     E
TRIIODTHYRONIN    W
E N  O      G   B E
R J DREH ZWERCHFELL
I E  S AD   A   L L
C    A A      L E E
ALVEOLARMAKROPHAGEN
```

76

```
M BRONCHOPULMONALIA
E R     V   E     N
SCALENUSANTERIOR  U
O C     L   K   HPL
C HYALINES  E L C U
O I M      GLIA G S
L ORBITA P    B   F
O C I  C L  M Y C I
N E GASTRIN CORTI B
T P U  I C  H I L R
R HAUBENBAHN  N I O
A A S       LUTEA S
N L  G    V   H R U
SPIRAL MYLOHYOIDEUS
V C  U I  R   C S D
E AORTICUS G  U L E
R    E R   E  S O X
SPERMATOGONIEN  N T
U          N    G E
MESENTERICASUPERIOR
```

77

```
DISCUSNERVIOPTICI K
I U        B      O
R B GEFLECHTKNOCHEN
E C A      U      T
K L SUPERIOR FINGER
T A T O    A    L A
E V R N GITTER  O K
R I I S R  O    S T
L A N  CAVERNOSUS I
EX    D N  I  A O L
I PETROSUS U  C P E
S E   P L  S  R H F
TERES A O M BROCA I
E I   M S U A   R L
N T B I U N S   Y A
B O A N MEDIASTINUM
R N N       L   G E
U ENDO MEIOSE KLEIN
C U E           U T
HOMONYMEHEMIANOPSIE
```

78

```
A LATEROPHARYNGEUM
N       H        E
TRANSFERRIN AZYGOS
E S E   E      A O
B TALUS NISSL  P C
R R L   I  U   J O
A OVALE CARPUS U L
C Z     O  E  ENDO
H Y  BAUCH R W C N
I T     O  I A T T
ILEUM OBLIQUUS I R
L N     I  S S O A
A  OXYTOCIN SEHNEN
T A     U    R S S
E K   MAMMA A    V
ROTE B F  N BASALE
A I  R    I    O R
LEVATORIUS ULNARIS
I    C         T U
SUBARACHNOIDALRAUM
```

79

```
ANDROGENBINDENDES C
P U             A O
P C GASTROSPLENICUM
E T             R M
NEURALLEISTE BASO U
D S          E    N
I R GENICULATUM  II
C E E   I    G  C C
E U S PYRAMIDEN H A
S N C E C A  R  O N
E I H P U XXY TERES
P E M S L I   R D P
I N A I A L  PALATO
POSTCENTRALIS G T S
L   K   E A     Y T
O C SECHS RUBER M E
I O       I     P R
CORACOIDEUS AORTA I
A T     P       N O
EPIGASTRICASUPERIOR
```

80

```
LEMNISCUSMEDIALIS C
O E   I E       T O
NASALIS CARBOANHYDR
G E     R   R   L P
I NORADRENALIN  O U
T T     T N S G H S
U E POLLICIS  A Y S
D R R   N   A S O P
III ONTO    K T I O
N C G E KLETTER D N
A A E G   I I O E G
LYSOSOMALEN V C U I
I U T E   S   O MYO
SUP E N     K L   S
C E R TEMPORALIS  U
E R O U     U C M M
R I N MELANO TUBE P
E O      S    M D E
BURSAOMENTALIS HIRN
R      N R      A I
INTERMEDIOLATERALIS
```

81